华西医学大系

解读“华西现象”

讲述华西故事

展示华西成果

日间手术管理规范

RIJIAN SHOUSHU GUANLI GUIFAN

主　编　马洪升　李大江

四川科学技术出版社
·成都·

图书在版编目（CIP）数据

日间手术管理规范 / 马洪升, 李大江主编. —成都:四川科学技术出版社, 2021.7（2023.9重印）
（华西医学大系. 医院管理创新）
ISBN 978-7-5727-0190-0

Ⅰ. ①日… Ⅱ. ①马… ②李… Ⅲ. ①外科手术 Ⅳ. ①R61

中国版本图书馆CIP数据核字(2021)第144443号

日间手术管理规范

主　编　马洪升 李大江

出 品 人　程佳月
责任编辑　罗小燕
特约编辑　税萌成
封面设计　经典记忆
版式设计　大　路
责任出版　欧晓春
出版发行　四川科学技术出版社
地　　址　成都市锦江区三色路238号　邮政编码 610023
成品尺寸　156mm × 236mm
印　　张　25.5　　字　数 510 千
印　　刷　四川华龙印务有限公司
版　　次　2021年7月第 1 版
印　　次　2023年9月第2次印刷
定　　价　90.00元
ISBN 978-7-5727-0190-0

本书编委会（排名不分先后）

主　　编： 马洪升　李大江

副 主 编： 戴　燕　宋应寒　蒋丽莎　李志超

编　　者：（按名不分先后）

马洪升　李大江　蒋丽莎　杜　鑫　苑　伟
雷甜甜　胡　果　李　念　帅冰星　李志超
张　磊　王小成　冉隆耀　彭　一　刘　敏
乔　甫　赵晓燕　宋文洁　文黎敏　张馨元
谢　瑶　赖小琴　戴　燕　黄明君　张　黎
刘　洋　王　煜　詹丽莉　罗艳丽　朱道珺
覃　燕　张雨晨　刘　茜　刘　飞　朱　涛
石玉兰　杨馨婷　向利娟　马庆鑫　樊　萍
王　瑾　高洋洋　张　明　骆洪梅　邹　剑
向　波　黄一东　杨晓东　刘　玲　奉　琴
赵继春　马玉奎　吴洲鹏　李志辉　王小飞
车国卫　杜正贵　谢妍妍　王自强　魏明天
杨锦林　谭　欣　潘小玲　张瀚智　李　谦
周　坤　董映显

秘　　书： 谢　瑶

《华西医学大系》总序

由四川大学华西临床医学院/华西医院（简称“华西”）与新华文轩出版传媒股份有限公司（简称“新华文轩”）共同策划、精心打造的《华西医学大系》陆续与读者见面了，这是双方强强联合，共同助力健康中国战略、推动文化大繁荣的重要举措。

百年华西，历经120多年的历史与沉淀，华西人在每一个历史时期均辛勤耕耘，全力奉献。改革开放以来，华西励精图治、奋进创新，坚守“关怀、服务”的理念，遵循“厚德精业、求实创新”的院训，为践行中国特色卫生与健康发展道路，全心全意为人民健康服务做出了积极努力和应有贡献，华西也由此成了全国一流、世界知名的医（学）院。如何继续传承百年华西文化，如何最大化发挥华西优质医疗资源辐射作用？这是处在新时代站位的华西需要积极思考和探索的问题。

新华文轩，作为我国首家“A+H”出版传媒企业、中国出版发行业排头兵，一直都以传承弘扬中华文明、引领产业发展为使命，以坚持导向、服务人民为己任。进入新时代后，新华文轩提出了坚持精准出版、精细出版、精品出版的“三精”出版发展思路，全心全意为推动我国文化发展与繁荣做出了积极努力和应有贡献。如何充分发挥新华文轩的出版和渠道优势，不断满足人民日益增长的美好生活需要？这是新华文轩一直以来积极思考和探索的问题。

基于上述思考，四川大学华西临床医学院/华西医院与新华文轩出版传媒股份有限公司于2018年4月18日共同签署了战略合作协议，启动了《华西医学大系》出版项目并将其作为双方战略合作的重要方面和旗舰项目，共同向承担《华西医学大系》出版工作的四川科学技术出版社授予了“华西医学出版中心”铭牌。

人民健康是民族昌盛和国家富强的重要标志，没有全民健康，就没有全面小康，医疗卫生服务直接关系人民身体健康。医学出版是医药卫生事业发展的重要组成部分，不断总结医学经验，向学界、社会推广医学成果，普及医学知识，对我国医疗水平的整体提高、对国民健康素养的整体提升均具有重要的推动作用。华西与新华文轩作为国内有影响力的大型医学健康机构与大型文化传媒企业，深入贯彻落实健康中国战略、文化强国战略，积极开展跨界合作，联合打造《华西医学大系》，展示了双方共同助力健康中国战略的开阔视野、务实精神和坚定信心。

华西之所以能够成就中国医学界的“华西现象”，既在于党政同心、齐抓共管，又在于华西始终注重临床、教学、科研、管理这四个方面协调发展、齐头并进。教学是基础，科研是动力，医疗是中心，管理是保障，四者有机结合，使华西人才辈出，临床医疗水平不断提高，科研水平不断提升，管理方法不断创新，核心竞争力不断增强。

《华西医学大系》将全面系统深入展示华西医院在学术研究、临床诊疗、人才建设、管理创新、科学普及、社会贡献等方面的发展成就；是华西医院长期积累的医学知识产权与保护的重大项目，是华西医院品牌建设、文化建设的重大项目，也是讲好“华西故事”、展示“华西人”风采、弘扬“华西精神”的重大项目。

《华西医学大系》主要包括以下子系列。

①《学术精品系列》：总结华西医（学）院取得的学术成果，学术影响力强。②《临床实用技术系列》：主要介绍临床各方面的适宜技术、新技术等，针对性、指导性强。③《医学科普系列》：聚焦百姓最关心的、最迫切需要的医学科普知识，以百姓喜闻乐见的方式呈现。④《医院管理创新系列》：展示华西医（学）院管理改革创新的系列成果，体现华西“厚德精业、求实创新”的院训，探索华西医院管理创新成果的产权保护，推广华西优秀的管理理念。⑤《精准医疗扶贫系列》：包括华西特色智力扶贫的相关内容，旨在提高贫困地区基层医院的临床诊疗水平。⑥《名医名家系列》：展示华西人的医学成就、贡献和风采，弘扬华西精神。⑦《百年华西系列》：聚焦百年华西历史，书写百年华西故事。

我们将以精益求精的精神和持之以恒的毅力精心打造《华西医学大系》，将华西的医学成果转化为出版成果，向西部、全国乃至海外传播，提升我国医疗资源均衡化水平，造福更多的患者，推动我国全民健康事业向更高的层次迈进。

《华西医学大系》编委会

2018年7月

序

随着外科技术尤其是微创技术的发展、加速康复外科理念的提升，加之人口老龄化加剧、疾病谱的改变，医疗需求不断增加。全世界的医疗机构都面临着如何提高效率、加强管理、增强自身竞争力的问题。而日间手术凭借其快捷、方便、高效、安全的特点，近些年来逐渐受到医疗机构、医保机构的青睐，也获得了患者、社会、政府的认可。

追溯日间手术的发展历程，其概念最早是20世纪初由苏格兰格拉斯哥皇家儿童医院James Nicholl（1864—1921）医生提出，起初并未得到广泛的认可。直到20世纪80年代，伴随外科微创技术的发展以及医疗需求的增加，才逐渐受到欧美国家的重视并得到迅速发展，目前已成为这些国家的主流手术模式。而国内日间手术发展总体起步较晚，从2001年才开始引入相关概念，且初期仅有几家医院在探索开展日间手术，而且在引入初期，没有统一的规范，缺乏相应的政策支持，医保报销也有一定的困难，但通过几家试点医院的大胆“自我创新”，日间手术所取得的成果也是有目共睹的，如医疗资源使用率得到提高，患者住院时间明显缩短，医疗费用显著降低。从2015年起，国家层面也陆续地发布了一些政策文件，鼓励三级医院开展日间手术，努力为日间手术的发展扫清制度“障碍”。

但我们仍然发现，各级医疗机构因为认识不同、管理理念的差异等原因，导致在推进日间手术发展过程中还面临诸多“瓶颈”，包括日间手术的界定标准不清晰，医保政策衔接不畅、患者术前门诊检查未纳入医保报销、医疗质量和医疗安全不能得到有效保障、医院传统的管理制度不能适应日间手术快节奏的需求、日间手术中心人员绩效核算规则模糊等。四川大学华西医院（后文简称“华西医院”）作为国内最早一批开始推进日间手术试点的医院，经过10多年的不断摸索与实践，全院现开展日间手术术式有300余种，使西部地区的更多老百姓能够享受到医院优质、高效的医疗服务，已经形成了在国内具有一定影响力的日间手术管理模式。

我作为一名外科医生，也一直密切关注国内外日间手术的最新进展。在本书中，马洪升教授、李大江教授团队结合华西医院的实践与探索，较为全面地介绍了日间手术的管理规范及实践经验，是华西人对日间手术模式发展思考与创新的结晶。希望本书的出版能够为业内同行发展日间手术模式提供参考，也希望该书的出版能够为推动国内日间手术的发展贡献自己的一份力量。让优质医疗资源惠及更多的百姓，除人类之病痛，助健康之完美。

曾 勇

2021 年 6 月

前　言

日间手术模式在国外已经有100多年的历史，10余年来，由于医疗需求增加以及国家政策的推动，我国日间手术亦开展得如火如荼，据不完全统计，全国有近2 000家医院已开展日间手术。为了使日间手术这个新生事物能够在国内健康可持续发展，规范日间手术的运营管理是十分重要的。华西医院属于在国内较早开展日间手术的医院之一，也是国内最早规范化开展日间手术的医院，10年来共完成17万多台次日间手术，有20多个科室参与，涉及300多种手术术式，占择期手术的四分之一以上，其中三、四级手术占比在60%以上，并实现了零投诉、零纠纷，塑造了重质量、保安全的华西医院日间手术管理模式。

“一花独放不是春，百花争艳春满园”。为了分享华西医院的经验，我们组织华西医院日间手术的管理专家和临床专家，借鉴国内外的先进理念，总结了我院规范化开展日间手术十多年的经验，汇编成本书，以飨读者。该书包括了日间手术医院层面管理规范、科室层面管理规范以及部分日间手术术式管理规范。本书内容丰富、详实，对已开展或拟开展日间手术的各大医院提供了直观的、可复制的、适合我国国情的本土化的管理规范，各个医院亦可结合自己医院的实际情况进行取舍和修订，因此它是一本具有可操作性和实际应用价值的很好的读物。

“没有规矩，不成方圆”。目前日间手术在我国的发展势头迅猛。如何规范化管理、保障质量和安全是各大医院当前必须解决的问题。希望通过本书的发行能促使更多医院规范化开展日间手术，使中国日间手术管理水平不断提升，造福人民，造福国家。

本书邀请了华西医院医务部、麻醉科、各外科科室及部分内科科室日间手术管理者和实践者共同完成，融汇了他们的经验、倾注了他们的大量心血，同时本书也引用了国内部分专业学术组织制定的日间手术运行规范，得到各编辑出版部门的大力支持，在此表示衷心感谢。本书在编写过程中得到华西医院领导和国家自然科学基金项目（编号71804117和编号71804118）的大力支持，在此一并感谢。由于我们编写水平和时间等原因，书中内容难免有错误和缺点，真诚欢迎各位同行斧正。

马洪升

2021 年 6 月

目 录

第一章

概　　述

日间手术（Ambulatory Surgery，AS 或 Day Surgery，DS）的概念最早由苏格兰格拉斯哥皇家儿童医院的James Nicholl医生于100多年前提出。1909年他在《英国医学杂志》发表了以日间手术模式治疗的8 988个儿科病例，包括腹股沟疝、包茎或包皮过长、乳突炎、腭裂、马蹄足等儿外科手术，提出了日间手术的概念。但由于当时外科学界专家们认为这种新模式下术后患者的安全没有保障，加之报道仅局限于儿外科手术，故之后的很长时间没有得到广泛的认同和发展。直到20世纪五六十年代，爱丁堡医学院的Farquharson医生在《柳叶刀》杂志发表了其以日间手术模式开展的成人疝修补手术的成功病例。1966年和1968年，华盛顿大学和罗得岛州普罗维登斯分别成立了日间手术中心。20世纪七八十年代，开展日间手术的医疗机构逐渐增加，日间手术得到了初步的发展。到了20世纪90年代，住院治疗模式向非住院治疗模式的加速转变已成为医疗服务提供模式的显著变革，日间手术模式正是这一变化的体现。特别是在1995年成立了国际日间手术协会（International Association of Ambulatory Surgery ，IAAS）以后，日间手术在许多国家迅速发展。

我国日间手术起步较晚，最早开展日间手术的是中国香港地区（1991年），其也是最早加入IAAS的地区。内地最早规模化开展日间手术的是上海申康医院发展中心，早在2006年上海申康医院发展中心就要求其下属医院均要开展日间手术。而华西医院是最早规范化开展日间手术的医院，在开始开展日间手术初期就制定了一系列保障质量和安全的措施，主要包括患者准入、医师准入、术式准入等三个准入标准；术前麻醉评估、出复苏室评估及出院评估等三个评估标准；住院期间应急预案和出院后应急预案以及一个缜密的随访计划。目前已经在不同专业期刊上发表了8项日间手术规范，包括《四川大学华西医院日间手术入院前管理规范》《四川大学华西医院日间手术出院后管理规范》《四川大学华西医院日间手术手术室护理管理规范》《四川大学华西医院日间手术质量和安全管理规范》《四川大学华西医院日间手术临床路径管理基本规范》《四川大学华西医院日间手术病历书写管理规范》《四川大学华西医院日间手术护理规范》《日间手术疼痛管理规范》。

2013年我国成立了中国日间手术合作联盟（Chinese Ambulatory Surgery Alliance，CASA），同年加入IAAS。中国日间手术在国家卫生健康委员会的支持和CASA的带动下得到迅猛发展，目前全国已有近2 000家医院开展日间手术，手术术式有1 000余种，几乎覆盖所有外科专业以及部分内科专业。

第一节 日间手术的定义

日间手术较早的定义是在1995年IAAS成立之初归纳总结的，其对日间手术的定义是日间手术涉及外科手术与诊断性介入，大部分患者夜间不需要住在医院而且能够和住院患者一样得到尖端的技术和设施服务，同时有严格的术后随访观察。英国对日间手术的定义是日间手术是将选定的患者收住院并进行有计划的手术和操作，且患者当天能够出院回家。法国对日间手术的定义是有计划性并且在一定技术条件要求下，在安全的手术室里，使用各类麻醉和术后监测，使患者手术当天出院且不会增加风险的一种手术。1998年，Roberts和Warder建议将日间手术的术语进行统一。2003年9月27日在法国巴黎由9个欧洲国家（丹麦、德国、英国、葡萄牙、西班牙、法国、荷兰、挪威、意大利）和中国香港地区代表IAAS推荐日间手术定义为：患者入院、手术和出院在1个工作日中完成的手术，除外在医师诊所或医院开展的门诊手术。对需要过夜观察的患者，则建议为“日间手术—延期恢复患者”，其定义是在日间手术中心/单元（独立的或者在医院内的）治疗的患者，需要延期过夜恢复，次日出院。此外，定义对医疗服务和设施做了相关界定，包括具备一定资质和设备的日间手术中心、有专门的手术室、具备必要的麻醉监护设施、具备术后恢复病床、有经验丰富的外科医师和麻醉医师的密切协作、有沟通能力较强的专业护士做好术前、术后护理和随访、保证24小时急救体制等。中国日间手术的定义是在2015年10月15日北京举办的第三届全国日间手术学术年会中由CASA提出的，其对日间手术的定义为患者在一日（24小时）内完成入、出院的手术或操作。

注：①日间手术是对患者有计划进行的手术和操作，不含门诊手术；②关于日间手术住院延期患者，指特殊病例由于病情需要延期住院的患者，住院最长时间不超过48小时。

实际上所谓的日间手术模式就是通过改变管理方式和诊治流程使过去需要住院几天的择期手术或操作在一日内完成的手术管理模式。简言之，日间手术就是有计划、可择期在24小时内完成入、出院的手术或操作。这里“有计划”指日间手术是一个计划性手术、按预约的时间到医院住院手术。“可择期”则体现在两个方面，其一是指日间手术是择期手术，其二是患者和日间手术中心可双向选择手术时间。“24小时”是界定的住院时间不超过24小时。结合中国国情，目前我国大部分医院的大部分手术尚不能做到当日住院手术并且当日出院。按IAAS定义，我们的日间手术患者大多数属于“日间手术—延期恢复患者”。

第二节　日间手术开展的必然性和可行性

日间手术近30年在国内外迅猛发展，其原因除了有IAAS的宣传推广以外，也与社会的发展变革密不可分。随着科学技术的不断进步，医学科学也得到了快速地发展，各种微创技术，尤其是各种腔镜设备和技术得到全方位的完善，麻醉、麻醉复苏技术日臻成熟，这些都为日间手术的发展提供了技术上的保障。

随着世界进入人口老龄化阶段，人类疾病谱发生改变、慢性病比例不断增加、现有的医疗资源已经远远不能满足人民群众日益增长的健康需求，亟须改变传统的医疗服务管理模式，住院治疗模式向非住院治疗模式的加速转变已成为医疗服务的新趋势，日间手术模式就是这种改变的一个典型代表。因为它具有多、快、好、省的特点，可节约医疗资源，提高效率，为更多的患者提供优质的服务，省钱、省事、省时间，提高患者就医体验，因此备受医院管理者的青睐。从医疗需求上促使日间手术的发展。

政府主导亦是日间手术迅猛发展的主要动力之一。控制医疗服务的费用、缓解医疗需求与供给的矛盾是各个国家卫生管理行政部门所必须考虑的问题。支付制度从按项目支付，转变为预期支付制度（Prospective Payment System，PPS），来自第三方支付的介入和压力促使住院治疗向非住院治疗转移，包括社会保险制度和商业保险制度或两者兼有的国家。以美国为例，随着医疗资源和利用的增加、医保覆盖的扩大，自20世纪70年代开始，美国医疗卫生费用出现了急剧上涨，1965~1990年，医疗卫生费用保持了两位数的年均增长速度，20世纪90年代以后降至一位数。1993年以后，医疗卫生费用占国内生产总值（Gross Domestic Product，GDP）的比例一直维持在13%~16%。美国政府在卫生领域的工作重心也由20世纪70年代及以前的扩大医保覆盖，转移到控制不断上涨的医疗卫生费用方面。按病种付费模式〔一般指（疾病）诊断相关分类（Diagnostic Related Groupings，DRGs〕实施后，每年住院案件的平均成本与给付的增长率也都逐年趋于平缓，特别是实施的第一年，医疗保险的住院总给付费用下降6%，日间手术作为医院的重要应对策略（DRGs实施之前绝大多数美国医院只提供急诊住院服务，实施后，许多医院开始开办门诊、慢性与长期照护服务）而快速发展。

医疗费用的持续上涨、医疗服务供需矛盾是各国卫生系统面临的共同难题，我国也不例外。近年来，我国在医疗保障、医疗服务、公共卫生、药物制度、公立医院改革等五大领域不断深化改革，但我国目前尚处于发展中国家，同样存在着经济发展和健康需求增长不平衡的问题。我国医疗卫生行业面对的现状是人口老龄化、疾病谱发生改变、慢性病不断增多，广大人民群众的医疗需求不断增加，医疗资源紧张与医疗费用支出上涨，患者“看病难、看病贵”的矛盾日益凸显，老百姓呼吁降低医疗费用、简化就医流程，他们需要安全、快捷、经济的服务；加之医疗机构分布不均衡，医疗优势资源集中在大中型医院，但却没有被高效利用，这就造成了我国医疗资源（包括政府的投入）相对不足，供需失衡，同时患者中普遍存在趋优心理，进一步加大了供需矛盾。如何降低医疗费用、缩短患者住院等待时间、加快患者周转、合理利用现有医疗卫生资源，已成为公众关心和政府亟待解决的一个重要课题。

日间手术由于可以减少患者住院总费用，个人支付和医保支付均有大幅降低，同时提高现有医疗资源的使用效率，一定程度上缓解“看病难、看病贵、手术迟”的现象，因此得到我国政府的大力支持。我国国家卫生健康委员会（简称“国家卫健委”）医政医管局自2015年起，将日间手术作为第一个改善医疗服务行动计划，并且将其连续3年作为一个重要工作内容。国家卫健委在《2016年深入落实进一步改善医疗服务行动计划重点工作》中提出逐步推行日间手术：三级医院逐步推行日间手术，优化诊疗服务流程，提高医疗服务效率工作。国家卫健委医政医管局第二个三年改善医疗服务行动计划（2018—2020）也指出：以日间服务为切入点，推进急慢分治。国务院办公厅关于加强三级公立医院绩效考核工作的意见（国办发〔2019〕4号）也将日间手术与择期手术的比例列为重要考核指标之一。日间手术作为一种新型医疗服务模式、契合当前医改需求，受到了国家政府层面高度重视。

此外，加速康复外科（Enhanced Recovery After Surgery，ERAS）理念的广泛应用，助推日间手术高速全面发展。ERAS理念最早由丹麦外科医生Henrik Kehlet在1997年提出，是采用有循证医学证据的围手术期处理的一系列优化措施，以减少手术患者的生理及心理的创伤应激，达到快速康复。它包括了缩短术前禁饮禁食时间、术后早期进饮进食、充分镇痛、早期下床活动、术中保温、减少输液、不常规放置各种导管等，目的就是减少手术的应激反应，促进患者早日康复。这也就为日间手术的患者术后短时间内出院提供了保障。由于ERAS理念的实施使很多较大的手术也可以按日间手术模式来做，如髋关节置换术、胸腔镜肺癌手术、腹腔镜结肠癌手术、乳腺癌手术等。可以说因ERAS理念的认同和实施使日间手术的适用范围不断扩大。

随着医疗技术不断提高，尤其是微创技术的广泛应用加上巨大的医疗需求、管理流程的改进、政府的大力支持以及新的理念融入，日间手术模式必然会在我国蓬勃发展。

第三节　日间手术规范化管理的必要性

日间手术由于自身的特点与优势，具有节约费用、优化资源、缩短平均住院日、有助于医院资源的再调配等优点，不仅可以使患者和医院受益，国家亦有受益，因此国家大力推进日间手术，并制定了相应的政策鼓励日间手术的开展。由于各家医院对日间手术的理解不一致，在响应政府的号召、努力完成政府制定指标的同时，日间手术的管理可能会出现“鱼龙混杂、揠苗助长”的现象。为了使我国日间手术能健康可持续开展，日间手术规范化管理势在必行。最为准确高效、简单易行的工作方法，就是从源头上进行规范化管理。规范化管理的重要性，就在于它能极大地提高工作的准确性和效率。

首先从各开展日间手术的医院层面制定各种管理规范，包括日间手术术式、术种准入管理规范、日间手术医师管理规范、日间手术临床路径管理规范、日间手术医疗质量和医疗安全管理规范、日间手术医疗文书管理规范、日间手术绩效管理规范、日间手术医院感染管理规范、日间手术运营管理规范、日间手术中心建设管理规范等。科室层面要制定临床管理和操作规范，如日间手术入院前管理规范、日间手术病房管理规范、日间手术出院后管理规范、日间手术手术室管理规范、日间手术护理管理规范、日间手术疼痛管理规范、日间手术术后恶心呕吐（postoperative nausea and vomiting，PONV）管理规范、日间手术应急管理规范、日间手术手术后伤口感染管理规范、日间手术患者围手术期管理规范，同时各种手术术式也应有相应的操作运行规范。

政府应明确日间手术的定义、范畴以及考核指标等，因为制定这些管理规范，能够让未开展日间手术的医院选择性复制。这些规范的制定、约束，某种程度上可最大限度保障日间手术患者的手术质量和患者的安全；同时这些规范的制定，可科学地评估、评价日间手术开展情况，可避免一些“伪日间手术”混淆视听，也可以避免急功近利的现象。

第四节　日间手术未来展望

虽然日间手术目前在我国开展得如火如荼，但由于开展时间较短，还有很多方面不够健全，比如日间手术定义的模糊，CASA的定义中住院时间1天（24小时）和48小时都可算作日间手术。然而，国外的定义中住院时间为1个工作日，大多数患者能当日出院。其次是日间手术的内涵，在国外它既包括手术也包括化疗、透析，甚至包括一些有创操作等。而我国则将日间化疗、日间透析连同日间手术等统称为日间医疗，日间手术仅仅包括外科手术和介入手术。未来我国日间手术将会像国外一样能做到当日入院、手术和出院，而且是以微创手术和介入手术为主。

基于医院的日间手术的管理模式既有集中管理集中收治、集中管理分散收治，也有分散收治分散管理模式。但后者仅仅作为一种过渡模式，未来将会是以集中管理为主的多模式管理。另外，独立的日间手术中心在我国也会不断增加，成为另类的集中管理模式。

日间手术术式、术种在国外已经超过2 000种，而我国仅有1 000余种，但也几乎覆盖了所有外科专业。未来随着管理流程的优化、ERAS理念的融入，将会有更多的术式、术种纳入到日间手术中来，届时日间手术将会成为患者的常态化选择。

日间手术的信息化建设是今后日间手术得以全面发展的有力支撑。日间手术全流程信息化管理可以实现一站式服务，包括术前检查自动识别、智能化精准预约排程、智慧化手术室管理、人工智能语音随访等。信息化建设完善后可以减少患者往返医院次数，使整个日间手术流程标准化、规范化，同时大幅度降低人力成本，减轻预约随访人员的工作压力与强度。因此医院信息化建设水平一定程度上决定了日间手术发展速度与质量。

日间手术的评价一直是业内人士和政府行政管理部门所关注的问题。一个医院日间手术开展得好不好是由哪些因素决定的？开展日间手术投入产出比如何？质量安全是否得到保障？不同医院之间如何比较？患者是否满意？日间手术的评价应该是客观的、多元化的。华西医院经10余年的实践、基于结构—过程—结果（Structure-Process-Outcome，SPO）理论、从五个维度罗列了26个指标对日间手术进行量化评价，每个指标均可量化，能总体反映医院日间手术的开展情况，如评价医疗质量安全的并发症发生率、延迟出院率、非计划再手术率、出院后 30 天内非计划再就诊率、出院后 30 天内非计划再住院率。目前正在对每个指标的权重进行评估，进而建立日间手术评价体系。

中国日间手术的未来将实现“五化”：定义标准化、流程规范化、评价客观化、管理信息化、日间手术选择常态化。

参考文献

[1] JAMES, H, NICOLL. The surgery of infancy—II[J]. Pediatric Anesthesia, 1998.

[2] Adams, Wendy. International Association for Ambulatory Surgery (IAAS).[J]. Day Surgery Australia, 2013.

[3] Ljungqvist O , Scott M , Fearon K C . Enhanced Recovery After Surgery: A Review.[J]. Jama Surgery, 2017, 152(3):292.

[4] F Bonnet, Houhou A . OPERA, an overview of the organisation of day-case surgery in France[J]. Anaesthesia Critical Care & Pain Medicine, 2017, 36(6):349.

[5] Jiang L , Ma H . From west to east: video-assisted thoracoscopic surgery in Day Surgery Center[J]. Journal of Thoracic Disease, 2020, 12(5):2838-2839.

[6] 马洪升 , 戴燕 . 日间手术治疗模式国内外发展简述 [J]. 中国医院管理 , 2012,

32(001):47–48.
[7] Vrangbæk, K, K Vrangbæk. Introduction: the Nordic model of healthcare. 2009.
[8] Jiang L , Houston R , Li C , et al. Day Surgery Program at West China Hospital: Exploring the Initial Experience[J]. Cureus, 2020, 12(7).
[9] 马洪升 . 日间手术 [M]. 北京 : 人民卫生出版社 , 2017.
[10] 胡彬 . 国家卫生计生委印发《2016 年改善医疗服务行动计划重点工作方案通知》[J]. 中医药管理杂志 , 2016(9):24–24.
[11] 张宗久 . 进一步改善医疗服务 增强人民医改获得感——《进一步改善医疗服务行动计划》全面解读 [J]. 中华医院管理杂志 , 2016, 32(6):401–403.
[12] 马洪升 , 程南生 , 朱涛 , 等 . 华西医院日间手术快速康复 (ERAS) 规范 [J]. 中国胸心血管外科临床杂志 , 2016, 23(2):104–106.
[13] 蒋丽莎 , 马洪升 . 日间手术评价与监控指标初探 [J]. 华西医学 , 2019, 34(2):96–99.
[14] JIANG Lisha, XIE Xiaolan, DAI Yan, 等 . 四川大学华西医院日间手术入院前管理规范 [J]. 华西医学 , 2019, 034(2):133–136.
[15] 蒋丽莎 , 詹丽莉 , 沈诚 , 等 . 日间手术模式下胸腔镜手术治疗肺结节的安全性分析 [J]. 华西医学 , 2020, 35(2):34–37.
[16] 李艺萌 , 章建明 , 钟力炜 , 等 . 多维度看法国日间手术发展 [J]. 华西医学 , 2020, 35(2):28–33.

（蒋丽莎　马洪升）

第二章

日间手术医院行政管理规范

第一节　日间手术术式、术种准入管理规范

一、日间手术概述

日间手术作为一种全新的围术期管理模式，最初是在20世纪初由苏格兰格拉斯哥儿童医院James Nicholl医师提出。随着外科技术尤其是微创外科技术、麻醉和快速康复外科理念的进步，加之供需矛盾与行业竞争的强烈挤压，世界范围内医疗机构都面临着提高效率、加强管理、增强自身竞争力的问题，日间手术模式以其低费用、高效率等特点逐渐赢得患者满意，并逐渐成为欧美等国家的主流手术模式，相应适合开展的疾病和手术方式范围也逐渐得到扩大。目前许多国家开展日间手术占择期手术比例已占60%以上，美国甚至高达85%。

我国日间手术起步较晚，20世纪90年代最早在我国香港地区开展日间手术，外科、妇科及创伤学3个专科的日间手术量占比仅为35%。内地从2001年开始引入日间手术，初期仅有华中科技大学同济医学院附属武汉儿童医院、上海交通大学医学院附属仁济医院、中南大学湘雅医院、华西医院等几家医院自发开展日间手术。2015年为解决医疗资源不足、供需矛盾突出的问题，提升医疗资源服务效度，国家卫健委、国家中医药管理局下发《关于印发进一步改善医疗服务行动计划的通知》（国卫医发〔2015〕2号），强调要“推行日间手术”，日间手术在全国如“雨后春笋”般迅速发展。到2016年底，全国有超过2 000家医疗机构开展日间手术。2017年底，全国一半以上的三级医院开展了日间手术，占择期手术的比例提高至12.8%，其中639家医疗机构设置日间手术中心。随着腔镜、内镜等微创技术、麻醉、加速康复和护理技术等快速发展，中国日间手术开展术式的难度系数和复杂程度逐渐加大，开展日间手术的术式种类已超过1 000种，涵盖了近60%的外科手术类型，包括甲状腺全切术、经皮冠状动脉支架置入术、经皮肾镜超声碎石取石术、翼状胬肉切除组织移植术、乳腺切除重建术、关节置换术、白内障手术等，涉及普通外科、儿外科、骨科、泌尿外科等大部分外科性质及部分内科科室。但我国医疗行业服务模式与国外不同，日间手术在概念界定、发展模式、术式准入、手术量等方面均与国外存在一定区别，具体见表2-1-1。

表 2-1-1　国内外日间手术发展情况比较

项目	国内	国际
概念	指患者在一日（24小时）内入、出院完成的手术或操作； 两点补充说明： ①日间手术是对患者有计划进行的手术和操作，不含门诊手术； ②关于日间手术住院延期患者，指特殊病例由于病情需要延期住院的患者，住院最长时间不超过48小时	患者在同1个工作日完成手术或操作并出院的，不包括那些在诊所或门诊进行的手术或操作

续表

项目	国内	国际
发展模式	主要有3种： ①集中管理模式：医院设独立的日间手术中心，配独立的手术室、病房，设中心主任进行管理； ②分散管理模式：指医院不独立设日间手术中心，各科室分别收治，这在初期开始实施日间手术的医疗机构比较多见； ③集中与分散相结合管理模式：医院设独立的日间手术中心，由护士长负责日常活动，各手术科室也可分别收治日间手术患者，按日间手术流程收治患者，医务处设专人管理，结合医院整体资源在大手术间内统筹安排日间手术	主要有5种： ①独立的日间手术中心； ②诊所内手术； ③医院内设独立的日间手术中心，属于医院的整体设置； ④医院内有独立的日间手术病房，主手术室内配置专用手术室； ⑤医院内有独立的日间手术病房，但与住院患者统一安排手术
术式选择标准	一般认为日间手术应符合手术治疗效果较为确切，手术时间不超过3小时，且术后严重并发症发生率较低等条件	选择术后效果显著、恢复期短、疼痛控制效果好且术后短时间内能恢复正常生活的术式
推荐术式种类	中国日间手术合作联盟推荐56项：消化系统（15个）、骨科（10个）、男性生殖（7个）、眼科（6个）、耳鼻喉科（5个）、泌尿系统（5个）、内分泌（4个）、妇科和口腔科各2个； 国家卫健委先后下发日间手术病种手术操作规范（43个病种）和日间手术（操作）病种及术式推荐目录（77个病种）	国际日间手术协会推荐38项
日间手术占比	仍处于起步阶段，多数病种可扩展空间较大	美国和北欧等多数国家日间手术开展比例占择期手术比例的80%以上
支付方式	①将日间手术视为门诊手术，在门诊按项目收费； ②将日间手术视为住院手术，仅将手术当天费用列入住院费用进行报销，前期在门诊进行的检查按门诊费用支付； ③将手术日之前在门诊所作的检查一并列入住院费用，按住院费用比例进行报销	①绝大多数欧美国家采用DRGs模式，实行按疾病诊断相关组付费； ②挪威等实行按单病种付费； ③少数国家采用的是按项目付费

二、日间手术相较于传统手术的优点

（一）日间手术需要建立临床路径标准化流程

医疗护理流程可采用类似“麦当劳”加工过程的“高效、可计算性、可预测、控制”四维度评价体系，大大提高医院的服务效率。“麦当劳”模式也适用于日间手术的术前流程，在门诊完成必要的术前检查和有计划的预约手术，能够提高手术室的运行效率，提高病床使用率和麻醉水平，并可提高医疗服务的性价比，比如每张床位日产生的效益，最终实现优质医疗资源利用的最大化。

（二）改善患者就医感受

日间手术中心多采用“一站式”服务，提高患者的就医感受。手术主刀医生、麻醉医生均由高年资主治医师以上的、在本专业具有较深造诣的医生担任，手术技术娴熟，手术麻醉质量有充足的保障。患者接受日间手术，减少了术前等待时间；预约手术和手术后即可回家，减少了对日常生活和工作的影响。同时，病房还有针对不同手术患者的、专门的快速康复护理团队，指导患者康复护理，日间手术住院病房环境优美、温馨，设施齐全，使患者有家的感觉。

（三）降低医疗费用

数据显示日间手术模式相较于传统模式能够降低患者药费37%~55%，降低住院均次费用20%~40%。对医保基金来说，患者住院费用降低，医保支出自然就减少；对医院来说，提高医疗资源使用效度，平均住院日降低。

（四）日间手术融入 ERAS 理念，临床效果显著

文献提示要有效实施日间手术，保证手术质量，需要多学科加强患者术前评估、术中管理和术后康复，有效降低与住院时间延长

相关的并发症，包括静脉血栓形成、医院获得性感染等。

三、日间手术准入原则

并非所有手术均能够开展日间手术，对日间手术术种的准入，首先应该以安全性高、手术时间短、术中损伤轻出血少、术后恢复快、手术成熟度高的术种为主。为保证质量，需实施日间手术病种准入。结合医疗技术临床应用管理办法和手术分级管理相关要求，需实施术式准入，对患者也要充分评估，患者身体情况好，无基础疾病或基础疾病少并得到有效控制。

日间手术病种术式的准入原则：日间手术病种的选择应以住院部已经开展的、成熟的术式为主，这类术式应该是治疗该病种的标准手术，手术效果确切、流程安全，手术程序标准化，便于统一管理，一般遵循以下几个原则：①术后出血风险小；②术后气道损伤风险小；③能快速恢复进饮进食；④术后疼痛可用口服药缓解；⑤不需要特殊术后护理；⑥手术时间不超过三个小时；⑦术后24小时内可离院；⑧有临床路径，数据显示手术负性指标（非计划再次手术、手术并发症）发生率较低。

四、日间手术病种术式准入管理程序

日间手术涉及众多科室几十种疾病，在保证质量和安全的前提下，手术病种术式的准入及如何进行监测评价需要管理者积极探索。为进一步规范和推进日间手术的应用，华西医院医务部与日间手术中心制定了“华西医院日间手术医疗质量管理规范”，建立准入标准，以指导具体临床工作的开展。

（一）严格手术病种和术式的准入制度，实行临床路径管理

日间手术应选择技术成熟、风险较小的病种和术式进行开展，门

诊手术、操作不能纳入日间手术管理。在选择患者的指征上应该严格把握，并充分评估病情，遵循诊疗规范，制订诊疗计划。日间手术均须实行临床路径管理，开展的日间手术应有详细的临床路径内容，未开展临床路径的病种和术式，不准开展日间手术。具体流程见图2-1-1。

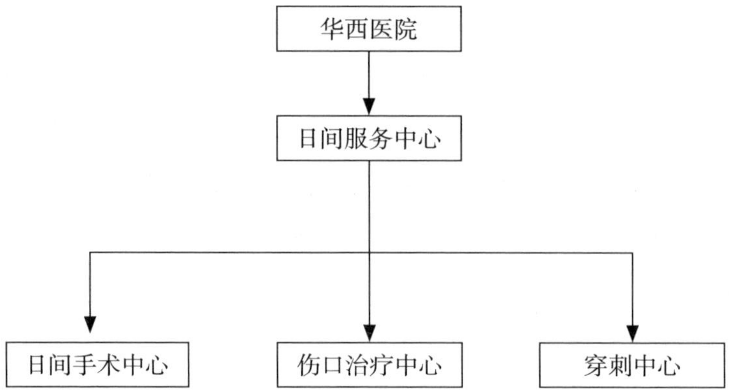

图2-1-1　日间手术术式申报流程图

（二）手术资格准入、分级管理制度

制定相应的日间手术分级管理制度，并对临床医师的手术实行分级管理，严格落实日间手术资质准入制度，按手术权限实施手术。按规定实行审批制度，审批内容有：开展手术的级别，手术医师的级别，有无成熟的临床路径方案，医务部、麻醉科、日间手术中心的意见等，并有原始资料记录。职能部门应定期检查手术资质准入和分级管理制度的落实情况。

（三）准入的日间手术实施系统管控

华西医院日间手术在预约排程时，系统中选择病种类型为“日间”，即进入日间手术数据库，医生只能选择日间手术数据库中的术式进行手术排程，同时相应的手术医生也必须得到准入资质后才有资格参与手术排程，即医生级别与手术级别相符。华西医院日间手术管理模式以集中管理与分散管理并行，具体流程如下（图2-1-2）。

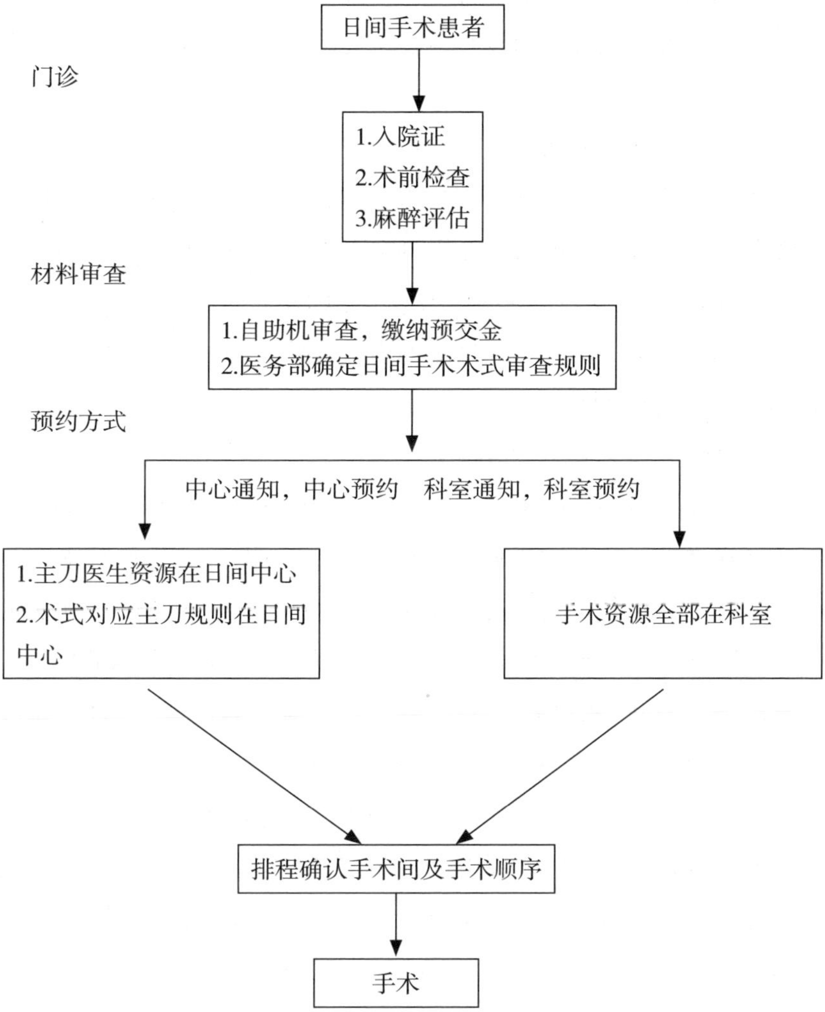

图2-1-2　日间手术系统管控流程图

（四）实施过程监管

针对日间病种特点，并参照国家三级公立医院绩效考核中的指标，重点监控日间病种指标包括：

1.手术患者并发症发生率

考核年度日间手术患者发生并发症例数占同期日间出院的手术患者人数的比例。预防手术后并发症发生是医疗质量管理和监控的重点，也是患者安全管理的核心内容，是衡量医疗技术能力和管理水平的重要指标之一。

2.非计划再次手术发生率

考核年度科室发生非计划再次手术台次占同期手术台次的比例，作为扣分项。日间病种的非计划再次手术发生率与择期手术不同，是术后7天内因直接或间接原因而再次手术的发生率。非计划再次手术的监控是国家三级医院评审标准中的内容，是医院对手术科室有明确考核的质量与安全指标。

3.出院患者四级手术比例

考核年度日间出院患者施行四级手术台次数占同期日间出院患者手术台次数的比例。按照手术分级管理有关规定，三级医院重点开展三、四级手术。《关于控制公立医院医疗费用不合理增长的若干意见》（国卫体改发〔2015〕89号）要求对手术类型构成比进行监测比较，通过四级手术占比了解医院住院患者中实施复杂、难度大的手术的情况。

4.日间患者疼痛评分大于4分占比（无痛病房）

考核年度日间手术中心无痛病房的设立，日间手术疼痛评分大于4分的占比情况。日间无痛病房体现的是现代医务工作者对患者强烈的人道主义关怀和更高的技术境界，无痛病房的设立提高了医患对疼痛的认知水平，改善了患者疼痛控制，提高了患者的生活质量及舒适度，提升了患者对医疗护理服务的满意度。

5.主刀医生的符合率

考核年度施行日间手术的主刀医师手术级别与实际手术的级别符合台次占出院患者日间手术台次的比例。《医疗技术临床应用管理办法》《三级综合医院评审标准实施细则》和《医疗机构手术分级管理办法（试行）》，明确要求医疗机构应当建立手术分级管理制度，对手术医师权限分级管理有更加详细的规定，坚决杜绝越级手术。手术分级授权考核对有效提高医院手术质量、有力保障患者医疗安全、有序发展医院法治管理都具重大意义。

以上监控指标可以清晰、有效地表明医院促进日间手术发展的制度和实施是否成功，但仍不能忽略患者安全、满意度和效率方面的监管。应定期收集和分析日间手术中的过程指标，这些数据仅限于与顶层管理相关的信息，每季度或每半年开展一次日间手术管理效果评估，可利用表单进行回顾性调查。

（五）建立日间病种质量安全评估体系，动态调整日间手术，有效落实监督管理

华西医院日间手术制定了三个准入制度（日间手术的术式准入制度、患者准入制度、手术医生和麻醉医生准入制度）、三个评估标准（入院前麻醉评估标准、出复苏室评估标准、出院评估标准）、两个制度（出院后随访制度、应急预案制度）和术后出院随访计划。

1.严格按照日间病种临床路径表单执行，将临床路径的执行情况、临床路径、出径率和变异率纳入考核。

2.充分评估日间手术的手术指征以及美国麻醉医师协会（American Society of Anesthesiologists，ASA）麻醉分级，对发生术后并发症导致延迟出院率增加的情况纳入病种质量评估。

3.加强围手术期各项环节管理

（1）术前环节：开展术前讨论，如诊断、手术适应证是否明确，

术式选择是否合理；进行风险评估，如填写手术风险评估表（手术切口清洁程度、麻醉分级评估、手术持续时间等）；准备手术方案，患者术前准备、针对患者病情术中意外情况处理的方案；与患者沟通并签署手术知情同意书、输血知情同意书等；术前麻醉医师查房与患者沟通并签署麻醉知情同意书；检查手术安全核查表（患者麻醉前、皮肤切开前，患者离开手术室前）内容是否完整。制订患者术后治疗计划和护理计划，并记录在病历中。

（2）术中环节：按照手术安全核查表查对患者身份、手术部位等并签字；手术操作规范，输血规范，意外处理措施果断、合理，意外处理以及术中术式改变履行告知等，手术器械查对无误。

（3）术后环节：观察需及时、严密，并发症的早期预防、早期发现、及时妥善处理；麻醉医师查房等。落实术后医疗护理计划并记录，手术、麻醉记录书写规范，手术记录在手术当天完成，记录者必须是术者或第一助手（术者审签）。

4.非计划再次手术管理。日间患者术后7天内发生再次手术，需在再次手术24小时内上报，由医务部核实确定再次手术是否为非计划再次手术，手术医师在系统中上报非计划再次手术。医务部负责对再次手术病例收集、监控，组织对再次手术的调查、干预等工作。各手术科室应主动上报，并填写非计划再次手术上报表，不得瞒报和漏报，如发生瞒报和漏报，一经查实，将按医院有关规定对科主任和当事人进行处罚。

5.医务部对日间运行病历管理系统采用实时监控、随机抽查的方式，随时发现和预警不良事件，如有病历问题，及时反馈科室。

6.医生要加强“三基三严”训练，按照医院手术管理制度做好术前准备工作及术后观察随访工作，加强责任心，尽可能减少非计划性再次手术的发生。

7.日间手术病种术式动态调整及医师再授权机制。严格按照日间病种术式的准入原则，对已经开展的日间病种定期进行临床路径的修订，如不能满足临床路径、出径率、变异率、术后并发症发生率较高的病种，应及时调整。对一年内发生两次或两次以上医疗纠纷者，或因责任或能力不足导致非计划再次手术或严重手术并发症，经日间手术管理委员会讨论确定，取消其日间手术资格。对取消手术资格者，科室管理小组应对其进行考察，考察时间为3个月至半年不等。考察期满后，当其在上级医师指导下作为术者完成10例以上该日间病种手术，且该类手术操作及治疗过程中无严重并发症及医疗纠纷时，经科室本专业专家组对其技术水平进行再认定后，提出书面报告交日间手术中心进行讨论和确认后报医务部重新获得资格准入。

小　结

日间手术作为一项对国家、患者、医院三方均受益的新型手术模式，近年来，一直受到相关管理部门以及相关学术组织的高度认可和积极引导推广，随着单病种质量控制和临床路径的全面实施，以及大数据支撑的信息化手段的迅速发展，为各级医疗机构建立符合自身实际，更加安全、可靠的日间手术术种和术式提供可能。可以预见，我国日间手术即将普及推广，进入快速发展阶段。但我们也要清醒地认识到：国外从日间手术理念的提出到普及开展，经过了数十年的徘徊，其中一个重要的原因就是对日间手术安全的担忧。我们认为能否成功开展日间手术主要取决于3个因素：第一，医院硬件条件的支撑是根本，包括具有一系列先进的手术设备和术中支撑设备，手术其他相关支撑条件等，这与医院级别和专科发展水平密切相关。第二，外科医师和麻醉医师的技术能力水平是保障。外科医师和麻醉师是日间手术的具体实施者，因此日间手术能否成功开展，以及相应手术术式的难易程度主要取决于医院从事日间手术医师的外科技术和麻醉技术能力。第三，

ERAS理念贯穿患者诊疗全过程。日间手术相较于传统手术而言，对诊疗活动实施的时限具有极高的要求，而所有诊疗活动的基础是必须在保障患者医疗质量和医疗安全的前提下进行，而加速康复理念的推广是实现这一目标的根本保障。因此，不同级别的医院都可以开展日间手术，但需要科学选择与日间手术室条件、手术医师和麻醉师技术能力、加速康复理念推进情况等条件相适合的术式。

（杜鑫　苑伟　雷甜甜　张瀚智）

第二节　日间手术的授权管理

一、授权在医疗质量安全管理中的作用

（一）基本概念

1.授权

“授权”一词，在《企业管理学大辞典》一书中的定义是指权力授予下属以完成特定的任务。

2.医疗安全及医疗质量

医疗安全在《管理学大辞典》中的定义是患者在医院医疗过程中不发生允许范围以外的心理、机体结构或功能上的障碍、缺陷或死亡的状况。一般认为：患者在医院医疗过程中，凡是由于医疗系统的低能状况或医疗管理过失等医院原因，而给患者造成允许范围以外的生理、机体或结构功能上的障碍、缺陷或死亡，均属不安全。

而在《中国百科大辞典》中，医疗质量的定义是医务人员的技术水平、防治疾病的效果等方面的质量。常用的统计指标有治愈率、病死率、平均住院日、病床周转次数及各种诊断工作质量指标等。

（二）授权在医疗质量管理中的重要意义

医疗服务由于患者疾病的不确定性、医疗救治的时效性、各医疗专科专业的独特性，对患者的诊疗活动采取集中统一的模式势必严重脱离临床实际，其需要分权、授权的程度往往最大，即每位主治医师有绝对的权力决定其所治疗的患者所需的医疗服务项目。但完全的授权不管又容易导致本位主义，各自为政，对同一种疾病可能采取数种或数十种治疗方案，治疗效果与治疗成本参差不齐，势必造成患者的利益损害，影响医疗质量和医疗安全。

而日间手术的基本要求是患者入院、手术与出院均在一个工作日内完成，采用微创手段，患者术后情况可控，术式较成熟。在此基础上，对日间手术的医生选择与纳入、术式选择以及术后管理的配合提出极高的要求。开展日间手术，需要有更细致的术前评估流程、更先进的手术室条件和设备、更专业和经验丰富的手术医生和麻醉医生、更科学的就医流程、更完善的术后随访系统。因此，对参与日间手术的医务人员进行授权管理，是确保日间医疗质量和医疗安全的根本。

（三）医疗授权应遵循的基本原则

1.明确职权范围原则

依据预期要取得的结果规定任务和授权。弄清授权范围是授权的前提，否则就有可能出现超越职权范围的授权，造成关系混乱，影响正常工作秩序。

2.因事择人，视能授权原则

授权必须以工作的需要和授权对象能力的大小、水平的高低为依据。决不可不顾工作需要，“因神设庙”，把授权当成一种奖励或搞任人唯亲；也决不可超越下属能力和水平所能承担的限度，防止大材小用，小材大用，有才不用和无才宠用。

3.信任原则

“疑人不用、用人不疑”，一旦授权就要给予充分信任，放手让他们大胆独立地完成工作，并为其提供方便，创造良好的条件。

4.可控原则

授权绝对不应是弃权，没有可控性的授权就是弃权。要随时掌握被授权者使用授权的情况，对权力使用不当或违反规章制度者应及时缩减或终止授权。

二、日间手术授权管理

（一）医疗机构授权的基本形式

1.授权的组织管理

根据《三级综合医院评审标准》（2011版）、《医疗技术临床应用管理办法》要求，在医院医疗质量管理委员会下设立医疗授权分委会，由院长担任主任委员，成员包括管理职能部门领导、临床专家及学术带头人。在医务部设授权委员会办公室，具体承担：①制定医院内医疗授权范围及授权方式；②建立医院医疗授权管理申请、审批、调整和终止程序；③加强医疗授权管理，建立日常监督管理机制；④制定被授权科室和个人的工作职责或工作规范；⑤对被授权科室和个人进行相关医疗质量和医疗安全培训；⑥审查被授权科室和个人在医疗活动中有无行为失当或违规行为，并明确是否调整或终止授权等。建立分委会工作例会制度，会议由分委会主任委员主持，主任委员因故不能主持时由其委托的副主任委员主持。同时，主任委员可根据实际工作需求决定召开临时工作会议。分委会工作会议须有过半数的委员参加方能举行，且在形成会议决议时需经到会委员三分之二以上委员赞成通过方能生效。分委会工作会议（包括季度例会和临时工作会议）在讨论专业性较强议题时，分委会秘书可根据需要安排有关专家参会并提供专业咨询。

2.授权的范围

（1）对医疗组长和住院总医师等重点岗位的授权管理。

（2）对高风险医疗技术授权。高风险医疗技术是指操作难度大、风险高、易于发生并发症的医疗技术，包括二、三类医疗技术，外科三、四级手术，腔镜技术、介入技术、麻醉技术等的医疗技术。

（3）对重点药品处方权限进行管理，包括抗菌药物处方权限（非限制使用级、限制使用级、特殊使用级）、麻醉药品处方权、第一类精神药品处方权、化疗药物处方权。

（4）对临床用血权限进行管理。

3.授权的流程

医疗授权管理委员会建立相关的考核评价体系、授权终止程序等，分级分类的进行医疗资质准入与医疗授权管理。授权的过程与责任主体，以及其相对应的管理目标，见图2-2-1。

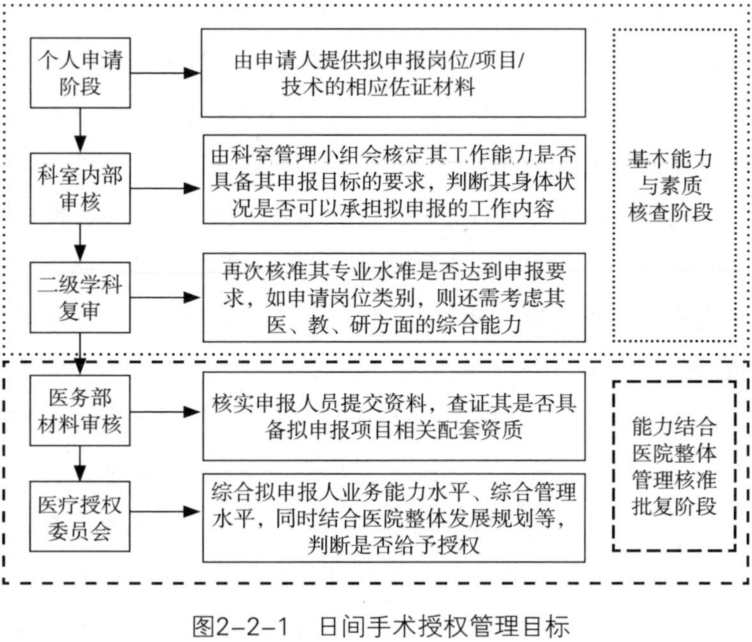

图2-2-1　日间手术授权管理目标

从授权的过程上来看，授权大体可以分为两个部分：基本能力的审核部分与核准授权部分。对医疗机构而言，临床一线人员的授权与医疗质量与安全有着直接的联系，因此仅依靠申请人的学历、年资、职称、科研成果、论文发表情况等不足以判断其是否能胜任即将被授予的岗位/项目/技术等。

而核准授权部分，则更多是从申报人拟申报项目的其他配套资质是否符合标准的角度进行核查。例如，如申报介入手术，除了申报人基本条件与临床工作经验达到标准以外，还必须具备放射工作人员相关资质要求。这部分内容的追加审核，也是为了进一步保障医疗安全与质量。最后核准后的申报信息提交医疗授权委员会，从医院整体管理角度判断申请人是否达到岗位/项目/技术的要求，给予授权与否的决定。

4.授权后的监管

为切实保证医疗质量，国家出台了一系列与授权有关的管理办法，如《中华人民共和国执业医师法》《医疗机构管理条例》《医疗质量管理办法》《医疗技术临床应用管理办法》《抗菌药物临床应用管理办法》等，而每个医疗机构都会根据自身工作特点，将各类管理办法进行个性化的深入细化，但授权的总原则与方向都是统一的。授权是一个医疗机构的整体管理行为，授权管理委员会作为代表行使该项权利，委员会成员的人选来源于相关职能部门与临床一线科室，他们有着丰富的临床工作经验，同时具备良好的综合管理能力，能从学科的视角和管理的视角看待授权的合理性。

授权的重点不止在“授”，还包括监管、控制、终止等一系列的工作程序，只授权不监管，就无法保证获得授权的人是否能认真履职。授权后的监管工作，也是不容忽视的管理重点。因此，根据授权内容的不同，也有相应的管理委员会及时跟进监督与处置，如放射防护委员会、介入诊疗操作管理专委会、手术管理专委会、医疗技术管理分委会、药事管理委员会、输血管理委员会、缺陷管理委员会、行风办公室及纪委等，通过责任的细化与下分，能更好地、有针对性地对各类授权进行分类监管，也能关注更多的细节与重点。

当被授权人无法胜任所授权的岗位或工作，则需进入授权的终止管理阶段。这与准入的流程管理一样，需要医疗机构提前制定更为严格的取消/暂停的标准和要求。合理利用信息化管理平台的数据采集功能，对医疗授权的诸多内容进行在线的考核、管理。

（二）日间手术管理中的授权

1.日间手术医生准入

日间手术其手术医师的主要职能是承担相关病种的手术和其他治疗任务，手术医师来自各个临床专科科室，每个专科要成立一个日间手术小组，其组成人员要按照满负荷工作量计算，这样才能保证及时完成日间手术。为了保障医疗安全与质量，专科小组成员实行轮流制，但变动时间不宜太频繁。各个专科小组还要接受日间手术中心主任的统一管理和调度。

手术医师准入标准：①应经过相关专业规范培训，临床经验丰富；②高年资主治医师以上职称；③取得相应手术资格授权；④手术质量高，并发症少或负性指标少；⑤医患沟通能力强，具备危重患者识别和处置能力；⑥良好的医德医风；⑦熟悉开展病种的临床路径，能实施后期医嘱维护。

2.授权的流程

日间手术医师资质具体授权流程包括：拟申请授权医师本人提出申请，填写申请表，见表2–2–1；所在科室管理小组组织评估；日间手术中心、麻醉科专家评估同意；医务部门根据其技术档案审核资质；报医院日间手术管理委员会授权同意。

表 2-2-1　四川大学华西医院日间手术准入申请表（例）

<table>
<tr><td>科室：</td><td>姓名：</td><td>工号：</td></tr>
<tr><td>职称：</td><td>获得时间：</td><td>联系电话：</td></tr>
<tr><td>工作开始时间：</td><td colspan="2">临床工作经历：</td></tr>
<tr><td>目前手术级别：</td><td colspan="2">拟申请术式既往手术情况：</td></tr>
<tr><td colspan="3">拟申请主持级日间手术，具体术式（可附表）：</td></tr>
<tr><td colspan="3">科室评估意见：
负责人签字：
年　月　日</td></tr>
<tr><td colspan="3">麻醉手术中心评估意见：
负责人签字：
年　月　日</td></tr>
<tr><td colspan="3">日间手术中心评估意见：
负责人签字：
年　月　日</td></tr>
<tr><td colspan="3">医务部评估意见：
负责人签字：
年　月　日</td></tr>
<tr><td colspan="3">日间手术管理委员会审核意见：
主任委员签字：
年　月　日</td></tr>
</table>

备注：附临床路径相关资料。

申请授权时需要提供材料包括：个人基本资料，包括个人学历、职称等；专业能力资料，包括从事本专业年限、过去参与的手术经历等资质材料。形成手术授权一览表，内容包括手术名称、手术级别、主刀例数、一助例数、二助例数、至少填写5个住院号以供审核者追踪病历、医疗事故、大量用血、手术并发症、非计划再手术等，通过以上指标全面衡量手术授权申请者的手术能力。

同时，为确保授权的连续性，针对所有已授权医师，建立院内日间手术医师资质档案，内容包括：医师授权申请表、手术资格准入表、手术资格再授权表、年度医师工作考核表。通过以上内容，可以直观评价医师业务胜任能力，不仅为再授权提供客观、充实的依据，而且详细记录医师成长历程，为其职业发展规划、医院人才选拔奠定良好的基础。

3.授权后的管理

医院对所有授权业务建立“有进有出”的动态化管理机制，充分利用信息化手段，建立日间手术医师权限信息库，及时与医院信息系统（Hospital Information System，HIS）、手术麻醉系统、手术预约系统同步，供手术室、麻醉科、临床科室、行政职能部门查询核实，做到事前风险防控、事中有效监管、事后及时追踪的全过程监督；同时，针对反复发生医疗不良隐患的授权人员及时取消授权，保障医疗质量与安全，见图2-2-2。

此外，手术项目也采取动态化管理模式。根据专业实际发展需求增加手术项目与分级或对已有手术项目的分级进行调整，包括日间手术可选择术式的类别也绝非恒定不变，而是处于动态的管理状态。例如，新技术的引入，改进了原有的手术方式，经过评估后，可以纳入日间手术范畴的手术项目。因此，不能限定于现有的手术项目。同时，已在库的手术项目，也应不断优化，减少并发症，优化患者感受等。

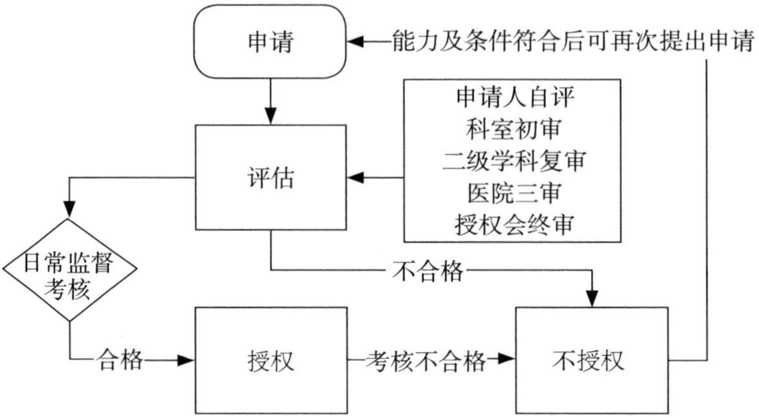

图2-2-2　授权后管理流程图

（三）日间手术授权管理的配套内容

1.加强培训

所有培训都是基于18项医疗安全核心制度设计与开展，但由于日间手术患者的特殊性，患者的选择也是一个极为重要的环节。如何选择适宜的患者并合理评估其入院标准，不能仅靠经验，需要对不同的病种设计具备自身学科特点的患者准入标准。

日间手术的特点是快速手术、快速出院、出院随访加康复。因此，为保障日间手术的高质高效，对团队合作的要求极高，需要手术医师、麻醉医师、护理以及术后管理四方进行良好的团队协作，任何一个环节“掉链子”，就容易出现问题。提高医师的沟通意识、技巧及团队合作能力具有重要意义。日间手术团队中，人际关系不仅包含医患关系，还包含手术医生与麻醉医生之间、手术医生与护士之间的关系、手术医生与日间手术病房医生的关系等。对医生而言，不仅需掌握医患沟通技巧，还需掌握医医沟通和医护沟通的技巧。日间手术管理中，医疗行为往往是以“手术医师+麻醉医师+手术护士+术后管理团队”的形式呈现的团队合作行为，其中包括了医医合作、医护合作、护护合作。信息准确、流畅的传递，需要良好的沟通技能。只有医疗团队成员具有了良好的沟通技能，才能保证团队行动一致、协调，才能保障一致性目标的实现。安全有效的医疗服务需要医疗团队成员间准确、充分的沟通。沟通障碍是造成医疗伤害的主要原因，而医护间沟通不良是对患者造成无意伤害的主要原因。在医务人员之间，通过沟通和团队合作技能，可以提高团队合作效率，更好地利用了信息、人力和资源，取得更优的医疗结果。

2.日间手术工作人员行为的规范

日间手术能为患者提供方便、快捷、高效的医疗服务，是基于手术本身能安全地解决患者需求的同时，提高医院运行效率，是一种对医患双方而言双赢的方案。因此，加强对日间手术各个管理环节的严格把控，规范工作人员行为，极有必要。

严格把握患者的准入标准：根据术式的特点，制定患者可以进行日间手术的基本标准，并反复论证其可行性。为避免出现安全隐患，不得随意改变患者准入标准。同时，设立应急管理方案，减少风险发生。

规范术式与施术者的选择：应当结合医院硬件设施、人员配备、专科优势等实际情况，选择适宜的病种优先开展日间手术，使日间手术服务模式惠及更多患者。而所有入选日间手术范畴的术式，均应反复论证其安全性，评估术后康复风险等，不得随意增加。如有新术式，在拟定为日间手术术式前，应先临床论证通过，待其转为常规后方可纳入；施术者应由科室对其能力进行充分判断后，方可行日间手术。同时，科室应不断对其工作情况进行考核，确保其可胜任该项工作。此外，还应当鼓励临床专家编制相应病种的技术规范、行业标准以及临床路径等。通过临床路径管理，系统地对日间手术的服务流程与服务质量进行把控。

对手术进行全程标准化管理：日间手术管理是一个系统化的工程，从术前的各项准备检查，到手术当天对患者的安全宣教，到手术及其术后的康复管理，到出院后的随访管理都应有一套完整的管理体系。每一个环节的把控，都应形成完善的流程，建立起标准作业程序（SOP），并培训到日间手术团队中的每一位工作人员。

完善术后对患者的指导与随访管理工作：通过加强集约化和规范化管理，使患者在缩短住院时间的同时，获得满意的医疗服务效果。医院开展日间手术必须遵照基本服务流程和服务要求，使日间手术患者得到规范的、同质化的医疗服务。对患者而言，需要建立规范化的日间手术健康教育体系，让患者能够全面掌握手术相关知识，主动采用促进康复的行为和生活方式；对医疗机构而言，建立完善的随访管理系统，能对患者出院情况进行严格把控，可以让患者及时反馈可能出现的不良反应。同时，也可提升服务质量，提高患者满意度。而医疗机构亦可以在院外延续性服务中，收集日间手术术后信息大数据，为进一步优化日间手术管理提供经验与教训。

3.评价考核的标准与持续改进

日间手术管理是一个不断发展的过程，随着技术的不断进步，医疗技术手段的不断革新，患者需求的不断提升，对日间手术的考验会越来越多。究其根本，稳定的技术、可控的效果、优质的服务以及快速的康复，都是日间手术发展的重要目标与方向。因此，形成持续改进的状态是极有必要的。不断研究新技术、建立临床路径、多学科融合等都是未来发展的方向。只有技术的稳定且不断发展，才可能让患者更容易接受日间手术模式，提升手术质效。

从日间手术反馈结果对施术者进行考核管理，如从术前（治疗前）医患沟通、手术风险评估、术后（治疗后）不良反应、术后并发症、非计划再入院、患者满意度等方面进行考核，通过医院医务部医疗质控科、科级质量管理员对以上关键节点进行督导，医务部医疗质控科应定期对日间病房医疗服务质量提出分析评价报告，评价结果直接纳入科室和具体责任人绩效考核。针对监测中发现的共性问题、个性问题，管理部门需梳理分类，通过点对点的沟通、面对面的培训、下发整改表单等方式，将相关责任人的重点问题以及患者提出的意见或投诉及时反馈，由科室以问题为导向制定整改措施并落实，质量管理部门追踪评价，从而确保日间病房医疗服务质量持续改进。

三、展望和思考

授权是一个庞大的系统工程，涉及数据管理（基本信息的采集、数据的整合分析、关键点的提取）、授权管理（授权文件的下发、系统权限的开通、授权的暂停或终止）、质量管理（被授权人的胜任力考察、医疗质量的持续监管）等。基于此，数据是支撑授权与否、授权范围的关键点。而授权中涉及的数据提取渠道众多，筛选整理过程复杂，依靠传统的数据收集整理模式，效率不高。因此，建立数据库，利用信息化手段运用大数据模型进行授权管理是未来管理的发展方向。数据库的建立，使得各项信息能相互融合与利用，适应各种类型、不同需求的授权目标。

数据库的内容需要包括以下几个方面：

1.人员基本信息

人员基本信息包括人员姓名、工号、性别、年龄、职称、从事本专业年限、所属科室、执业范围等，可以通过对工号等具备单一识别功能的模块对人员信息进行查询。而执业范围模块的加入，可以避免出现授权超执业范围的情况，更好地实现依法执业，确保医疗安全，见图2-2-3。

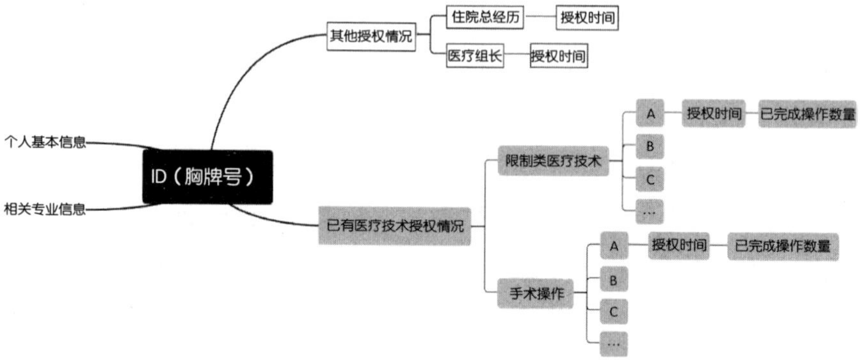

图2-2-3　数据图信息图

2.相关医疗指标

相关医疗指标包括基本医疗指标，如合理用血情况、合理用药情况、平均住院日、手术/技术操作参与情况（某项手术主刀例数、一助例数、二助例数等）等，利用客观数据指标审核申请人的能力是否具备拟授权项目的要求。该类数据指标也可以在科室初审、医务部复审以及授权管理委员会终审时提供参考。

3.既往授权情况

既往授权情况包括申请人既往授权过的岗位/技术/项目的概况，以及相对应的考核结果。可从系统上呈现出申请人在院的业务能力成长情况，为下一步的授权提供依据。

4.培训记录

根据国家对技术管理的要求，需要授权某些级别的手术、技术等，需要经过一定的培训，培训记录在授权过程中也是必须考核的部分。既往授权申报过程是需要申报人自己提供培训记录，再找相关责任人确认，流程繁杂且连续性不够。无法展示该员工所有的培训、继续教育经历。数据平台搭建完成后，每个医务人员都可以在培训完成后，及时将培训记录与证明上传系统，由相关部门进行线上审核后纳入该员工的培训经历，作为最终授权的相关佐证资料。

5.特殊资质记录

部分医疗技术、手术权限开通还需具备特定的资质要求，例如介入技术需要操作人员提前获得放射工作人员资质。这是该类特殊授权的必备前提，也是今后对该人员考核的重要监管点。

6.负性记录

负性记录包括既往发生过的差错记录等，可综合医院缺陷管理认定的缺陷以及三医监管等方面的处罚信息，留下负性记录，作为授权与权限限制的综合判断依据。

通过对既往数据的收集整理，可以利用系统设计一套具备医疗机构自身特色的管理模型。在之后的人员授权申报与审批阶段，可以利用模型建立一套线上申请申报流程。需要申请的人员，只需提出申请，由系统综合判断人员基本资质情况与设定的申报标准是否匹配。而相关的佐证资质则根据系统内预先存入的资料进行整合分析，无须申报人提供纸质资料，同时也可以在系统中追踪授权审批的进度，提高工作效率。此外，对于权限的限制与终止，也可以利用系统完成。例如在人事情况发生变动时，可以通过人事管理直接关联权限信息，确保不在岗人员权限信息不被盗用，更好地保障医疗安全。

（胡果　李念　蒋丽莎　李谦）

第三节　日间手术医疗文书规范

一、医疗文书在质量安全管理中的重要性

病历不仅是医疗、教学、科研和信息管理的重要资料，也是患者接受医疗服务保障权利和医疗保险受益的直接凭证和依据、处理医疗纠纷和医疗事故最重要的法律依据。2018年《医疗纠纷预防和处理条

例》颁布，既往病历资料内容部分复印修订为全部资料可复印。2019年《国务院办公厅关于加强三级公立医院绩效考核工作的意见》全面推进三级公立医院绩效考核工作，要求各医疗机构认真完成住院病案首页数据填报及上传工作。随着国家深化医疗体制改革的不断推进，国务院要求进一步加强医保基金预算管理，全面推行以按病种付费为主的多元复合式医保支付方式，国家选择部分地区开展按疾病诊断相关分组（DRGs）付费。各地卫生健康行政部门要加强病案首页质量管理，客观准确反映患者住院期间医疗信息。因此，医疗文书与医疗机构绩效，医保付费密切相关。规范医疗文书书写，加强医疗文书质量控制，持续提升医疗文书数据质量，对医疗机构提出了严峻的挑战。

二、日间手术医疗文书与传统住院手术医疗文书的区别和特点

日间手术是一种按计划住院、手术、短暂的康复，并于24小时内出院的手术模式。作为一种全新的择期手术模式，日间手术本质上属于住院医疗服务的范畴，需要按照国家规定，完成病历书写。日间手术医疗文书和传统手术医疗文书的区别，见表2-3-1。主刀医师负责签署手术同意书及其他围术期医疗文书，书写手术记录单，应在患者出院后72小时内到日间手术病房检查、审核病历。日间手术中心的医务人员负责书写其余文书、整理病历。

表2-3-1　日间手术医疗文书和传统手术医疗文书的区别

内容	日间手术医疗文书	传统住院手术医疗文书
书写时限	24小时	患者住院时间决定
病历书写者	日间手术服务中心和手术医生	手术医生
入院记录	合并为24小时内出入院记录	有
首次病程记录	无	有
首次查房记录	无	有

续表

内容	日间手术医疗文书	传统住院手术医疗文书
出院记录	合并为24小时内出入院记录	有
出院评估表	无	有

三、日间手术医疗文书范畴定义

患者入院后医生根据病种或手术类型进入对应的临床路径，由病房医师（日间手术病房设有专职病房医生）和（或）手术医生按照临床路径开出术前医嘱、术后医嘱。若出现病情变化，应及时向上级医生汇报病情，积极处理，并及时、准确记录。

日间手术医疗文书包括：病案首页、24小时内入出院记录、病程记录、出院证明书、辅助检查报告单、医嘱单、授权委托书、手术同意书、手术记录单、手术安全核查记录、手术风险评估表、手术清点记录、麻醉同意书、麻醉记录单、住院患者知情同意书、离院责任书、体温单、护理相关记录、出院评估表、临床路径等。

24小时内出入院记录内容包括患者姓名、性别、年龄、职业、入院时间、出院时间、居住地址、入院情况、入院诊断、诊疗经过、出院情况、出院诊断、出院医嘱、患方确认病史、医师签名等。

患者病情稳定，可不写病程记录。如患者出现临床路径以外的变化（如抢救、停手术、转入专科病房等），需及时记录。患者因病情变化，需转入专科病房住院治疗等，需退出临床路径。按照住院病历书写规范要求日间手术中心医生书写入院记录、转科记录，专科病房医生书写接收记录、接收后首次查房记录、接收后首次病程记录。

手术记录是指手术者书写的反映手术一般情况、手术经过、术中发现及处理等情况的特殊记录。内容包括患者姓名、性别、科别、病房、床位号、住院病历号或病案号、手术日期、术前诊断、术中诊断、手术名称、手术者及助手姓名、麻醉方法、手术经过、术中出现的情况及处理等。

严格的出院评估是保障患者出院后医疗质量和安全的重要举措。每位日间手术出院患者均应进行出院评估，目前采用的出院评估量表为全身麻醉术后评分表（Postanesthesia Discharge Scoring System，PADS）评分内容包括 5 个项目：血压和脉搏、活动能力、疼痛、术后恶心和呕吐、切口出血。各单项评分 0～ 2 分，相加后总分 10 为满分。只有总分≥9 时，方可准予患者离院。

四、日间手术医疗文书的书写规范要点

（一）24 小时内出入院记录

1. 24小时内出入院记录需在患者出院以前完成。

2.患者入院前本次疾病的发生、演变、诊疗等方面的详细情况由患方提供，患方需在“患方签名”处签名。

3.如病史叙述者是患者本人则有患者确认病史；如病史叙述者是患者家属或代理人，则由其家属或代理人确认病史。

（二）签名要求

1.签名是日间手术病房医务工作者对自己书写文书确认和负责的唯一方法。日间手术病历的各类人员手写签名是判断患者住院期间医务工作人员工作记录及责任归属的依据，也是医疗文件具备法律作用的基本条件之一。

2.签名需使用蓝黑墨水或碳素墨水笔手写亲笔签署全名。不得模仿和伪造他人签名。

3.未实施可靠的电子签名认证的电子病历系统，病历需打印。打印前，病历书写者必须仔细检查病历内容，确认病历内容准确无误后才

可打印。打印后应由相应医务人员立即手写签名。

4.由实习医务人员书写的病历，在签名完成后，应当由本单位具备行医（护）资格（经过本医疗机构注册）的医生（护士）审阅修改并亲笔签名。

（三）围手术期文书要求

1.手术同意书在手术前由手术医生与患者谈话后签署。

2.麻醉同意书在手术前患者进行麻醉评估时由麻醉医生沟通后签署。

3.手术记录单应由主刀医师在术后当日完成。特殊情况下由第一助手书写时，需主刀医师签名。

（四）出院文书相关要求

1.病案首页及出院病情证明书由日间手术服务中心医生完成。

2.出院病情证明书由专人送达会计室加盖病情证明章。

（五）病历修改要求

1.患方确认病史以后，如患方在住院过程中要求更改病史，可提供书面说明并签名后，医师修改病历，患方重新确认病史，病房保存书面说明。

2.患方出院后要求更改病史，告知患方已确认病史，可以拒绝其要求。特殊情况下，由医务部审核同意后，进行修改。

五、日间手术医疗文书质量监控

（一）建立质量监控组织架构

病历质量管理体系为院、科两级。医院成立病案质量管理委员会，是病案质量管理的最高权威组织，由分管院领导担任主要责任人，医疗质控科为病历质量管理部门，开展病历质量策划与控制，制定质量保证和持续病案质量改进方案等环节，定期对病历质量进行督查。

日间手术中心是日间手术病历质量管理的基础单位，成立病历质量管理监控小组，由科室主任或医疗副主任担任第一责任人，病历质量直接责任人是医疗组长，负责监控、指导、督促住院医师和实习医师按照《病历书写基本规范》要求完成每一份住院病历。各级医师对自己的病历实行自查， 上级医师检查下级医师的病历书写质量，发现问题及时修改， 从完整性、及时性、准确性、一致性等方面对病历质量严格把关。

（二）如何监控日间手术病历

病历质量监控是对电子病历内容和打印的纸质病历实施质量控制，主要是对病历书写质量监控，其范围涉及病案形成全过程的每个环节。开展病历质量检查是病历质量监控的重要内容和方法，它不仅是对病历书写质量的检查评估，而且能全面地反映患者诊疗过程中的医护质量，尤其是患者维权意识日益增强，通过法律维护自身合法权益成为重要途径，无形中对医院病历质量管理提出了更高的要求。结合医院实际制定评分标准，规范和指导日间手术的开展。医院医务部医疗质控科对日间手术病历一直保持监管和质控工作。医院可采取一系列措施持续改善病历质量，比如：指派年轻医生担任科室病历质量监控员，具体的工作包含检查每份出院病历；科室人员、实习生、住院医生、进修医师开展病历书写培训；每周病历质量通报。

六、日间手术医疗文书考评要点

日间手术病历总分100分，甲级病历≥90分，75分≤乙级病历＜90分，丙级病历＜75分。医院可制定日间手术病历质量评分标准（表2–3–2），并根据标准进行检查，检查结果可作为科室医疗质量和科室医疗主任考核指标之一，见表2-3-2。

表2-3-2　日间手术病历质量评分标准（满分100分）

项目	缺陷内容	扣分标准（分）
病历书写基本原则	有涂改或伪造行为	11
	错别字、不规范缩写、非医学词汇	1/处
	未使用双划线、未签名、未注明时间	1/处
	记录缺医生的亲笔签名、模仿他人签名或使用签字章	1/处
	提前书写病程记录、手术记录等	11
	记录单一般项目（如姓名、病案号等）填写不完整或信息记录有误	1/处
	医疗记录与护理记录内容不一致	11
	诊疗医嘱与病程记录不一致	5
	病历中记录内容相互矛盾	11
	完成的电子医疗文书未打印或未归入出院病历中（手术记录除外）	3/项
	出现其他患者资料	11
病案首页	出院主诊断填写错误	3
	血型、手术及操作名称未填或错填	2/项
	其余必填项目未填写、填写不规范、填写错误	1/项
24小时内入出院记录	主诉不规范、用体征或用诊断代替，而在现病史中发现有相对应的症状的	1/项
	有重要辅助检查结果未记录或记录不全	1
	未在患者入院后24小时内完成，或非执业医师书写入院记录且患者出院后无上级医师签名	11
	需填项目未填写、填写不规范、填写错误	1/项
围手术期文书录	缺手术风险评估表或手术安全核查记录表（包括空白页）	11
	缺项、不规范或缺相关人员签名	1/项
	无手术记录或未在患者术后24小时内完成，无主刀医师签字	11

续表

项目	缺陷内容	扣分标准（分）
知情同意书	病历中缺手术、麻醉、输血及有创操作知情同意书	11
	缺项、写错或不规范	1/项
	非患者、代理人、监护人签署知情同意书	5/处
	沟通记录无书面结果	5

七、信息化在日间手术医疗文书中的作用

日间手术住院时间短、周转快，病历书写工作量较大，制定适合日间手术发展的日间手术病历书写规范，依靠信息化建立电子病历实时监控信息反馈系统，将日间病历纳入医院层面统一管理和监管，是保证日间手术病历完整性、合法性、规范性的有效措施。

目前，虽然电子病历的完整性、时限性监控较为成熟，但是我国对电子病历的应用还处于初级阶段，针对诊断、药物、手术等内涵质控需要医院加快信息化建设。电子病历实时监控信息反馈系统应该整合入院管理系统、HIS、LIS、PACS、护士工作站、财务系统、手术麻醉系统、疾病和手术分类编码系统，具有严格的权限管理，可进行完整性、时限性、内涵性（包括诊断、用药、疗效分析、手术记录）的实时提醒和质控，分析病历书写问题，并且能将问题反馈至临床医生及管理部门。通过信息化建设，改变以往的人工抽查，可扩大抽查量，规范医疗行为，提高病历书写质量。

小　结

病历是医务人员在医疗活动中形成的关于患者疾病发生、发展、诊断、治疗、转归和预后的记录，是临床医疗、科研教学、保险理赔、

医疗诉讼的重要资料。现在三级公立医院绩效考核、DRGs分组、医保支付方式都与病历密切相关。因此病历质量的优劣，不仅反映出医务人员的基本素质和专业能力，也反映医院的管理水平和医疗质量，其数据质量的好坏直接影响到医院和专科评价，基本医疗保险费用结算。因此，规范日间手术医疗文书的目的是为了临床医生能有可操作性的文书要求，各项记录符合标准、规则及要求，并与医疗过程和医疗质量相一致。病历的书写完整性是基础，内涵质量是关键。只有建立病历管理体系，借助力于信息化完善病历质量管理，才能提高病历质量。随着日间手术病种的不断增加，建立以病种为基础的专病病历模板是日间手术病历发展的趋势。但是专病病历模板如何满足患者疾病特征、体现医务工作者对患者提供的个性化服务，值得我们进一步去研究和探索。

（帅冰星　李志超　李大江）

第四节　日间手术临床路径管理规范

一、日间手术实施临床路径管理的必要性

临床路径是由临床医师、护士和医技、管理等多学科专家共同参与，针对特定病种或病例组合的一般诊疗流程，整合流程要点制定的适度标准化、表格化的诊疗规范。其最根本的特性应是着眼于当前医疗机构现状的最佳临床实践的多学科计划；同时，临床路径也是一种现代医院管理理念和模式。管理方法涉及多方面且复杂，包括路径制定及不断完善、个案管理及进行多学科讨论模式（Multi-Disciplinary Team，MDT）、信息化开展模式的探索优化、考核评价指标和变异分析以及监督措施等。

日间手术是当前最适合开展临床路径（Clinical Pathways，CP）的领域，对于促进基于病种的标准化管理具有最佳的实践意义。日间手术本身对诊断、治疗及患者分类等提出了明确要求，保障了这些病种及患者后续处置的相对标准化，易于减少变异。实施日间手术临床路径的目的与现实意义主要有以下方面：①基于相对同质的患者选择，通过诊断治疗/病例组合不断完善分类及适度标准化的开展模式（如信息化的支撑），有利于体现医疗服务同质化水平；②基于循证和临床诊疗/实践指南的最佳方案化，有利于提高医疗品质，促进学科质量文化建设及质量管理水平提升；③基于临床路径实施小组的多学科协作管理计划，促进医疗质量持续改进；④促进临床关注住院费用；⑤通过信息化手段改进管理，提升临床效率，促进质量安全；⑥缩短日间病房流动医生（实习、进修、轮转等）角色转变适应期，促进其快速了解相对标准化患者诊疗基本服务，一定程度上减少上级医生沟通成本，减少基础诊疗服务差异化。

临床路径为日间手术开展提供流程要点及技术规范，同时为日间手术的患者管理提供相对标准化的管理依据。制定日间手术临床路径最主要的目的是为相关流程程序的同质化和标准化提供合理恰当的技术支撑。目前国内尚无相关管理和技术规范，鉴于病种/术式及临床收治患者的多样性客观存在，临床路径的制定在现阶段需结合日间平台实际及临床专科需求不断探索优化，在统一规范基础上再构建特色。为促进形成适用性广且相对合理的标准，我们参考英国日间手术相关流程规范和管理技术指南，并结合华西医院日间手术中心实际经验，梳理构建华西医院日间手术临床路径管理基本规范，以期为促进日间手术临床路径管理的规范化和患者管理的标准化提供参考借鉴。

日间手术的病种和患者，是最为适合开展临床路径的领域之一。我们结合华西医院日间手术管理模式，对日间手术临床路径管理的基本模式、日间手术临床路径选择制定、日间术后管理要点、日间手术患者选择、退出标准与一般流程等方面尝试做规范性论述，旨在为日间手术病种标准化管理建设提供一定的参考依据。

二、如何开展日间手术临床路径管理

（一）基础管理（组织架构）

日间手术临床路径实施小组设置在日间手术中心，由临床专科手术医生及日间手术中心医护人员共同组成，在医院临床路径管理委员会和指导专家组的指导帮助下，开展具体临床路径的评估、入径、记录与分析工作。指导专家组日常工作设置在职能部门（医务部），并由专人作为指导专家代表，对日间手术中心临床路径实施小组的临床路径管理工作进行常规协调。目前日间手术中心所有日间手术需建立临床路径配套支撑。对中心日间手术有特殊兴趣的临床负责人或临床专科医疗组长联系职能部门，按照华西医院日间手术中心相对标准化日间手术临床路径资料包及流程规范要求完善相关评估，见图2-4-1。职能部门协调对医院信息系统软件设置进行维护并组织开展临床路径评价工作；协调要点修订及促进结果运用；对临床路径管理过程中基础数据进行统计与汇总，为日间手术中心加强内部管理提供基础数据支撑。

日间手术中心应建立各临床路径实施小组，并在职能部门支撑下加强临床路径相关操作培训，收集反馈临床路径相关的问题，并须在各临床路径实施小组内，经由专科手术医生知晓讨论后，将具体问题提交职能部门协调优化。特殊问题经由临床路径指导专家组提交管理委员会进一步审核评估。为保障日间手术临床路径充分反映临床诊疗实际情况，为临床诊疗实践提供有参考价值的技术指导，日间手术临床路径应按需定期修订。日间手术临床路径修订的基本要求和基本流程，见图 2-4-2。

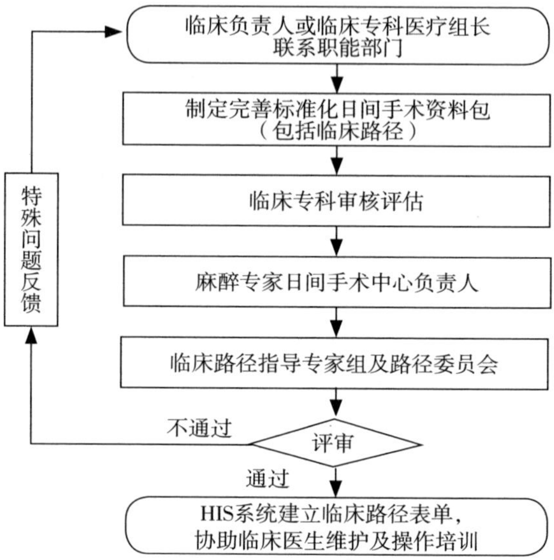

图 2-4-1　日间手术临床路径评估申请及 HIS 系统设置维护基本流程

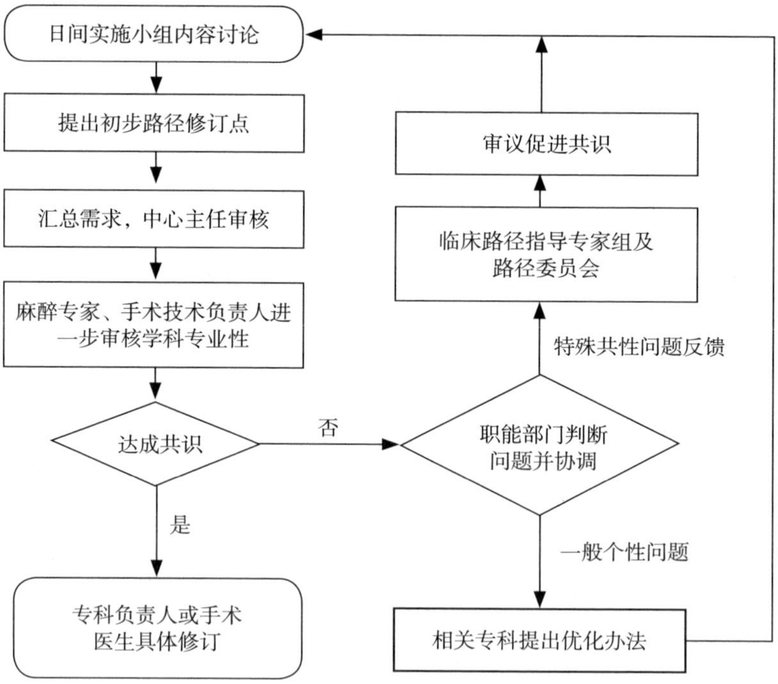

图 2-4-2　日间手术临床路径修订基本流程

（二）日间手术临床路径选择和制定管理

1.日间手术临床路径主题和设计

医疗机构可参考国家卫健委印发的临床路径文本，遵循循证医学原则，根据相关专业学会和临床标准组织制定的最新诊疗指南、临床技术操作规范及基本药物目录等对其进行细化完善，形成符合地方实际、具有可操作性的本地化临床路径。当前模式下，临床路径制定的主题或对象（病种/术式）和基于诊断意义的病种并不是一一对应的关系。例如华西医院开展较成熟的腹腔镜胆囊切除术（Laparoscopic Cholecystectomy，LC）相关临床路径，涉及的基于国际疾病诊断编码（国际疾病分类第 10 版）诊断意义病种主要是：胆囊结石、胆囊息肉、慢性胆囊炎、胆囊胆固醇沉着症及其他胆囊良性病变等。日间手术临床路径要选择适合开展日间手术的病种/术式，随着日间手术相关麻醉技术、手术技术及管理水平的提升，虽然按照当前国际上的指南，日间手术的绝对禁忌证较少，但诊断治疗方案明确、技术成熟、疾病诊疗过程中变异较少的手术，仍然是开展日间手术和临床路径的重点。目前越来越多的择期手术将根据患者实际情况，选择开展日间手术模式。

2.标准制定

协助临床专科和日间手术中心规范制定日间病种/术式的相对标准化临床路径资料包：华西模式日间手术临床路径包括日间手术相对标准化临床路径服务包（日间手术资料包），形成一整套适度规范、相对标准化的日间手术参考标准，具体模式见表2-4-1。随着中心式日间手术术后管理实践需求的增加，医务部定期根据实际情况，组织专科医师与日间手术中心医务、管理人员梳理术后医嘱、术后管理要点等核心内容并按需进行修订，必要时通过多学科讨论模式促进临床专家和日间手术中心就患者管理具体问题基于医疗机构实际情况进行讨论，促进三方达成管理共识。

表 2-4-1　华西医院相对标准化临床路径服务包（日间手术资料包）内容规范

目　录	简　　介
日间手术医师职责	包括日间手术中心住院医生职责及日间手术主刀医生职责
日间手术医务人员临床规范	包括具体日间手术的指征；手术医生手术分级及资质授权要求；患者选择基本要求；常规流程（门诊基本工作、日间手术预约登记处基本工作、日间病房手术当日术前准备常规医疗护理工作、手术当日术后医疗护理基本工作、术中主要耗材及注意事项描述）
患者入院流程简介	患者入院流程及患者信息核实清单
患者宣教要点	包括术前准备、术后康复指导等
患者出院告知单	患者出院后需门诊复诊情况：术后切口换药注意事项；门诊复诊查看伤口情况及病理结果情况；需立即与日间服务中心联系或到本院急诊科就诊的特殊紧急情况等
患者出院评估标准及应急预案	术后出现常见并发症应如何处理（处理原则）。日间手术患者术后出院评估标准的描述：包括血压和脉搏、活动能力评分、恶心呕吐、出血、疼痛管理评估等；日间手术特殊问题处置预案的一般程：包括日间手术患者术后病情不稳定的处置、日间手术患者术后随访期间出现并发症的处置、院内感染的处置等
电子病历模板	电子病历中便于统一使用的模块建立知识库和HIS系统文字模板
临床路径表纸质文字版（具华西特色）	包括患者信息的再次核实、路径个案管理人员信息（管床医师等），临床路径患者选择标准与使用注释、手术记录、护理记录和出院记录模板及医师签名等主要内容，该特殊临床路径表实际成为日间24小时出入院记录的病历补充部分
临床路径清单	包括手术当日患者基本信息再次核实：术前准备要点清单；护理耗材大类清单；麻醉用药准备清单；术后即刻医嘱清单；心理社会护理活动要点清单；术后第n小时术后医嘱清单（n随病种/术式不同，通常为2小时）；心理社会的护理活动要点清单；健康教育及其他要点清单等

续表

目　录	简　　介
临床路径电子表单模板（用于创建HIS系统）	参考国家卫生健康委员会委托中华医学会发布的临床路径文本模式，结合医院信息化临床路径业务系统创建；术中、术后常用医嘱的打包维护等工作
术后随访记录单（电子表格）	术后随访要点的描述；随访管理基本要求（如LC术后第1天主要随访要点）
新增病种/术式申请	新增病种基本情况描述及申请

3.日间临床路径的术后管理要点

随病种/术式的不同，要点的梳理和规范的形成须结合临床实践不断总结改进，以便为当前阶段临床诊疗和患者康复的最佳实践提供依据和技术指南。以LC日间手术为例，患者出院评估标准及应急预案、术后随访记录单可参考如下一些要点：①LC日间手术患者术后出院评估标准：A.血压和脉搏、活动能力评分、恶心呕吐、出血、疼痛管理评估等在9分以上；B.有成年家属陪同出院。②术后护理管理：A.密切观察病情变化，术后床旁心电监护、低流量氧气吸入持续6小时，每2小时记录1次生命体征、腹部体征、伤口渗出、血浆引流情况，6小时以后按每6小时记录1次；B.术后2小时口服营养科提供的200 ml营养液，术后4小时口服200 ml营养液，饮食由清淡饮食到普通饮食逐渐过渡；C.落实健康宣教：教会患者和家属回家后观察病情变化，如出现剧烈恶心呕吐、体温>38.5℃伴明显乏力、黄疸、腹痛、伤口周围红肿热痛、小便呈酱油色等情况，均拨打中心随访电话。③出现并发症的处理：A.住院期间出现术中开腹、胆总管结石，或胰腺炎、胆漏等退出临床路径，积极处理并发症，转手术医生所在科室；B.患者回家后出现出血、胆漏、胰腺炎等并发症，立即拨打中心随访电话，可入日间手术患者绿色通道。④随访管理要求：A.医护一体化随访；B.出院后前3天每天随访，随访内容包括恶心呕吐情况、伤口渗出情况、腹痛评分、腹胀、黄疸、肛门排气排便情况、生活自理能力等内容；C.出院后28天或患者完全康复后，再次随访住院期间满意度和生活自理能力情况。

（三）日间手术临床路径的实施要点

针对日间手术临床路径实施要点，由职能部门督导日间手术中心对日间病房医师和日间手术实施人员进行培训，并由日间病房住院总医师和护理主管人员日常监督执行。

1.患者选择

拟开展日间手术的患者应先在门诊完善相关术前检查，并进行术前评估（包括麻醉评估）。满足：①诊断明确；②没有严重的合并症、并发症；③预期能够按临床路径设计完成诊疗项目，并符合具体病种/术式对应的临床路径准入标准的其他情况。

2.退出标准

进入临床路径的患者出现以下情况之一时，应当退出临床路径：①患者出现严重并发症，需改变原治疗方案的；②患者因个人原因无法继续实施的；③对入院第一诊断进行修正的；④因合并症或检查发现其他疾病，需转科治疗的；⑤其他严重影响临床路径实施的。

3.一般流程

日间手术中心临床路径的实施需要护理人员及日间手术临床医生在统一规范指导下加强协作。有效地术前准备（包括患者的选择和评估），成熟的麻醉和手术技术，日间手术术前、术中、术后外科快速康复理念的融入，麻醉及疼痛管理，临床路径协议驱动，护士主导的出院等均是实施流程的基础，见图2–4–3。

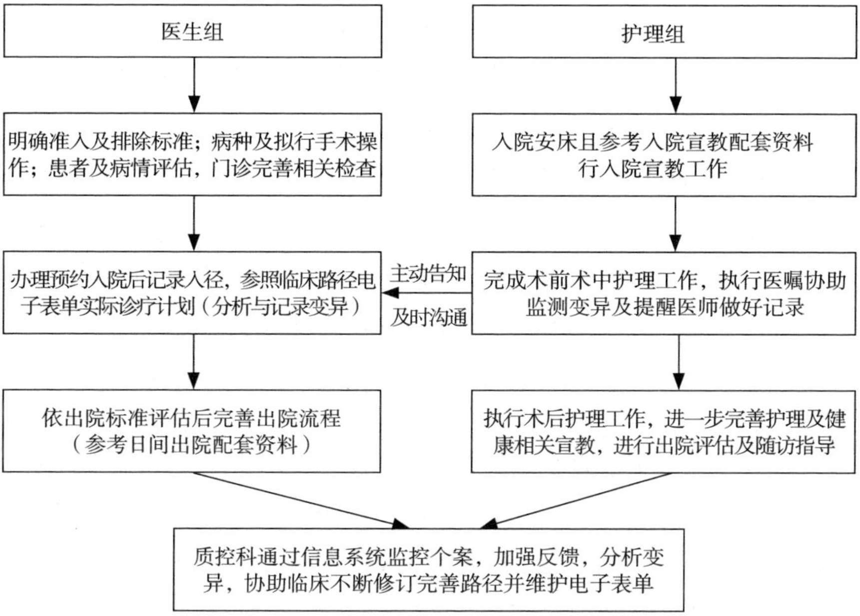

图2-4-3　日间平台日间手术临床路径实施总体/一般流程

（四）日间平台的信息化支撑及相关管理

《医疗机构临床路径管理指导原则》鼓励医疗机构通过信息化开展临床路径管理工作。开展临床路径信息化管理的医疗机构，应当将临床路径有关文本嵌入信息系统引用。在可能的情况下，尽量加强相关信息化支撑，减轻临床科室和管理部门相关人员工作负担，提高工作效率。关于信息化相结合方面参考华西医院日间平台相关 HIS 业务系统，提出一些初步的方向：①需建立嵌入文本的电子表单系统，并方便修改维护；②业务流程上尽量简化临床医生操作（在不太增加临床工作量基础上优化系统功能）；可尝试参照华西医院及国外信息系统建立基于临床路径的医嘱打包及开具模式；③依靠基本数据获取功能优化数据获取和统计规则；④探索变异数据自动识别及分析呈现系统；⑤基于临床医生对入径患者下达各医嘱的概率，探索建立临床决策支持系统，为临床路径医嘱下达提供智能优化选择。未来基于数据挖掘及人工智能应用的医嘱、费用分析技术将会是一个核心功能。信息化是进一步开展临床路径管理的关键助力，需要不断和信息部门及软件开发商沟通相关需求，建立改进信息化支撑。在医疗机构信息化建设未能达到较高水平智能化的情况下（未建立人工智能辅助临床决策支撑的情况下），往往需要职能部门管理者据病种/术式的具体实践不断做信息系统维护管理，例如日间病房管床医师常用医嘱打包功能的配置维护。

（五）日间手术临床路径的指标统计与评价考核

现阶段临床路径的考核指标和形式不应一成不变，而应结合医院实际情况不断调整优化。目前华西医院日间手术相关临床路径能够监控的主要数据和指标包括：日间手术入径率（基于日间平台出院患者统计口径）、完成率（基于入径人数统计口径）、日间手术临床路径（非单独病种/术式），以及基于临床路径的患者出院首页基本数据（包括费用、主诊断）等。目前华西医院通过持续加强临床路径管理，日间平台入径率达 100%，每个月退出率在 2% 以下。为进一步推进医院日间手术开展及日间手术占比，医院病种/术式既往住院日＞1天且完善临床路径并纳入日间手术的增加情况，可参考作为医院阶段性日间手术发展的一个考核评价指标。医疗机构应当通过信息化，对临床路径管理有关数据进行统计、分析，为提高医疗管理质量和水平提供依据。

三、日间手术临床路径管理难点及管理对策思考

（一）日间手术临床路径实践管理难点及建议

目前华西医院日间手术中心尚属“年轻”科室，但它是全院临床路径管理的最佳实践科室，为今后的DRGs管理做好铺垫与过渡。从管理角度来讲，前期的临床路径管理经验不足，与团队中临床科室的磨合

时间较长，对高效紧密的多学科团队协作能力要求高；建议每个日间手术开展前，由临床专科、日间平台、管理部门共同建立该日间术式制度式讨论，对日间术式执行规范、分歧点处理、日间手术的宣教、患者术后管理要点、特殊注意事项等通过MDT方式在日间手术中心和管理部门的监督下进行共享决策活动，及对达成共识内容严格执行，由于疏忽或未重视引起的共识执行不力问题，将由日间手术中心和管理部门定性评价并纳入绩效或暂停日间权限等处理。

各临床专科科室因相同疾病理念上的差异以及患者自身状况的个体化差异导致临床决策的不同，造成临床路径管理中个案出现一定程度变异。如同一病种同一术式，术中不同医生使用药品、耗材不完全一致；又例如患者因例假、临时发热不适、上呼吸道感染、血压或血糖较严重波动、术前术后不按宣教依从性准备、自服抗凝药，以及院外内镜检查结果与院内有较大差异，造成需改变术式或取消已预约术式等。临床实践遇到客观特殊情况时，建议在求同的指导规范下仍需不断探讨差异化问题的恰当个体化处理。需临床专科、日间手术中心、日间手术室、管理部门不断加强沟通协调，由日间手术中心总结共性问题反馈临床科室提出改进意见并提交管理部门备案或改进临床路径，对不能达成共识的问题将由管理部门发起多学科MDT，以问题为导向寻求当前最佳处置方式。

对于日间手术而言，影响患者出院或满意度的最常见术后并发症是疼痛、恶心和呕吐。由于目前借助中心式的管理模式，利用现阶段临床路径信息系统及医嘱打包模式较难做到ERAS理念中个体化方案的止痛与止吐，影响患者就医体验，故根据日间无痛病房建设理念，探索临床决策支持系统（CDSS）及人工智能采集电子病历信息（如患者护理实时记录），智能辅助临床路径通过信息化交互方式不断改进个体化管理方案的规范化提示和支撑。依靠信息技术的进步，临床路径与个体化诊疗并非格格不入，未来可能实现改善与改进。

日间手术执行医生的技术熟练度、既往手术经验及特殊情况判断处理能力对救治效果乃至整个日间手术总体质量影响巨大。对大型医院来讲，未严格授权的进修医生或下级医生进行了单独术中主要操作，甚至引发术后并发症而出径，将是日间手术临床路径实施中的巨大隐患。因此加强手术医生资质动态管理，由日间手术室主导并联动管理部门加强轮转及下级医生的手术操作监管，将是日间手术管理的重点之一。例如有条件医院可探索手术室监控装备的实施，专人协助手术室监控手术操作规范及围手术期核心制度的落实情况。

因为在临床路径管理中需要护士的高度参与，对日间手术而言，护患接触的时间可能超过医患时间，因此对于护士的专业能力与综合素质要求较高，如可能引起患者不满与医生接触和交流时间较少的抱怨或投诉。医院需要定期开展护理服务总结与培训，加强高素质护理人才的培养。

（二）日间临床路径管理总结及展望

按照国内外日间手术管理的要求，日间手术医疗服务模式需在 24 小时内完成入院、手术操作和出院，需要临床路径的配套支持。术前有效准备对于日间手术流程的成功实施是必不可少的。手术医生资质也非常重要，其必须具备足够的经验，且既往实施的手术术中并发症发生率低等。日间手术成功实施需要完善的手术及麻醉技术支撑。麻醉目标还应包括最大化促进术后恢复，并尽量减少术后不适（疼痛、恶心、呕吐等）。明确日间手术临床路径、明确患者的术前信息和术后恢复指导及出院后随访的要点均促进日间手术的标准化、规范化管理。由临床路径协议驱动并由护士主导的术后宣教、术后护理和出院程序最终促进了对常规日间手术患者的高效优质服务。

临床路径的设计理念试图捕获可预见的医疗动作，这些医疗动作在大多数情况下最常代表大多数患者的最佳实践，并在路径文件中具有适当的时间阶段性提示，以及阶段性适时地评估结果是否有如预期。通过这种流程或者说方式来分析并记录结果，以便医务人员作为规范和SOP来参考，从而不忽视重要的问题和诊疗环节。然而，临床路径通常不是定量规定性的，患者的临床诊疗情况是客观存在个体化差异的，并且临床路径的一个重要组成部分是捕获关于“差异”即变异的信息，由于患者特殊情况或临床判断已经采取了与预期设计不同的医疗处置措施，或者产生了与预期不同的结果，就要适时终止退出既有临床路径。临床路径的核心思想是求同存异。

国外临床路径（综合护理途径）可被视为过程管理思想在改善患者医疗保健方面的应用。目标是重点关注患者住院后的整体诊疗流程，而不是每个专业或护理功能的独立贡献。换句话说，国外临床路径的管理实施，强调要与跨学科团队一起工作及管理上的综合协调性。多学科协作诊疗模式/多学科综合治疗团队的思想和理念一直和临床路径相伴。在信息化建设尚不能达到智慧医疗智慧化医院需求的情况下，建议医疗机构可以日间病房/日间手术中心为进一步依托，开展日间手术临床路径的MDT精细化管理。由日间手术中心发起，医务部积极协调，临床专家（相应病种/术式负责人）、日间病房个案管理员（医护）、医技科室、相关管理部门（包括信息与运营绩效部门）专业人员在统一的临床路径指导专家组指导下，依托医院临床路径管理委员会以多学科讨论的模式积极主动参与具体病种/术式管理实践。在医院领导的决心和重视下，在良好的内部协调机制的保障下，传统临床路径的系统工程在具体管理问题的实践调整中一定能够建设得越来越好。

当下在公立医院绩效考核和医保支付方式变革的大背景下，临床路径需要动态调整，怎样将临床路径管理与单病种质量控制和DRGs付费管理相结合，更好地促进医院精细化、标准化、智慧化管理，总体上来讲信息化支撑和建设将是做好相关管理的必要前提。临床路径和单病种质控及DRGs管理作为现代医院病种管理的几大探索模式和工具，其共同点均为诊疗服务同质化建设的探索，而基于临床医学及患者病情本身的发生发展变化的多样性和复杂性，以及现代诊疗服务需求的多样化和多种其他潜在因素的影响，诊疗同质化建设一直以来是医改的重要创新性课题方向之一，目前尚无普遍成熟的参考模式可以轻易复制。而临床路径和单病种质控及DRGs管理，试图在构建临床诊疗过程合规和临床应用合理的情况下，探索最佳化资源配置管理。尤其在单病种质控和DRGs管理分别构想了临床诊疗过程合规和临床应用合理的前提下，通过最终费用所倒推的效率和诊疗项目改进实现资源配置的合理性。而从某种意义上讲临床路径就是单病种质控和DRGs管理的应对方式，鉴于DRGs和单病种质控体系本质上仍然是事后评价，其未来能够符合客观实践而良好构建的前提是信息化建设，尤其是数据治理能力，以保障其评价逐步真实、准确、精细化。而临床路径在此基础上还需探索适中资源配置推荐及费用提醒，因而临床路径建设更需依靠高级别信息化体系的支撑及客观准确单病种及DRGs评价体系的搭建（电子病历应用水平分级六级以上评价均纳入了临床路径支撑相关内容）。而如何改进信息化建设，笔者认为针对细分组影响因素智能评价和改进调整功能、在院患者费用的预测功能和诊疗项目资源配置的实时提醒，将是支撑未来相关管理信息化建设的重要方向。而这会涉及医院管理的多部门、多领域，例如信息部门、医务部门、病案室、医保及财务部门、运管部门、临床科室，医嘱系统、计费系统、电子病历包括病案首页、相关的业务和逻辑规则，数据获取治理能力和大数据算法、人工智能和信息系统人机交互等，需要医院有一个强有力的统筹支撑，共同构建医疗合规、临床合理，又符合医保规则的客观评价和管理调整体系。而具体到信息化的临床路径管理和DRGs相结合，鉴于DRGs仍是一种患者出院后事后评价，如何做好住院期间适时预测及临床路径的智能化诊疗项目推荐组合及转换路径，将是促进两个体系相结合的信息化创新之关键。人工智能及大数据支撑下的临床决策支撑系统是其中一个探索方向。

（三）开展临床路径比较成熟的日间病种/术式

自2009年华西医院开展日间手术以来，持续致力于研发推行日间手术临床路径，目前医院日间手术临床路径涵盖了普外科、小儿外科、血管外科、耳鼻喉科、眼科、介入科以及消化内科等科室，截至2020年6月已实施了73个病种/术式，并仍在医院领导的推动下、临床学科的主动参与及医务部门的努力下逐渐探索新的成熟病种/术式。部分路径已进行了多次务实性修订，且格式多样。不同医疗机构开展日间手术及配套临床路径可结合各自所在临床科室和学科专业提出看法与阐述。一些常见病种/术式可供参考：腹腔镜胆囊切除术（LC）、乳腺良性包块切除、小儿疝气、小儿睾丸鞘膜积液、无并发症白内障、声带息肉、慢性鼻窦炎、急性单纯性阑尾炎切除术、较小和单纯性结直肠息肉内镜下诊疗等。

以下是日间病种/术式实例——日间胸腔镜肺结节切除术临床路径（首页）及临床路径电子表单，见表2-4-2、表2-4-3。

表 2-4-2　四川大学华西医院（2020 年版）日间胸腔镜肺结节切除术临床路径

患者信息	**路径管理**
住院号 **入院时间：　年　月　日**	预计住院天数
病室　床号	
姓名　性别	**医疗组长**
年龄　职业	**住院医师**
诊断 ☐ **肺肿物**R91.x02 ☐ 肺占位性病变R91.x03	**主管护士**
手术胸腔镜肺癌切除术+淋巴结清扫术 胸腔镜肺叶切除术 胸腔镜肺段切除术 胸腔镜肺楔形切除术	**个案管理员**

续表

临床路径患者选择标准	1. 年龄一般不超过45岁； 2. 肺结节≤ 3 cm； 3. 心肺功能无明显受损； 4. 无严重合并疾病，重要脏器功能无明显异常，ASA分级＜Ⅲ级
临床路径使用注释	1.该临床路径用于选择日间胸腔镜肺结节切除术者； 2.该临床路径开始于患者入院时； 3.合并需要治疗的基础疾病者不纳入本临床路径； 4.在执行本路径时，如出现变异情况，按要求填写临床路径变化情况记录； 5.该临床路径中涉及的任何文件的使用或停止都应通知主管医师和个案管理者； 6. 本临床路径是一个具有法律效应的医学文件，凡路径内容中的有关项目在执行时，均应填写执行人的姓名及时间； 7. 疾病诊断、手术后面字母和数字为该疾病ICD-10编码和ICD-9-CM-3手术编码； 8. 根据患者体重等情况酌情调节药物用量
手术记录	**术中发现：** 1.胸腔内有/无积液，胸膜有/无粘连，胸膜有/无种植； 2.斜裂发育（1/3，2/3，完全发育，未发育），有无水平裂发育； 3.结节位于×叶×段，约×××大小，脏层胸膜有/无皱缩，有/无侵犯壁； 4.层胸膜；肿瘤距隆突＞2cm，侵及周围脏器情况：无； 5.淋巴结肿大及侵犯情况：第×组淋巴结肿大； 6.术中冰冻结果： 7.术中特殊情况：无 手术医生：
	手术步骤： 1.体位：左/右侧卧位； 2.切口：三孔；切口分布：腋前线第3/4肋间，腋中线第7肋间，肩胛下角线第9肋间； 3.手术顺序：静脉>动脉>支气管>肺裂； 4.肺静脉处理方式：仅切断；打开心包：否；具体情况：EC60白钉切断； 5.肺动脉处理方式：仅切断；打开心包：否；阻断：否；具体情况：EC60白钉切断； 6.支气管处理方式：横断；具体情况：EC60绿钉切断； 7.肺裂（肺组织）处理方式：电凝钩；超声刀；EC60蓝钉/绿钉/金钉 8.清除肺门及纵隔淋巴结站数： 9.术中特殊情况及处理：无； 10.仔细止血，冲洗胸腔，试水检查肺漏气情况，使用奈维/纤丝覆盖创面； 11.放置胸腔引流管1根后逐层关闭切口； 整台手术经过顺利，历时分钟，出血× ml，未输血，生命体征平稳，麻醉满意，术后安返病房。 主刀医生：

续表

出院记录： 患者因“××××××××”入院。根据症状、体征及辅助检查，诊断为：×××××。入院后经讨论，患者诊断明确，有手术指针，拟行手术治疗。术前已向患者及家属交代术中、术后可能发生的并发症及手术风险，患者家属签署手术同意书。于年月日在全麻下行“胸腔镜×肺×叶/段切除+淋巴结清扫”。术中见：××××。手术经过顺利，生命体征平稳，术后安返病房，予以预防感染、镇痛、祛痰、补液治疗。 术后诊断： **出院时情况：**患者生命体征平稳，无胸闷气紧，无发热咯血，左/右肺呼吸音稍增粗，双肺未闻及干湿啰音，伤口无渗出，术后小时已下床活动，进食流质饮食。胸片提示肺复张良好，引流瓶引流×× ml淡血性液体，咳嗽无气泡溢出，拔管顺利，无特殊不适，经医生评估后达到出院条件，准予今日出院，并告知患者如有特殊情况需及时与本院联系或至急诊科就诊，并于术后10日左右门诊大厅外自助报告机取病理报告，门诊复查。 医师签名：日期：　　年　　月　　日

表 2-4-3　日间胸腔镜肺结节切除术临床路径电子表单

路径名称	胸外科——胸腔镜肺结节切除术
路径类型	日间手术中心
准入诊断 ICD10	R91.x02，R91.x03，J98.4，J84.1，Q85.9，C34.9，D14.3，A15.2
准入诊断关键字	肺肿物，肺恶性肿瘤，肺占位性病变
准入手术 CM3	胸腔镜肺癌切除术+淋巴结清扫；胸腔镜肺叶切除术；胸腔镜肺段切除术；胸腔镜肺楔形切除术
准入手术关键字	胸腔镜，肺癌，肺段，肺叶，楔形
准入提示	临床诊断：肺磨玻璃结节，肺小结节，肺占位，肺肿物，肺恶性肿瘤（手术前暂不能明确结节良恶性，无法明确具体ICD诊断，常见的有肺炎性假瘤 J98.4，肺肉芽肿J84.1，肺错构瘤Q85.9，肺原位癌D02.2，肺恶性肿瘤C34.9，肺良性肿瘤D14.3，肺结核A15.2）
参考费用	30 000~50 000元

续表

参考天数	1天						
变异分析描述	1.因实验室检查结果异常需要进一步检查，导致术前住院时间延长。 2.其他意外情况需进一步明确诊断，导致术前住院时间延长。 3.患者并存症多需多科会诊协助诊疗，增加术前住院时间。 4.术后出现发热、出血、肺漏气等并发症需要治疗和住院观察，导致住院时间延长						
步骤	天数	主要诊疗工作		重点医嘱		主要护理工作	
住院第1天	1	其他诊疗工作	通知手术医生患者到达和预计手术时间	长期医嘱	胸外术后护理常规（外科全麻术后护理常规）	主要护理工作	术前入院宣教、术前健康宣教、生命体征：T、P、R、BP
		其他诊疗工作	向患者及家属交代病情	长期医嘱	一级护理	主要护理工作	执行一级护理及术后护理常规
		其他诊疗工作	手术医生访视患者，查看术前检，签署手术同意书	临时医嘱	术前禁食禁饮	护理病历	书写术后护理记录
		其他诊疗工作	术前麻醉师访视患者，签署麻醉知情同意书	长期医嘱	患者既往基础用药（口服降压药物）	主要护理工作	引流管的观察与护理
		电子病历	日间病房医生完成病历	长期医嘱	术后禁食6小时后普食	主要护理工作	术后饮食、休息与活动、用药及相关治疗
		其他诊疗工作	上级医师查房	临时医嘱	术前、术后补液（乳酸钠林格、乐加、沐舒坦）	主要护理工作	观察伤口渗血、渗液、生活护理及心理护理
		其他诊疗工作	继续药物治疗，观察疗效和不良反应	临时医嘱	术前0.5~1小时输注抗生素（皮试阳性改克林霉素）	主要护理工作	麻醉清醒及血压平稳后取半卧位

续表

		其他诊疗工作	向患者交代出院后的注意事项	临时医嘱	术前、术后镇痛（首选特耐方案，芬太尼透皮贴）	主要护理工作	观察患者病情变化，预防并发症的发生
		其他诊疗工作	有病理检查者追查病理报告，并向患者及家属交代病理结果	临时医嘱	拔胸腔引流管及换药	护理病历	书写护理记录
		电子病历	完成出院记录、病案首页、出院证明书等	临时医嘱	雾化吸入（吸入用乙酰半胱氨酸）	主要护理工作	出院后心理指导
		电子病历	出院评估	临时医嘱	心电监护及吸氧	主要护理工作	出院后伤口护理、饮食、用药、活动与休息、复查、随访的指导
		其他诊疗工作	出院门诊随诊	临时医嘱	术后抗生素及抗凝（低分子肝素皮下注射）		
				临时医嘱	今日出院		

（张磊　王小成　李大江）

第五节　日间手术医疗质量和医疗安全管理规范

一、日间手术医疗质量与安全管理的重要性

日间手术模式是医疗机构优化医疗资源配置、缓解医疗卫生服务供需矛盾的重要举措。从患者的角度来看，日间手术可以缩短住院时间，降低费用。相对于传统模式的住院手术，日间手术常用的微创技术

可减少手术本身对患者的身体的打击，也能缓解对疾病的恐惧心理，所以对患者是有益的。从医院的角度来看，日间手术模式可以缩短平均住院日，加快床位周转，降低院感的风险，提高医师的临床治疗水平和医疗资源利用率。从社会的角度来看，日间手术能有效利用有限的医疗资源，为更多的患者服务，减轻医保压力。基于以上优势，日间手术作为创新的服务模式在我国大型医疗机构中陆续展开，其病种范围逐步扩大、手术数量逐年攀升，成为发展的新趋势。

医疗质量与安全关系到广大患者的切身利益，也是影响医患关系的重要因素。医疗质量与安全已成为医疗机构中医务人员素质、技术服务水平、设施环境条件、医疗费用高低、管理水平的综合体现，其不但是现代医院管理的核心指标，而且是医院生存和发展的基础。但目前我国各医疗机构的日间手术管理模式尚未统一，且无系统的日间手术医疗质量及医疗安全管理规范。随着日间手术在国内的快速推广，若不尽快形成统一的管理规范与保障，将会严重影响日间手术在全国的推广及健康发展。

因此，医疗机构在不断发展日间手术模式的同时，也应不断加强对日间手术的安全管理。构建基础、环节、终末医疗质量与安全管理体系，是当前的迫切需要。

二、如何加强日间手术医疗质量安全管理

（一）基础管理

1.建立并完善管理组织架构

根据医疗机构的实际情况，在分管医疗院长的领导下，成立专门的日间手术管理专委会或工作组，包括医务部、护理部、门诊部、医院感染管理部、日间手术中心或外科病房日间小组、临床药学部（药剂科）、医技平台科室（检验、放射、超声、病理）、医保部、信息中心

等职能部门/科室在内的管理团队。日间手术管理委员会是日间手术管理的最高权力机构，实行例会制，在医院授权范围内负责日间手术各项重大管理决策。

在医院日间手术管理专委会和相关职能部门的指导下成立日间手术中心或住院病房日间手术管理小组，制定科室层面的医疗质量安全管理标准和工作流程，具体负责日间手术开展的管理、执行工作，定期召开质量管理小组会议，统计分析医疗质量安全管理指标并讨论，针对所发现的制度和流程上存在的问题，及时报告相关职能部门，不断持续改进，见图2-5-1。

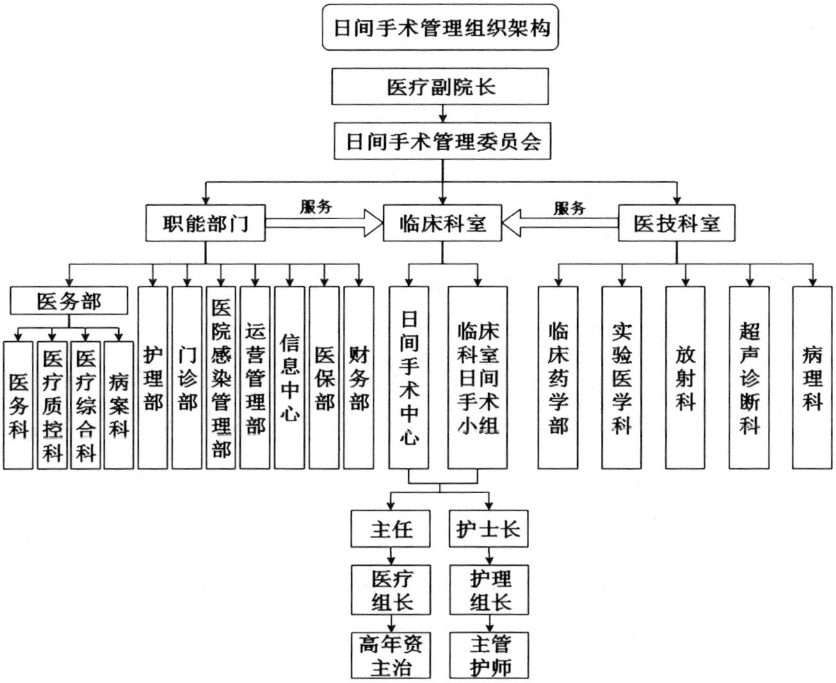

图2-5-1　日间手术管理组织构架图

2.优化资源配置

1）空间资源

（1）综合服务区：综合服务区是包含接待患者咨询的服务台、办理出入院手续的医护工作站、财务收费窗口及家属在患者手术期间等候休闲的区域。

（2）日间手术区：日间手术区由卫生通过区、手术区和手术辅助区组成，与住院手术区没有本质的区别，但规模比住院手术区小。日间手术区内部功能完善、流程合理。日间手术室的数量与医院拟开展的日间手术项目及收治患者的数量密切相关，并应与日间观察病床数量相匹配，一般可按日间病床数量的1/15~1/10确定，但不宜少于2间。

（3）日间病房护理单元：日间病房护理单元主要由观察病房、护士站、公共活动空间和辅助用房组成。观察病房的床位总数与医院拟开展日间手术的类别及工作量密切相关，并需与手术室间的数量相匹配，通常可考虑为医院开放床位数的25%以上，可以根据不同的手术类型将病房设置为3人间、4人间及少量的单人间和双人间。

2）人力资源

根据日间手术中心管理实际，应包含医疗、护理、工勤等岗位，一般医护比不低于1：7，按照每张病床的医护比不低于1：2的配置。

3.建立完善规章制度

（1）严格依法执业：遵守《执业医师法》《护士条例》《侵权责任法》《基本医疗卫生与健康促进法》《医疗纠纷预防和处理条例》等有关卫生法律法规。

医疗机构对新获准入的病种、医疗技术按难易程度、复杂性和风险大小进行分级，根据医师专业技术资格、受聘技术职称及从事相应专业技术岗位工作年限等对手术医师进行手术分级和抗菌药物使用授权，职能部门进行相应的培训、监督与考核。医务人员严格按照授权范围执业，不可越级手术、用药。

（2）落实18项医疗质量安全核心制度：《首诊负责制度》《三级查房制度》《会诊制度》《分级护理制度》《值班和交接班制度》《疑难病例讨论制度》《急危重患者抢救制度》《术前讨论制度》

《死亡病例讨论制度》《查对制度》《手术安全核查制度》《手术分级管理制度》《新技术和新项目准入制度》《危急值报告制度》《病历管理制度》《抗菌药物分级管理制度》《临床用血审核制度》《信息安全管理制度》。

（3）以患者安全为目标：依据《患者安全目标》（2019版），正确识别患者身份、确保用药与用血安全、强化围手术期安全管理、预防和减少健康保健相关感染、加强医务人员之间的有效沟通、防范与减少意外伤害、提升管路安全、鼓励患者及其家属参与患者安全。

（4）执行标准化管理规范：严格执行《四川大学华西医院日间手术入院前管理规范》《四川大学华西医院日间手术出院后管理规范》《四川大学华西医院日间手术室护理管理规范》《四川大学华西医院日间手术临床路径管理管理规范》《四川大学华西医院日间手术质量和安全管理规范》。

（5）充分保障患者权益：尊重患者的生命健康权、知情同意选择权、个人信息及隐私权、投诉权等。患者权益保障贯穿患者治疗全过程，主要体现在术前充分评估和准备，详尽告知可选治疗方案及风险，术中仔细操作，术后严密观察，及时有效处理紧急情况。同时，医疗机构和医务人员应对患者的个人信息和病情保密，并设置投诉接待窗口部门，畅通患者投诉渠道。

（6）医院有计划地对相应医务人员进行医疗质量安全培训，旨在提高医务人员临床服务能力、医患沟通技巧、医疗不良事件的处置能力，提高医疗风险防范意识，减少和避免医疗纠纷，保障患者安全。

培训方式：线上、线下相结合，理论与实践相结合。

培训内容：卫生法律法规、依法执业、三基三严、日间手术开展的标准管理规范、急救知识、医患沟通、医疗风险防范、病历质量等。

以医务部参加临床科室晨交班、专项抽查等方式进行监督与考核。

（二）环节管理

1.实施准入

1）医疗技术和医务人员方面

（1）严格把握手术适应证：日间手术必须是已证明能够保障医疗质量和患者安全的手术。只有那些术后症状，比如疼痛、恶心和呕吐，能够满意控制，在术后24小时内患者能恢复进食进饮能力的手术才能作为日间手术。因此开展新的日间手术时必须谨慎，开展日间手术的初期阶段，最好选择在住院部已经开展的、成熟的术式进行，这类术式应该是治疗某个疾病的标准手术，疗效确切、流程规范，便于统一标准和管理。

一般应具备以下条件：①患者的术后康复必须是精确的、快速的，极少可能非计划再入院；②术中、术后出血风险极低；③手术持续时间小于90分钟；④术后疼痛可以良好控制。

（2）医务人员资质和专业技术：日间手术应该由经验丰富的高年资（3年及以上主治医师）并已获授权手术的外科医师主刀手术；由经验丰富的高年资（3年及以上主治医师）并已获授权的麻醉医师实施安全、无痛的麻醉评估及麻醉；由训练有素的护理团队进行全程护理。外科医师、麻醉医师、护理人员的精诚合作是日间手术成功的保障。

2）患者方面

（1）严格按临床路径的要求，执行患者准入标准。

（2）结合患者的病情及医患沟通情况，充分尊重患者是否有行日间手术的意愿。

3）社会方面

（1）陪护条件：患者在24小时内完成入院、手术及出院，因此术后24小时内必须有至少1位具备完全民事行为能力和照护能力的人来陪护患者。同时患者术后居住环境应当具备术后观察和居家护理的条件。

（2）就医便捷性：患者住所和医院的距离一般不宜超出1小时车程，方便在紧急情况下可以及时赶到医院。如果社区医疗服务可以提供及时的急救支持，可不受上述条件限制。

2.围手术期安全管理

1）充分的术前评估和准备

（1）完善术前检查，排除手术禁忌。医生应根据患者病史、症状、临床诊断等安排相关术前检查，评估患者是否具备日间手术指征，并排查可疑影响患者手术效果或增加患者手术风险和并发症的疾病症状。

（2）术前健康教育。通过宣讲、视频、发放健康教育资料等方式，对患者及家属进行疾病、用药、饮食、心理、加速康复、术后照护等内容进行宣教。通过术前健康教育，缓解患者的思想压力，为患者做好思想准备和物质准备预留充足的时间，并降低因术前使用手术禁忌药物等原因导致的手术取消率。

（3）充分履行告知义务，尊重患者知情同意选择权。主刀医师亲自与患者及家属行术前谈话，告知手术部位、手术方式、手术风险及并发症等，谈话内容要真实、客观、通俗、易懂，并签署《手术知情同意书》。另填写《术前小结、讨论及手术计划核准书》并签名，报科室主任核准手术。

（4）手术部位标识。医疗小组在患者术前完成手术部位标识，并主动邀请患者或家属参与确认。

（5）术前麻醉评估。麻醉医师术前亲自查看患者、了解病情，告知麻醉风险及并发症，谈话内容要真实、客观、通俗、易懂，签署《麻醉知情同意书》，并书写麻醉方式、麻醉评估意见等。

（6）手术风险评估。术前手术医师及麻醉医师共同对手术的风险进行评估并分别签字确认。评估的内容包括：切口清洁程度（Ⅰ类：

清洁切口；Ⅱ类：清洁—污染切口；Ⅲ类：污染切口；Ⅳ类：感染切口）、麻醉分级（ASA分级）、预计手术的持续时间是否超过3小时、预计切口愈合（甲级愈合、感染）、手术类别（浅层组织、深部组织、器官、腔隙内）、静脉血栓形成的风险（低、中、高、极高危）。

（7）医疗文书审查。术前主管护理人员审核患者基本情况及《手术知情同意书》《术前小结、讨论及手术计划核准书》《麻醉知情同意书》《手术安全核查表》《手术风险评估用表》等医疗文书的填写情况。

（8）患者安全转运。中央运输人员核对患者基本信息无误后，携带手术所需影像学资料及病历，送患者至相应手术间。

（9）落实手术安全核查

①核查的参与人员及责任人：手术医师（主刀医师为责任人）、麻醉医师（麻醉二线为责任人）、手术室护士（巡回护士为责任人）。

②核查的基本要求：在核查时，三方应停止一切其他工作，仔细对每一个核查内容进行逐一共同确认，并在《手术安全核查表》中签字。

③核查的时机及核查内容

麻醉实施前：由麻醉医师发起，手术医师及手术室护士参与。核查的内容为患者的姓名、性别、年龄、手术方式、手术部位与标识、手术知情同意、麻醉知情同意、麻醉方式、麻醉设备安全检查、皮肤是否完整、术野皮肤准备情况、静脉通道建立完成情况、药物过敏史、抗菌药物皮试结果、术前备血情况、假体（术前）、体内植入物（术前）、影像学资料及其他内容，见图2–5–2。

手术开始前：由手术医师发起，麻醉医师及手术室护士参与。核查的内容为患者姓名、性别、年龄、手术方式、手术部位与标识、手术、麻醉风险预警（手术医师陈述：预计手术时间、预计失血量、手术关注点及其他；麻醉医师陈述：麻醉关注点及其他；手术护士陈述：物品灭菌、仪器设备、术前术中特殊用药情况、是否需要相关影像学资料等）及其他内容。

患者离开手术室前：由洗手护士发起，手术医师及麻醉医师参与。核查的内容为患者姓名、性别、年龄、实际手术方式、有无手术方式改变、手术方式改变后名称、是否向患者家属签字确认、手术用药、输血的核查、手术用物清点、手术标本、各种管路（中心静脉通路、动脉通路、气管插管、伤口引流、胃管、尿管及其他）、患者去向（恢复室、病房、ICU病房、急诊、离院及其他）。

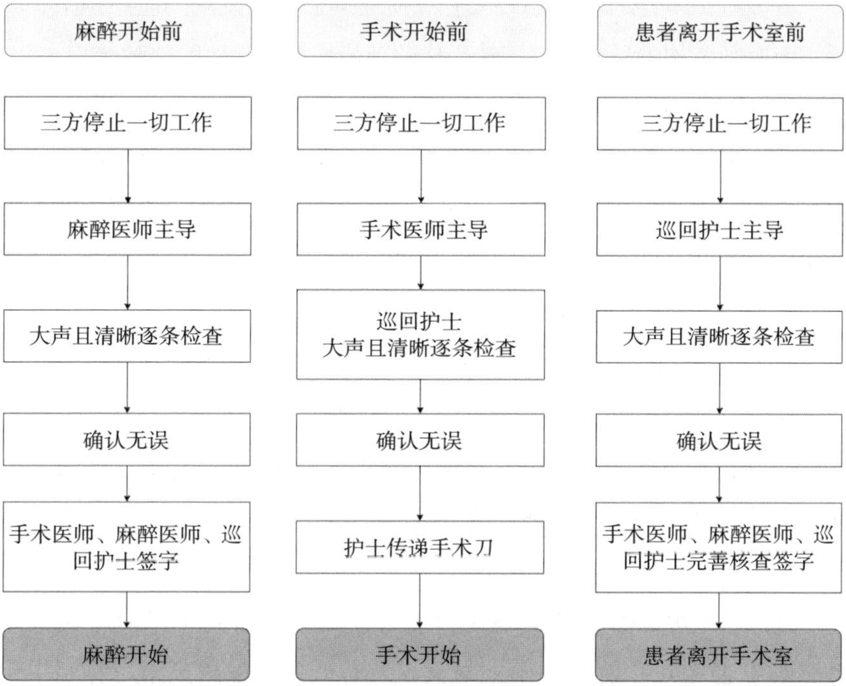

图2-5-2　手术安全核查流程示意图

2）术中安全保障

保持静脉通道通畅，安全、无痛实施麻醉，术中精准操作，以最大限度减少并发症的发生。要求手术医师技法精熟，做到对组织没有不必要的牵拉、组织间没有张力、手术创伤和组织缺血最小化、创面彻底止血。术中有术式改变等特殊情况时及时台上会诊、抢救，并告知患者家属或代理人。

3）术后精心护理，及时有效处置并发症

术后手术医师应及时向患者或家属说明术中情况、术后可能出现的不良反应及注意事项。详细做好医护交接班并记录，及时、严密观察患者病情变化；手术医师或日间手术中心医师查房，了解病情变化、检查切口、必要时更换切口敷料；评估出院指针，若患者住院期间出现手术相关并发症或其他合并症急性发作，应立即启动在院期间应急预案，联系主刀医师及相关科室会诊，转入住院部病房或下级医院住院治疗。

4）出院评估与宣教

充分评估出院指针，以PADS评分量表为基础，制定专科疾病的出院标准作为补充，办理出院手续时，需要注意伤口检查、换药，据手术及患者情况告知出院后注意事项，标准化随访。

3.规范医疗文书书写

严格按照《病历书写基本规范》《医疗机构病历管理规定》《四川大学华西医院日间手术病历质量评分标准》的要求书写、保管病历，实现医疗行为可追溯性。医务部对病历质量实施培训、监督、考核。

4.建立患者安全管理应急预案及流程

1）患者术前出现病情变化

（1）日间手术服务中心在为患者预约登记日间手术时应做好宣教，若患者在入院前病情发生变化，及时就近就医或到拟行日间手术医院急诊就诊，并反馈日间手术预约服务台，见图2-5-3。

（2）患者已到日间手术医院办理入院时，但尚未到病房发生病情变化的，按照院内急救流程进行抢救，按照急诊就诊流程进行，并请主刀医师急会诊，协助诊治。

（3）患者到病房后出现病情变化的，由日间病房医务人员进行抢救，并请手术医师急会诊评估患者病情，视情况留日间病房观察治疗或转入住院病房治疗，需行急诊手术的及时联系急诊手术室或调整日间手术顺序，准备手术。

2）术中出现并发症及突发状况

患者术中出现严重并发症或其他突发状况，应立即台上三方抢救，并请相关科室及人员台上会诊，并与患者家属或代理人做好医患沟通。需更改术式的，向患者家属或代理人书面告知并签字确认。

3）患者术后出现并发症

（1）患者术后出院前出现并发症，日间病房通知主刀医师查看患者，积极处置。若患者经评估无法24小时内出院，应积极协调患者转入住院病房或下级医院继续治疗。

（2）患者出院后随访期间出现并发症，随访人员须指导患者或家属进行简单处理，并告知尽早就近就医或通知救护车接患者到急诊就诊。

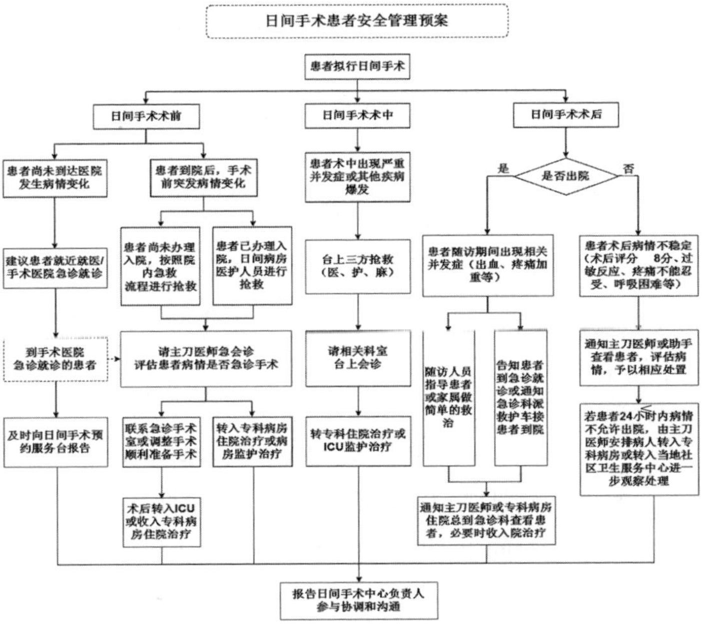

图2-5-3 日间手术患者围术期安全管理预案流程图

5.促进医患之间有效沟通

1）人员培训及修订告知文书

医务部每年按计划对全院医务人员进行不同形式的医患沟通相关

专题培训、组织医患沟通技能大赛，不断对医疗法律文书进行修订、完善，并实现信息化。

2）配置紧急情况下沟通的设备设施

在日间手术中心病房护士站、综合服务台等配备录音电话；在病房设置专门的谈话间并安装录音录像设备，便于紧急情况下的医患沟通取证留痕。

3）开展“特殊病例”医患沟通

日间手术特殊病例的范围：患者身份或家庭关系特殊的（例如患者近亲属较多，意见不统一等）；患方依从性不好（例如患方对医务人员不信任，在医疗活动开展过程中对医务人员有录音录像等行为）；患者有自杀/自伤和伤人高风险的；医患沟通中有语言障碍的；手术中的紧急情形；有潜在医疗安全隐患的其他情况，见图2-5-4。

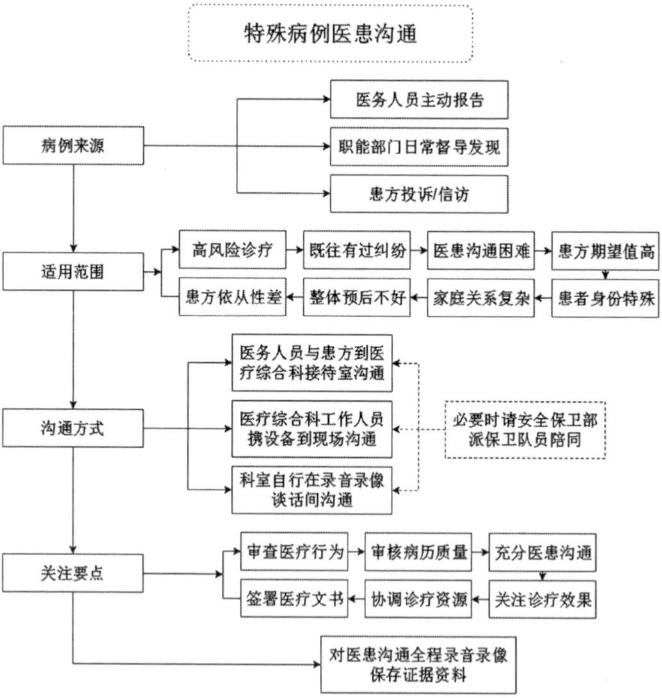

图2-5-4　特殊病例医患沟通流程图

6.加强医疗不良事件管理

医疗不良事件是指在医院运行和医疗活动中对患者、医务人员或医院已造成或即将造成不良影响的事件。包括三个要素：一是影响患者生命健康、经济负担、精神或心理损害以及可能引发医疗纠纷或医疗事故缺陷的因素及事件；二是影响医务人员人身安全、精神或心理损害、工作热情的因素及事件；三是影响医院建设发展、运行运营和正常工作秩序的因素及事件。

持续培训和宣教，不断提升医务人员报告医疗不良事件的积极性；不断优化事件报告流程，开发专门的信息管理平台，使医疗不良事件的报告、查询、处置、统计、案例分享等实现模块化、逻辑化管理。医疗不良事件的管理应始终坚持“及时预警、积极报告、提前介入、妥善处理”的原则，以非惩罚性为主、反查漏报为辅相结合，多部门分工与协作，处理上按照“实时监控、事事追踪、件件处置”，形成长效机制。

根据不良事件分类和职能部门分工，不良事件上报方式应设计有与多部门对应的窗口，并可实现线上互动，涉及多部门的不良事件可相互协作处理（见图2-5-5）。定期对医疗不良事件进行后续追踪、分析，特别是针对差错性不良事件的根因分析，发现流程、制度中存在的问题和缺陷并进行改进，实现闭环管理。从实践经验来看，医疗不良事件的管理对医疗质量安全水平提升，以及医疗纠纷的预防具有重大意义。

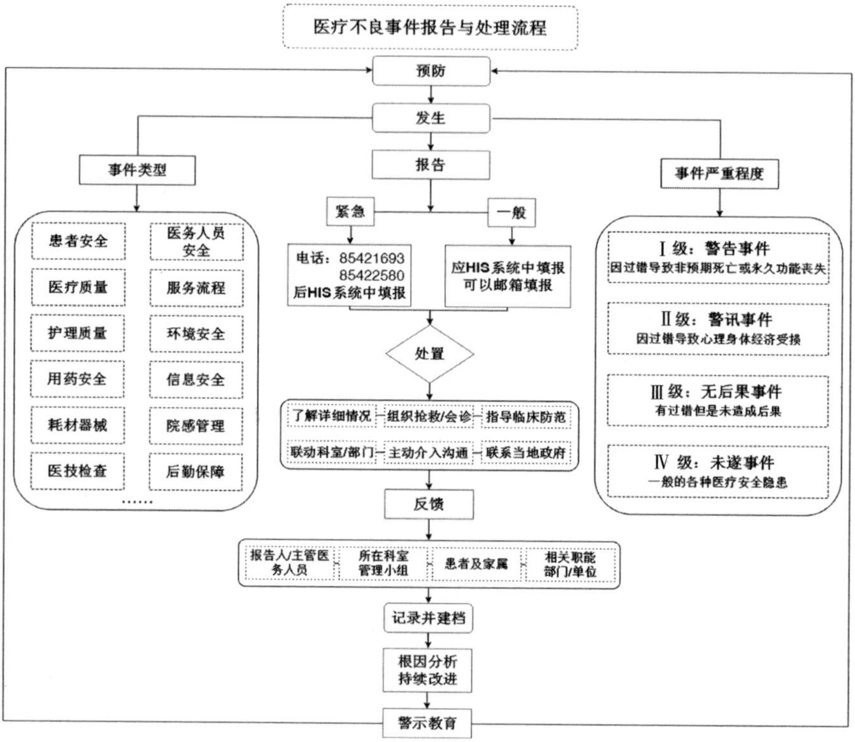

图2-5-5　医疗不良事件报告与处置流程图

三、质量安全考评体系建设

（一）质控员队伍建设

在日间手术中心设专职质控员岗位，在开设日间手术的住院病房设专职或兼职质控员岗位。质控员主要负责：①协助科室医疗质量与安全管理小组，落实相关法律法规及医院各项规章制度；②协助科室主任拟定科室质量控制方案并逐步落实各项质量管理措施；③协助职能部门完成医院开展的各项质控项目，对发现的相关医疗质量问题及时向科主任和医务部报告，共同解决；④协助科室完成医疗不良事件的及时上报和把关，尤其是对已发生纠纷的不良事件的上报；⑤协助科室完成医疗质量数据的收集。

（二）建立质量安全考评指标

1.必备的监测指标

（1）纳入错误导致的日间手术取消率。

（2）日间手术平均等待时间和单病种日间手术等待时间。

（3）术前标准化评估和检查率。

（4）患者入院前完成麻醉评估率。

（5）术前安全核查率。

（6）术前手术部位标识率。

（7）手术准时开台率。

（8）主刀医师符合率及资质合格率。

（9）以下原因造成的非计划过夜住院率：手术、麻醉、社会、管理。

（10）患者术后30天内死亡率。

（11）患者术后24小时内非计划再次手术率。

（12）非计划再次入院或急诊就诊率。（24小时内和7天内）

（13）手术和麻醉不良事件发生率：①术后出血需处理的（术后2小时和术后24小时）；②术后疼痛无法控制的（术后2小时和术后24小时）；③术后恶心无法控制的（术后2小时和术后24小时）；④非计划用药、输血的；⑤手术切口感染率；⑥术后败血症再入院率。

（14）手术计划依从率：①手术侧错误发生率；②手术部位错误发生率；③手术方式错误发生率；④植入物错误发生率；⑤用药错误发生率；⑥手术患者错误率。

（15）病历书写错误率。

（16）患者满意度。

（17）临床科室满意度。

（18）医疗纠纷发生率。

（19）手卫生依从率。

（20）感控知识考核合格率。

（21）院感事件或疑似院感事件发生率。

（22）环境卫生学采样不合格率。

2. 质量安全年终考核指标

三级考核指标见表2–5–1。

表 2–5–1　三级考核指标

一级指标	二级指标	三级指标
医疗指标	医疗质量指标	手术并发症发生率
		乙等、丙等病历发生率
		日间疼痛评分大于4分患者占比（无痛病房）
		出院患者四级手术比例
		出院患者三级手术比例
		30天内患者死亡率
		非计划再次手术发生率
		非计划再入院率
		手术准时开台率
		手术计划依从率
		患者满意度
		临床科室满意度
		主刀医师的符合率
	医疗安全指标	医疗纠纷投诉与赔偿数量经业务量校正后与上年纵向比较
		医疗纠纷投诉与赔偿数量经业务量校正后横向比较
		医疗不良事件漏报反查情况
	院感指标	手卫生依从率
		感控知识考核合格率
		院感事件发生率
		环境卫生学采样不合格率

（三）定期分析讨论

定期对日间手术发生的医疗纠纷及严重不良事件进行分析讨论，严格考核挂钩，对质量安全问题实施问责，严格按医疗缺陷进行处理。针对其中暴露的系统问题不断进行改进，对典型问题通过通报、展板宣讲等形式向日间手术中心及开展日间手术的科室进行警示教育。

小 结

医疗质量与安全是永恒的话题，只有不断强化医疗质量安全管理、制定并不断修订制度和规范、提高医务人员的安全与风险意识、规范临床诊疗行为、保障过程质量，反复实践、检验，不断持续改进，形成管理闭环，才能真正提高日间手术医疗质量安全和服务水平，为广大患者提供更优质的医疗服务，解决患者病痛，减少患者损害，保障患者安全。

（冉隆耀 彭一 刘敏）

第六节 日间手术中心医院感染管理规范

一、日间手术中心医院感染管理的必要性

日间手术患者在医院停留的时间较短，但其医院感染的发病率并不是明显低于住院手术患者，特别是手术部位感染。根据美国国家医疗安全网的监测资料显示，在疝修补术的低危手术患者中，其平均手术部位感染（Surgical Site Infection，SSI）为0.74%~2.42%，而此类手术的高危患者中SSI高达5.25%，乳腺手术也是如此，其低危患者的平

均SSI为0.95%~2.95%，高危手术的SSI高达6.36%。对于常见的手部手术，有研究显示其在14 天的感染率为0.17%，在30天时达到0.33%；而英国的研究显示手部日间手术的感染率高达1%。另外，美国日间手术机构评审协会的数据显示，即使是整形手术，其SSI的发病率也达到了0.08%。德国的监测发现，在日间手术中心做膝关节镜手术，SSI的发病率为0.09%，而在医院内做膝关节镜手术，SSI的发病率为0.11%，腹股沟疝手术相应的感染率分别为0.65%和0.78%，二者之间均没有统计学意义。

患者在日间手术中心完成手术回家后，如果发生感染，必然会回到医院进行诊疗，增加非计划再就诊/再住院的概率。有学者在3年时间内追踪了57 709例日间手术患者，发现日间手术患者返回医院治疗的总体发生率为1.21%，其中因感染返回医院就诊的发生率是0.44%，是返回医院治疗的第二大原因。另有研究显示，在手术后的14天内，0.31%的日间手术患者因SSI的问题到医院就诊，并且其中的93.20%需要住院治疗。另外，在日间手术中心也可能发生医院感染暴发事件。2008年，美国日间手术中心暴发了丙型肝炎的感染，估计潜在波及人群达63 000人，其中因此发病的为115人。此后，日间手术室的感染控制问题就引起了广泛的关注。

二、日间手术医院感染管理对策——建立健全医院感染管理体系

（一）建立医院感染管理小组，责任落实

为落实各项医院感染管理措施，根据《医院感染管理办法》和本院医院感染管理相关制度要求，在医院感染管理部的指导下，成立以主任为组长，护士长为副组长，科室兼职感控护士为秘书，医疗组长、感控督察员为核心成员的医院感染管理小组，并制定小组工作职责和兼职感控护士职责，同时明确主任为医院感染管理第一责任人，负责

组织落实本科室的医院感染管理工作。医院感染管理小组建立会议制度，至少每季度召开一次例会，学习医院感染管理文件、传达医院感染管理会议精神、分析和总结本中心存在的医院感染问题以及前期问题的整改落实情况，遇问题时随时召开小组会议，并视情况邀请医院感染管理部门相关人员参与。

（二）制定完善的医院感染制度

由于日间手术的特殊性，在国家相关规范和医院感染管理制度的框架下，制定符合日间手术中心具体实际的制度，主要包括清洁消毒制度、终末消毒制度、隔离制度、医院感染监测制度、手术患者准入制度等，并在实际操作中进行不断的优化和完善。

（三）开展医院感染风险评估

对医院感染管理工作来说，如何确定引起医院感染，特别是SSI的相关危险因素以及如何设计干预措施，通过降低高风险因素从而阻止或降低医院感染的发生是防控工作中非常重要的环节。在开展日间手术前，应充分评估日间手术中心将接收的患者人群特征、开展的手术类别、日间手术室和病房的设置情况、开展手术的医务人员等实际情况，以确定可能存在的医院感染风险、风险的大小或级别，以及可以采取哪些应对措施来降低风险。在日间手术中心，引起SSI的主要问题包括在术前未正确地进行皮肤准备、抗菌药物使用时间和剂量不合理、工作人员未受到合格的医院感染培训、手术室和术后观察病房未严格执行清洁消毒等基础感控措施。因此，为了降低日间手术中心的医院感染，应从人、机器、方法、材料和环境五个方面对日间手术中心的医院感染风险进行充分评估。

（四）建立督导体系，开展院科两级督导

为督促各项基础感控措施的落实，应针对日间手术中心建立院科

两级督导体系。医院感染管理部门每周对日间手术室开展一次医院感染督导检查，每两周对日间手术病房开展一次常规督导。科室兼职感控护士使用APP软件每周开展一次医院感染的常规督导，督导内容主要包括医疗废物、职业防护、安全注射、无菌操作、陪伴管理、清洁消毒、手卫生依从性等七大方面的内容，相关数据内容直接反馈至医院感染管理部门。同时，科室兼职感控护士使用医院感染管理部制定的针对日间手术中心特点的检查表格，每月对本科室的医院感染管理情况进行一次彻底清查，并将相关结果登记在本科室的《医院感染管理手册》上。

三、落实医院感染管理基础措施

（一）患者管理

日间手术的开展按照临床路径执行，术前准入要求患者治愈既有的感染，并识别高危患者（如血糖控制不好的糖尿病患者），此类患者不宜做日间手术。术前正确准备患者，包括术前一天沐浴，更换清洁病员服，剪短指甲，不佩戴首饰，术前15分钟行皮肤准备等程序；术中保暖，勿用大量冰凉冲洗液；按临床路径使用抗菌药物。同时，所有患者均筛查输血前全套项目（含乙肝标志物、丙肝标志物、梅毒、人类免疫缺陷病毒初筛等项目），如以上检查结果阳性患者，当日手术安排在最后一台，并在患者病历牌和腕带上标识，在传染病疫情防控期间，还应加强对患者及陪伴流行病学筛查并做好相应防护警示医护人员注意防护。

（二）日常清洁消毒

1. 常规清洁与消毒

有效进行表面清洁消毒是消除细菌、减少交叉污染和控制医院感染的关键措施之一，遵循《医疗机构环境表面清洁与消毒管理与规范

WS/T512-2016版》和本院的清洁消毒制度，由科室兼职感控护士负责培训和督导保洁人员，擦拭不同患者的物品之间应更换布巾并做手卫生，若戴手套应更换手套并做手卫生；各种擦拭布巾应分区使用，用后统一清洁消毒，干燥备用。病床隔帘保持清洁，遇污染应及时更换、清洗、消毒；常规每季度清洗一次。病房窗帘每半年清洗一次，遇到污染，及时更换、清洗、消毒。病室每周用空气消毒机消毒2次，每次40分钟；治疗室每天用空气消毒机消毒2次，每次2小时。

表 2-6-1　日间手术病房各区域清洁消毒浓度及频次

具体位置	清洁频次	消毒频率	消毒浓度	消毒作用时间
治疗室	2次/日	1次/日	500 mg/L	≥10分钟
功能房	2次/日	1次/周	500 mg/L	≥10分钟
护士站、通道	2次/日	1次/周	500 mg/L	≥10分钟
床单元	1次/日	1次/日	500 mg/L	≥10分钟
污物间和卫生间	2次/日	1次/日	500 mg/L	≥10分钟
地面	2次/日	1次/2周	500 mg/L	≥10分钟

注：①消毒剂浓度是指达到有效氯浓度；②日常清洁方式是用清水抹尘；③功能房：含医护值班室、办公室、患者术前等候和首台手术候诊区。

2. 血液、体液污染时的清洁与消毒

科室建立血液、体液喷洒污染应急处理箱，如果地面出现血液、体液污染的情况，应随时污染，随时消毒。具体处理步骤分2步：第一，先用吸湿材料去除可见污染物，再用2 000 mg/L有效氯浓度的消毒剂喷壶对准污染物并沿其四周方向向中心喷洒；第二，作用30分钟后用一次性毛巾清洁，然后将该毛巾作医疗废物处理。

3. 治疗室清洁与管理

工作人员进入治疗室须着装整齐，操作前应做手卫生，私人用品不得带入治疗室。一次性无菌医疗用品大包装不能进入治疗室，中包装及小包装的无菌医疗用品方可进入治疗室。治疗车上的物品放置有

序，清洁物品与污染物品分开放置，治疗车应配速干手消毒剂；治疗车用后及时清洁，每日用500 mg/L有效氯浓度的消毒剂擦拭，如遇血液/体液污染用2 000mg/L有效氯浓度的消毒剂消毒。治疗室冰箱应保持清洁，物品应分开放置并有标识，每周进行清洁，有污染及时处置。治疗室的无菌柜每日用500 mg/L有效氯浓度的消毒剂擦拭1次，治疗室的操作台每次用后湿式清洁，每日用500 mg/L有效氯浓度的消毒剂消毒1次。

4.仪器与设备清洁消毒

使用中仪器保持清洁，使用结束后进行终末消毒，包含监护仪、雾化机、心电图机、微量泵等，用500 mg/L有效氯浓度的消毒剂擦拭消毒。直接接触患者血压计保持清洁，如遇患者血液、体液污染，用2 000 mg/L有效氯浓度的消毒剂消毒，再清洁。使用中电脑保持清洁，键盘每日用500 mg/L有效氯浓度的消毒剂擦拭消毒1次。

5. 质量管理

医院感染管理部门应给日间手术中心配置荧光检测设备，科室兼职感控护士每周使用荧光标记法对日间手术中心环境物体表面清洁的依从性进行1次抽查评估，检测点位包括床栏、床旁桌、治疗台、治疗车等，相关结果将反馈给保洁人员和科室感染管理小组。医院感染管理部门不定期使用三磷酸腺苷（ATP）生物荧光法，检测科室的环境清洁消毒情况进行随机检测，发现不合格的情况立即进行当面反馈。

（三）床单元终末消毒

直接接触患者的床上用品如床单、被套、枕套等，应一人一更换，每个床单元每日用“床单元消毒机”终末消毒一次，作用时间30分钟以上，并在床单元消毒登记本上签字记录。更换后的用品及时清洁与消毒，交由浆洗消毒供应中心处理。间接接触患者的被芯、枕芯、褥子床垫应保持清洁，如有血渍、体液小面积污染用2 000 mg/L有效氯浓度的消毒液擦拭消毒，大面积污染、甲类及按甲类管理的乙类传染病患者，不明原因病原体感染患者使用后的上述物品按医疗废物处置。日间手术患者周转快，为了预留更多时间清洁消毒床单元，保障床单元终末处理符合国家标准（WS/T512–2016），可采取如下措施：①分时段预约日间手术患者；②上午出入院高峰时间段，增设保洁人员一名；③成立首台患者等待区，首台手术患者入院后在等待区行术前准备，确保所有患者床单元终末消毒处理后，再收治患者；④增加病房床单元消毒机；⑤开展半日手术，患者当日手术出院后，床单元彻底终末处理，为次日收治患者做好准备。

（四）医务人员行为管理

日间手术中心内应严格遵守基本的医院感染防控措施，这些措施包括手卫生、标准预防、无菌技术、正确使用个人防护用品（包括外科口罩、手术衣、防护面屏等）、安全注射以及医疗废物管理等。这些措施良好的依从性和正确性是感染防控措施起效的关键，日间手术中心的管理人员需要进行日常的监督。同时，医院感染管理工作人员应该定期到日间手术中心进行医院感染管理的督导检查，确保各项感染防控措施都处于良好的被执行状态。在日常工作中，我们可以使用直接观察法来观察医务人员手卫生的依从性和正确率。同时，工作人员还可以直接查看医务人员穿戴个人防护用品的正确性，这对于日间手术中心的医院感染防控来说尤为重要。

四、日间手术患者的医院感染监测

监测是发现医院感染的重要手段。在日间手术中心，由于患者当日或次日离开医疗机构，如何及时发现手术患者是否发生SSI是监测中的主要问题。有研究者将病历记录上确定了的SSI作为判断的“金标准”，同时建立并评估了使用“SSI判断检索触发器”来开展监测工作，可以达到97%的灵敏度和36%的阳性预测值。因此，日间手术患者出院后并不意味着医疗活动终止，患者出院后仍需在家或者社区继续康复治疗。应采取多种方式建立完善出院后28天随访，防止SSI数据收集遗漏。日间手术患者出院后有专业的随访团队负责随访工作，患者出院前，由随访人员将患者居住小区、基本信息、手术方式及术后有无特殊要求等内容，通过随访APP发送至患者居住小区所在的社区卫生服务中心（以下简称“社区”）医务人员电脑终端，根据病种制订随访计划和随访频次，随访形式包括电话随访、门诊随访、社区随访及上门访视、互联网+（APP、微信公众号、微博及网络咨询等）等，由社区医务人员继续负责患者术后随访。随访内容包括患者术后专科随访、饮食、活动、心理等多方面。根据疾病的康复指南，制订每个疾病随访频次会不一样。建议制订出院后28天固定随访计划，收集患者康复情况及出院满意度，如患者出现并发症，一直追踪到患者康复为止；外科伤口感染率是日间手术质量安全监控指标之一，由术后随访团队负责随访，建立数据库，和医院信息中心人员一起维护数据库，见图2-6-1。

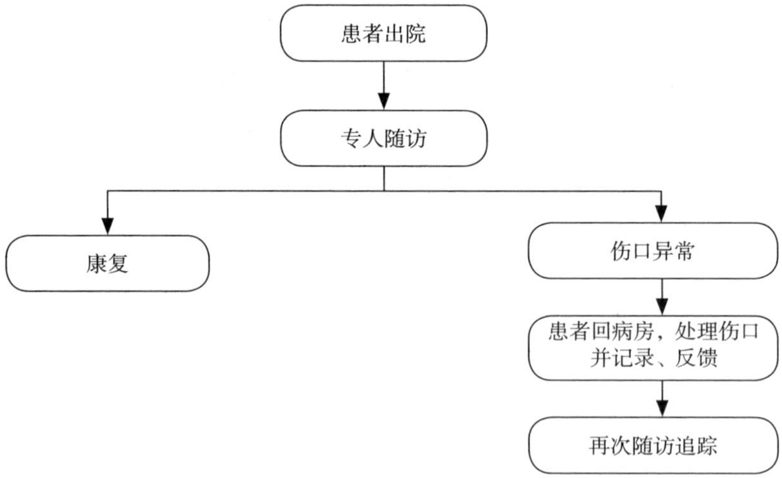

图2-6-1　日间手术病房SSI数据收集流程图

小 结

日间手术是一种新的治疗模式，这种医疗模式在满足患者需求，为患者提供高效、快捷、经济的医疗服务的同时，也大大节约了医疗资源。随着医疗技术的发展，日间手术的范围还会持续扩大。加强日间手术中心的医院感染管理、落实各项防控措施、保障日间手术患者的医疗安全，是必须重视的问题。医院感染管理部门与日间手术中心管理人员以及工作人员应密切配合，按照国家相关法规和标准的要求，参考国内外最新指南，制订本院的相关规定，切实推动日间手术中心的医院感染预防与控制工作。

（乔甫　赵晓燕　李大江）

第七节 日间手术绩效管理规范

一、医院绩效管理概述

绩效（Performance）在管理学中是指组织目标在组织、群体、个人三个层面的有效输出。广义的绩效包含了行为和结果两个方面，表明绩效管理既要考虑投入（行为），也要考虑产出（结果），具有过程性和结果性双重含义，即做了什么和如何做。绩效管理是一个包含绩效的计划、执行、沟通反馈和改进等多个环节的管理循环（Plan-Do-Check-Act ， PDCA）优化过程。现代医院的绩效管理不再简单局限于考核和分配，而是有更丰富的内涵和维度，包含了战略管理、全过程管理、运营管理和循证管理的思想，即在医院战略目标的框架下，实现个人和医院绩效的阶梯式提升。以华西医院为例，其绩效管理体系以医院战略为核心，将绩效的计划、实施、沟通、反馈和改进的全过程环节融入医院、部门科室和岗位的各个管理层级中，通过绩效管理将运营管理、医务管理、教学科研管理有机融合起来，从结构、过程和结果多个维度保障医院战略的落地。和传统的绩效管理模式相比，现代医院绩效管理体系的发展具有以下的趋势和特点：

（1）从以科室为单位不分职系的考核分配逐步过渡到基于分系、分类、分层、分级的人事管理制度，构建分职系、按岗位、体现职业生涯成长的绩效体系。现代医院根据不同职系人员的职业特点和发展规律，建立医师、护理、医技、科研、教学、行政后勤等几大系列的人事和绩效管理体系；各职系下根据不同的岗位价值进行岗位的分层管理，根据人员职业生涯发展要求制定人员的分级管理，严格级别的准入要求和晋升考核标准。比如医师和护士职系就有不同的特点、目标和成长路径，分开进行资源配置和绩效管理更为科学合理，其他职系也是如此。

（2）从收支结余的效益导向逐步过渡到以医院战略为中心，学科发展为导向，目标管理和关键指标考核（Key Performance Indicator，KPI）为手段的绩效考核体系。现代医院不再以收入、支出等财务指标作为唯一或主要的目标导向，而是围绕医院、学科的发展要求确定绩效目标和导向，根据不同职系和岗位的特性分解绩效目标并制定针对性的月度和年度考核的多维度KPI。比如三级医院如鼓励疑难重症的收治，仅考虑收入和支出指标就会导致医院的目标和绩效导向的脱节，因此很多医院引入了体现收治病种疑难重程度的疾病诊断相关分类（Diagnosis Related Groups，DRGs）和体现手术等侵入性操作难度价值的以资源为基础的相对价值比率（Resource-Based Relative Value Scale，RBRVS）等评价体系用于绩效的考核。

（3）从院科两级核算分配模式逐步过渡到以医疗组为单位的医

院一级考核结合科室二级考核体系。传统医院采取院科两级的运营和绩效管理模式，医院以科室为单位进行资源配置和绩效管理，一方面绩效考核实行医院考核到科室，科室再考核到个人的院科两级考核模式，两级考核的导向和目标经常存在不一致的情况；另一方面很多科室内部维持着“大锅饭”似的运营和分配模式，缺乏有效的激励机制。而现代医院逐步建立起以医疗组为单位细分亚专业，基于医疗组进行资源配置和绩效管理的模式，打破了传统院科之间的考核壁垒，在某些核心管理目标方面医院可以直接考核到医疗组个体，科室则参与二次考核调控，充分保障医院关键绩效目标的执行与落实。同时医疗组长实行严格的授权和考核管理，体现了以核心资源医师为医院发展火车头的管理思路，实现了绩效管理中责权利的一致性。

二、日间手术绩效管理体系的构建

（一）日间手术绩效管理的目的和意义

作为一种多、快、好、省的先进诊疗模式，近年来我国大力推广日间手术模式，虽然日间手术在公立医疗机构的发展取得了较大进展但仍有较大差距。国家对三级公立医疗机构的绩效考核要求反映了对开展日间手术模式的重视。2019年国务院办公厅出台的“关于加强三级公立医院绩效考核工作的意见”文件中“日间手术占择期手术的比例”是55个考核指标之一。因此从医院面临的外部考核来看，大力发展日间手术模式是当前三级公立医院的重要目标任务之一。围绕此目标，公立医疗机构需要在内部管理的导向、体制和机制上进行创新和适配，有效的绩效管理支撑体系尤为重要，亟待构建。欧美日间手术占择期手术的比例多在70%以上，日间手术在我国公立医院的发展还有很大的空间，因此日间手术的绩效管理导向是将传统的择期住院手术向日间手术转变。

（二）日间手术绩效管理的特点

1.日间手术的绩效管理涉及多个职系和岗位

绩效管理以岗位管理为基础，日间手术的岗位设置与运营模式密不可分，目前主要的运营模式有“集中管理、集中收治”和“集中管理、分散收治”两种，不论医院采取哪种运营模式或者两种模式并行，日间手术作为一种诊疗模式均涉及多个部门科室、多个职系和岗位，有各自的岗位特点和职业发展规律，所以应根据其职系和岗位特点制定适宜的绩效管理方案。此外医师、护理、麻醉师和行政管理人员能跨科室、跨职能部门组成良好的协作团队是绩效管理能有效实施的有力保障。

2.日间手术的绩效政策应立足于医院整体的绩效体系构建

日间手术的绩效政策不是孤立存在的，而是要与医院现有的绩效管理模式对接。比如医院外科性科室实行月度以医疗组为单位，年度以科室为单位的考核机制，那么日间手术的考核也要与之匹配。日间手术的绩效政策应立足于医院整体绩效体系来设计，既体现医院绩效政策的系统性、全局性和公平性，又要根据日间手术的特点和要求，考虑涉及的不同职系、岗位、层级的人员特点，体现绩效政策的激励性和适宜性。

3.日间手术的绩效管理体系构建需要全过程的管理理念

绩效管理的理念已经从传统的结果管理转变为贯穿事前、事中、事后的全过程管理。在医院层面整体推进日间手术的发展不仅要关注于医护人员的绩效激励，还需要医院在战略、组织架构、资源配置、流程、运营等方面支撑绩效管理的全过程实施。比如医师开展日间手术，除了在绩效分配上有相应的激励政策，也可从资源配置方面建立激励机制。比如在华西医院外科医疗组常规有2个手术日和12~15张床位资源配置，如果该外科组开展日间手术就可在日间手术中心额外获得更多的手术日、床位和住院医师资源，新增资源会提升医疗组开展日间手术的积极性。因此日间手术的绩效管理体系的构建要从多维度考虑。

（三）构建基于结构－过程－结果的日间手术绩效管理体系

1966年美国学者Donabedian提出通过测量结构–过程–结果（Structure–Process–Outcome，SPO）3个维度的指标构建医疗服务质量评价模型，在世界范围内得到了广泛的认可和使用，日间手术的绩效管理可借鉴该评价体系构建。华西医院作为国内最早规范化开展日间手术的医院之一，应用SPO的质量管理理念，从3个维度即结构维度的授权管理、目标规划和资源配置，过程维度的流程优化，结果维度的运营监控和绩效考核分配，通过“3个机制”即日间手术的管理委员会机制、运营管理机制和绩效考核分配机制，以质量和效率为目标导向，应用目标管理、关键绩效指标考核等方法，与运营和医务管理深度融合，构建全过程的日间手术绩效管理体系。在此过程中，日间手术的绩效管理贯穿了医院、科室部门、岗位的各个管理层次、结构、过程和结果的各个维度，遵循各职系各岗位的特点和规律。

日间手术管理委员会机制包含了对日间医疗组长和日间病种术式的双授权管理，运营管理机制包含了对日间手术发展目标规划、资源配置、流程优化和运营监测分析，与日间手术的绩效考核分配机制相互作用和支撑。其中通过运营监测分析发现的日间手术效率或质量方面的异常问题，由团队共同进行PDCA改进，也为日间手术在授权管理、资源配置、流程优化方面进行动态调整和绩效考核提供依据。运营监测的指标包含：①运营维度：各科、各医疗组和各病种开展日间手术量及手术以资源为基础的相对价值比率系数、各病种预约等候人次和时间、日间手术间占用率、手术预约取消率、手术当日停台率、出院患者次均费用和药材占比等；②质量维度：24小时内非计划再次手术率、术后并发症发生率、术后30天内非计划再就诊或入院率、延迟出院率、病历按时归档、编码和编码正确率、术后患者满意度等。

三、日间手术的绩效考核与分配模式

日间手术的绩效考核分配是基于医院分系、分类、分层、分级的人事管理制度和分职系、按岗位结合目标管理的整体绩效考核体系来制定的，对于不同的绩效主体有不同的考核激励重点，下面以华西医院为例来说明。

（一）日间手术医师绩效

1.日间手术主刀医师（医疗组长）绩效

医疗组长是日间手术的发起者和主要执行者，决定着核心质效，在绩效上应充分体现激励性。为实现日间手术责、权、利的统一，所有日间手术的考核和分配均回归各临床科室和医疗组。外科医师月度考核主要由医院一级考核分配到各医疗组，其中手术绩效在外科医师绩效结构中占比最高，其考核分配脱离了收入导向，而是以负荷强度、风险难度和技术价值来衡量，支撑医院收治疑难重症的战略导向。医院借鉴美国RBRVS评价体系，进行本地化调整后形成每项手术的相对价值系数，作为考核分配的基础。医疗组月手术绩效=医师级别系数×当月完成手术系数总和×每系数分配额。其中医师级别系数体现医疗组长的个人成长，包含年资经验、技术级别和历史贡献；为鼓励日间手术的开展，在核算中日间手术系数相对于普通择期手术上浮50%。因此医师开展相对难度价值越高的日间手术，得到的绩效奖励越多，从而鼓励医师开展难度级别较高的日间手术。此外，手术绩效采取超额累进机制，医疗组月手术系数达到规定基数后，超过部分的每系数分配额有所增加，充分体现激励性和对超负荷工作的绩效保障。医师年度考核评价以科室为单位，涵盖了医疗、教学、科研、管理、学科建设五大层面的绩效评价体系，日间手术的业务数据均回归各临床科室进行核算和考核。在年度考核中的医疗维度中“日间手术占择期手术的比例”

是一项指标，要求科室对照自身不断提升。此外作为一种先进的诊疗模式，日间手术的开展还可促进年度考核体系内其他医疗指标的优化，使科室真正将其作为一种常态化诊疗模式纳入整体的医疗体系中。比如日间手术的开展可以切实帮助科室提高医疗效率、缩短平均住院日，缩短术前等待天数，降低出院患者次均费用和次均药费，提升临床路径入径率等；但同时科室也需注重管控日间手术的质量，注意控制非计划再次手术率等质量问题。

2.日间手术麻醉医师绩效

麻醉贯穿日间手术全流程，涉及术前评估、术中保障和术后复苏等多个环节，是影响日间手术效率和质量的重要环节。所以对于麻醉医师应注重在人力配置和岗位设置方面充分保障日间手术的效率和安全要求，避免产生瓶颈，其绩效也纳入全院麻醉医师考核体系，主要以麻醉类别、台次和时长为主要考核，不为日间手术单设绩效政策。

3.日间手术中心住院医师绩效

日间手术中心作为平台科室，既负责“集中管理、集中收治”模式的中心日间手术的具体运营和医疗工作，又要承担医院日间手术的学科规划、医疗管理、运营保障、对外合作和培训等。对于中心的住院医师，更多起到基础质效的保障作用，因此采用岗位薪酬+绩效薪酬模式，其中岗位部分占比相对较大，主要与个人的医师级别挂钩，绩效部分主要根据团队工作业绩即中心日间手术的整体质效指标表现，由医院一级考核分配到科室，科室再根据个人业绩进行二次考核分配。

（二）日间手术护理及其他人员绩效

1.日间手术护理绩效

日间手术的护理绩效是在医院整体护理职系绩效体系框架下制定

的。护理人员以岗位管理为基础，绩效由个人岗位绩效和团队绩效两部分构成。个人岗位绩效部分由个人护理级别、夜班承担情况决定；团队绩效由所在护理单元级别和质效关键绩效指标共同决定。在合理的人力配置基础上护理单元级别根据人均负荷强度、承担风险和特殊技能要求等因素分为6个等级。日间手术护理人员涉及手术室护士、病房护士、预约随访护士等多个团队，分别对应不同的护理单元级别和团队质效考核关键绩效指标。

2.日间手术其他人员绩效

日间手术涉及的其他行政管理人员按照行政管理职系要求考核，以个人成长级别、岗位价值系数和岗位目标完成情况为主要考核依据。

小 结

日间手术的绩效管理需对质量和效率、过程和结果并重，构建多维度、多岗位协同的整合管理体系，并立足于医院整体的绩效体系，针对不同的职系和岗位建立不同的激励机制和绩效考核指标。激励机制不应局限于绩效考核和分配，还应充分考虑资源配置等运营措施、授权管理等医务管理措施的激励和约束作用。绩效考核指标要根据各职系、各岗位的目标和特点，根据月度和年度的不同周期来针对性的制定，应在精简化原则下确定关键性指标。除考核指标外还应关注运营和医务管理等方面的日常监控指标，虽然监控指标不与绩效分配结果直接挂钩，但与日间手术的质效密切相关，是日间手术运营管理和授权管理动态调整的基础，如此才能构建基于结构–过程–结果并融合运营和医务管理的医院日间手术绩效管理体系。

（宋文洁　文黎敏）

第八节　日间手术的运营管理规范

医疗费用的持续上涨、医疗服务供需矛盾是各国卫生系统面临的共同难题，我国也不例外。近年来，我国在医疗保障、医疗服务、公共卫生、药物制度、公立医院改革等五大领域不断深化改革，但目前尚处于发展中国家的我国，同样存在着经济发展和健康需求增长不平衡的问题。我国医疗卫生行业面对的现状是人口老龄化、疾病谱发生改变、慢性病不断增多，广大人民群众的医疗需求不断增加，医疗资源紧张与医疗费用支出上涨，患者“看病难、看病贵”的矛盾日益凸显，老百姓呼吁降低医疗费用、简化就医流程，他们需要安全、快捷、经济的服务；加之医疗机构分布不均衡，医疗优势资源集中在大中型医院，但却没有被高效利用，这就造成了我国医疗资源（包括政府的投入）相对不足，供需失衡，同时患者中普遍存在趋优心理，这就进一步加大了供需矛盾，患者“看病难、看病贵、手术迟”等现象更加明显。如何降低医疗费用、缩短患者住院等待时间、加快患者周转，合理利用现有医疗卫生资源，已成为公众关心和政府亟待解决的一个重要课题。随着国外日间手术模式广泛实施和成功经验累计，其安全、有效、便捷、价廉的医疗服务特性，以及提高医疗资源使用效率、更加方便患者、节约费用的优势，被视为缓解“看病难、看病贵”的一剂良方，华西医院通过梳理造成看病难与看病贵的程序性症结，对各诊疗环节进行缩减或提速，变革原有的生产方式，于2009年10月在院内成立日间手术中心，开展日间手术。在日间手术开展的过程中，优化的运营和管理思路在华西医院日间手术的开展过程中发挥了重要的作用，同时也构建了自成体系的一套运营管理系统，通过以上系统10余年的运行，建立了较为成熟及完善的管理规范。

一、运行模式

日间手术的快速发展，使得日间手术流程、管理模式等方面都随之取得较大进展，与国外医疗机构多以组建日间手术中心模式相比，中国的日间手术流程及管理模式呈现出差异化及多样化；目前国内的管理模式主要为“集中管理、集中收治（中心式）”“集中管理、分散收治（综合式）”，见表2-8-1。

集中管理、集中收治（中心式）模式：设立有独立的病房、独立的手术室的日间手术中心，多科患者汇集到中心，以集中收入院、集中安排手术及集中随访的一体化管理模式运行。

集中管理、分散收治（综合式）模式：科室根据具体情况安排一定的床位作为日间手术病床，共用医院手术室，住院期间的患者管理由病房医护人员完成，日间手术的预约排程及随访由日间手术管理部门统一完成。

表 2-8-1　日间手术患者管理模式

华西日间手术 管理模式	集中管理 集中收治	集中管理 分散收治
手术预约	日间手术中心	临床科室
手术地点	日间手术室	住院手术间
床位来源	日间手术中心	临床科室
术后随访	日间手术中心	日间手术中心

二、组织构架及岗位设置

日间手术诊疗模式需要跨科室、跨职能部门和多岗位的协作，因此要在医院层面做好组织管理的顶层设计，建立明晰的组织架构是日间手术中心医疗工作的分配及开展的重要前提。以华西医院为例介绍日间手术中心的组织结构，见图2-8-1：

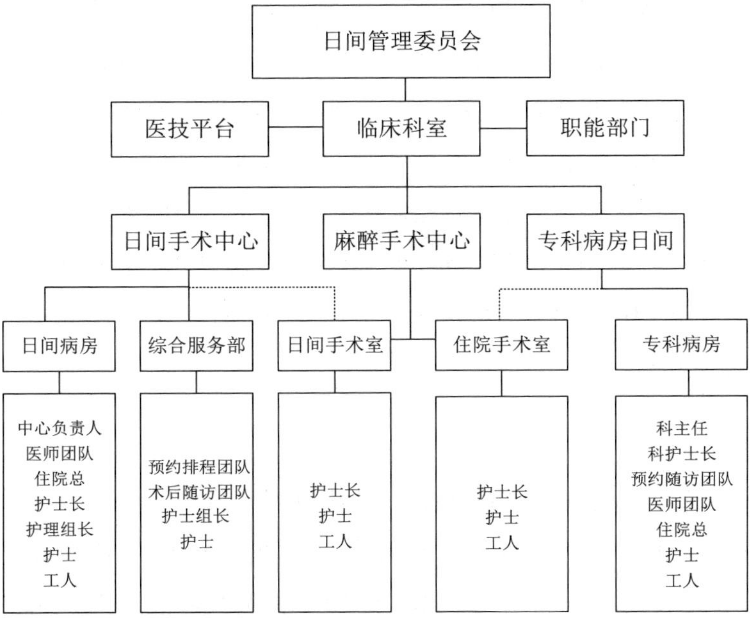

图 2-8-1　日间手术中心组织结构

（一）日间手术管理委员会

由于日间手术在我国开展时间较短，管理经验相对不足，故需建立一套科学的日间手术管理方法。目前，我国医院基本成立了医疗质量与安全管理委员会，部分医院还成立授权委员会。医院应根据实际情况成立专门履行授权管理职责的授权组织，或指定的委员会中某组织履行准入授权管理的功能，并从制度上予以体现和保证。华西医院的日间手术管理委员会是由医疗院长直管的日间手术管理服务模式的最高决策机构，在医院授权范围内负责日间手术各项重大管理决策，实行“在医院统一指导下的管理委员会决策机制”的管理模式，由日间手术中心的管理人员和临床科室主任及医务、护理、运营、信息等相关职能部门负责人等构成；每3~5年对医院日间手术的发展进行中、长期目标规划和顶层设计，对日间手术的业务增量、病种结构、资源配置、模式流程等方面进行规划并逐步分解形成年度目标；日间手术管理委员会实行例会制，会议周期应保证每年2~4次，必要时随时召开。

日间手术管理委员会应对以下内容实施决策：①日间手术病种类型准入；②日间手术医师准入；③日间手术医生的剔除；④日间手术中心资源调度与利用；⑤日间手术绩效分配方案；⑥日间手术流程优化问题；⑦修订完善日间手术管理制度；⑧指导各病房日间手术的规范化开展及人员培训；⑨总结日间手术中心业务与管理中存在的其他主要问题及解决方案。

（二）日间手术中心岗位设置

由日间手术病房、日间手术室、综合服务部（预约、随访）三大部分构成；日间手术病房为收治集中式日间手术患者的主要病区；综合服务部包含了预约、排程及随访的区域；日间手术室由医院手术室统一管理调度。

1.中心负责人

日间手术中心的管理，有条件的医疗机构可配备专（兼）职日间手术中心负责人，对日间手术中心进行运行管理。日间手术中心负责人应引领该中心的发展方向，推动日间手术管理委员会各项决议的实施，建立指南和临床规章制度。

2.医师

日间手术中心需要配备住院医生及医生助手，协助中心负责人进行医疗相关管理工作，执行负责人所提出的项目管理要求。作为平台的工作人员，需要在医疗质量、医疗安全等方面及时有效地与各科室沟通，结合医院实际情况设置住院总。

3.护理

日间手术中心需要设置护士长，协助负责人开展日常护理管理工作。护理团队中高年资或管理能力突出的成员可设立护理组长，保证有效、迅速地解决日常临床活动中出现的任何问题；其他护理人员，可设专人负责出预约登记、健康宣教、电话随访等工作。

（三）日间手术团队建设

日间手术模式的特点是短、平、快，涉及的科室多，患者住院时间短，医患、护患沟通交流时间少，因此要求流程规范化，各科室工作人员既有明确分工又要密切合作，充分发挥团队作用。日间手术的团队是由医生、护士、麻醉医师和管理者共同组成的。分工是提高管理的专业化程度和工作效率的要求，把组织的任务、目标分成各个层次，各个部门以及各个人的任务和目标，明确各个层次，各个部门乃至每个人应该做的工作以及完成工作的手段、方式和方法。

根据日间手术的特点，日间手术的医生队伍分成了门诊、住院、手术、麻醉，护理分为预约排程、病房、手术室、随访等岗位。每个成员按自己的职责完成本职工作。团队定期组织相关人员沟通学习，发现工作中存在的问题，提出问题，解决问题，使日间手术的流程更规范，更流畅。

1.门诊医生职责

筛选患者，开具术前检查单，告知日间手术的特点。

2.手术医生的职责

（1）术前谈话，签署手术同意书等文书。

（2）做好手术标识。

（3）书写手术记录、进行手术后评估并开具术后补充医嘱（临床路径以外的）。

（4）术后查看患者，指导病房住院医生做好患者出院评估。

（5）患者出院后3天内到病房签署病历，并对病历质量负责。

（6）参与患者出院后的随访。

3.麻醉医生的职责

（1）术前评估：ASA分级＜3级。

（2）术前禁饮禁食指导。

（3）麻醉实施。

（4）全麻后复苏室管理，出复苏室评分。

（5）疼痛管理。

（6）手术后进饮进食指导。

4.病房医生职责

（1）入院病历书写。

（2）术前医嘱及术后医嘱开具。

（3）术后病情观察。

（4）出院前对患者进行出院评估。

（5）病程记录。

（6）出院记录。

（7）出院后健康指导。

5.日间手术护士职责

（1）入院前健康教育，包括通识教育，手术过程简介，术前术后注意事项等。

（2）预约排程，确定手术日期和手术时间，分时段预约，尽量减少住院后手术等待时间。

（3）术前的基本护理工作。

（4）手术室的基本护理工作。

（5）术后护理评估，护理知识宣教，使患者和家属了解简单的护理知识。

（6）出院后随访，针对不同手术制订相应术后随访计划，随访中发现问题及时与手术医生或相应科室联系。

6.管理者职责

（1）制定日间手术规范化管理制度。

（2）制定日间手术团队目标。

（3）组织协调各部门的工作。

（4）对日间手术的质量安全评估，满意度调查，管理者是将团队串联起来的关键。

三、资源配置

在组织架构确定后，医院需要综合考虑实际情况制定病房的资源配置方案。基础配置以手术室资源为核心，使床位、人力资源与之适配；华西医院日间手术中心人力设置如下表2–8–2。

表 2–8–2 日间手术中心人力配置情况

职系	岗位	预约处	日间病房	随访处	日间手术室
医疗	负责人	1	–		
	医生	6	–		
护理	护士长	3	1		
	护士	5	21	1	7

手术间6间，手术室护理团队归医院手术室统一协调管理。

中心拥有独立病床52张（含温江院区），独立病房护理团队。

设立独立预约中心、术后随访岗位。

医生6名，负责所有医疗活动及文书管理。

日间手术周转快，为了提高患者体验，中心设置了套间和标准间两种病房，并且病房配置完整。

四、服务流程

为保证日间手术服务流程规范化，整体流程设置涉及日间手术中心的四个主要服务环节：

（一）日间手术预约排程处

日间手术预约处负责全院日间手术预约排程工作。审核患者所有检查报告、麻醉评估是否符合日间手术入院要求；符合日间手术准入标准的患者，由预约处在日间手术预约平台上登记预约后，进入排程系统确定手术日期。手术日前1天电话通知患者，确认患者是否有感冒发热或其他可能会影响第二日日间手术的因素，并确认患者第二天是否能够到院进行日间手术，尽可能避免患者爽约，确认完毕后将手术排程发至日间手术室。

（二）日间手术病房

日间手术医师和护士应对当日进行日间手术的患者及家属进行术前谈话，包括日间手术治疗的方式、术前准备及注意事项等患者术后由中央运输工人送回日间手术病房。医护人员按24小时出入院患者完成相关工作（完善病历、按时镇痛等）；主刀医生按时在日间病房进行查房。患者出院前日间手术医师和护士应结合患者的专科情况，综合评价患者生命体征、活动能力、恶心呕吐、疼痛、手术部位出血等是否达到离院标准，并根据手术及麻醉方式对患者进行个性化的出院健康指导，主要包括饮食、疼痛管理、功能锻炼、伤口护理、并发症预防及处理等内容。

（三）日间手术随访处

患者完成日间手术后，患者信息进入中心随访信息库，日间手术医师和护士需要根据日间手术病种或术式，制订个性化的随访计划，提供延续性服务。可采取电话随访、门诊随访、社区随访、互联网+随访（微信公众号、APP）等方式。随访内容包括疼痛、恶心呕吐、发热、活动、饮食等全身情况和专科病情变化。随访发现需要专科处理的并发症时，应报告手术医生并追踪和记录。

有条件的医疗机构可开展日间手术医院–社区一体化服务或医联体转诊模式。对部分需术后密切观察的患者，可将患者出院后的随访照护服务移交到社区卫生服务机构，由社区卫生服务机构为患者提供包括出院后病情观察、维持治疗、康复指导等多形式的、全面的医疗护理延伸服务，以保证患者安全，满足其出院后医疗护理需求。

（四）日间手术室

日间手术室由医院手术室统一管理，以优先收治日间手术患者为原则，由医院手术室统一管理调度，为了最大化提高日间手术室使用率，需要与日间预约处密切协作，做好手术精细化排程，并做好停台预案。

日间手术中心患者流程走向及医护人员具体工作事项示意图，如图2–8–2。

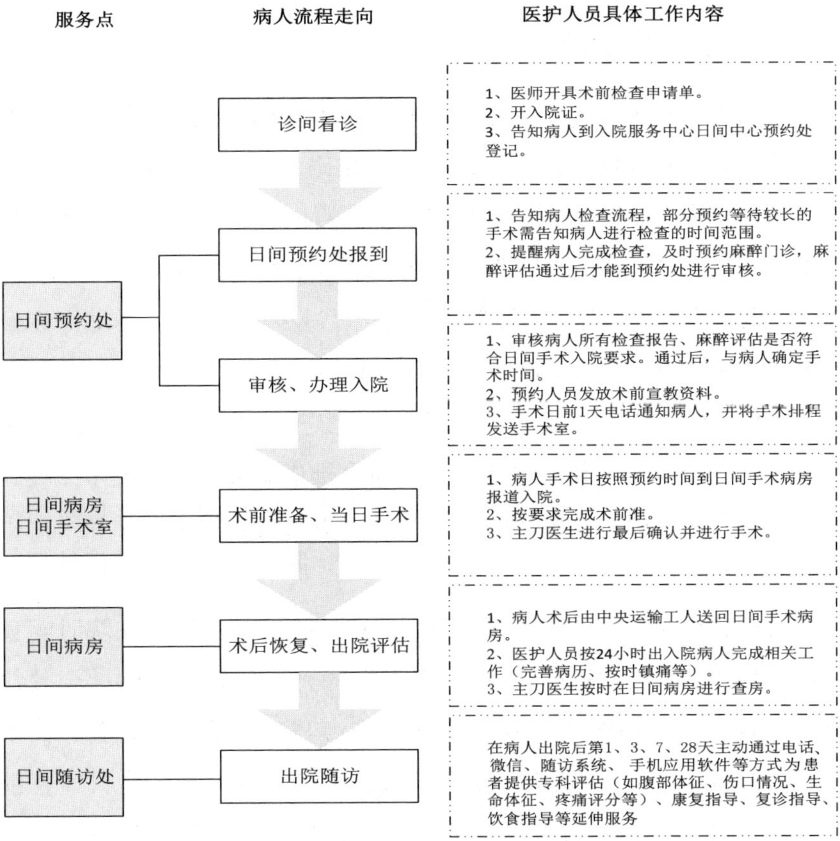

图2–8–2　人流程走向及医护人员具体工作事项

由上图可知，为了保证服务质量，日间手术中心医务人员的工作内容及职能与择期手术流程相比并未减少，医务人员需要在服务过程提供更为完善的服务流程，且各个环节需要无缝对接，保证日间手术的高效率运行，护理人员在日间手术患者的预约、手术排程、与医生的沟通、与患者的沟通、随访、病房管理等发挥了重要作用，因此日间手术医护的紧密合作是一体化管理直接决定着日间手术的效率。

五、运行概况及效益分析

（一）运行概况

日间手术颠覆了传统手术需多日住院治疗的模式，因治疗时间的大幅缩短，对相同的疾病，与住院治疗相比，日间手术在减少医疗费用方面是很显著的。在国内，日间手术患者的费用与住院部比较降低20% 左右，主要是药费、护理费、治疗费的减少。对国家、对社保系统来说，患者住院费用降低，社保支出自然就减少了；对医院来说，床位资源合理化使用，平均住院日降低，在目前我国门诊患者和住院患者量不断增加的情况下，通过改变管理运行模式来变相增加床位数，满足广大人民群众日益增长的医疗需求，通过推进服务模式的变革、提高效率，来满足人民群众健康需求的增长，更为符合将来医学和医疗机构发展的方向。

通过详细的运行分析可以明确地了解日间手术使得住院时间和医疗费用得以大幅缩减，医疗效率大幅提升，具有显著的社会效益及经济效益。华西医院运营管理部深度参与日间手术的运营，其隶属于行政职能部门，服务于临床科室，下设专科秘书、专科经营助理，每个科室配置1 名专科秘书，定点在科室从事行政事务工作；

2~3个科室配置 1 名专科助理，协助科室管理层在医院的战略指导下开展运营管理工作。日间手术中心不仅仅是临床科室，负责“集中收治”模式下的中心日间手术的具体运营，同时也在日间手术管理委员会的授权框架下、在运营管理部的协助下对全院日间手术的运营和发展进行统筹规划。

华西医院日间手术中心自2009年10月开展以来，日间手术业务量逐年增长，目前已有20个科室开展日间手术，其中除“集中收治，集中管理”式日间手术外，已有泌尿外科、眼科、骨科、儿外科、乳腺外科、耳鼻喉科、心脏内科、甲状腺外科等科室陆续开展了专科病房“分散收治、集中管理”式日间手术，且保持了良好的增长势头；截至2019年，全院共计完成日间手术17万余台次，其中2019年达27 962台，占全院择期手术的25.65%。具体日间手术开展情况如下，见图2-8-4：

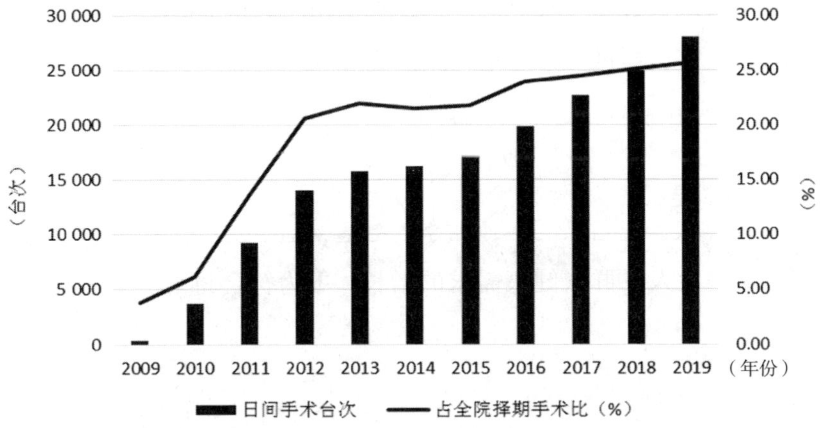

图2-8-3　华西医院日间手术量及占比情况

日间手术总量：一定时间内开展日间手术的总台次。

日间手术占择期手术比例：日间手术总量除以全院择期手术总量。

日间手术三四级手术占比：指开展的所有日间手术中三、四级手术所占的比例，此指标反映的是医院开展日间手术的难度情况，此指标适合大型医院之间的比较，见图2-8-4。

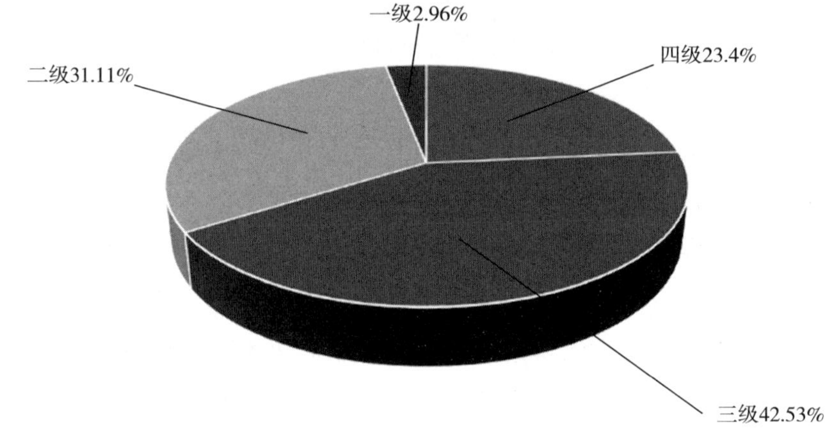

图2-8-4　2019年日间三四级手术占比

通过华西医院日间手术构成比可知（图2-8-5），目前开展日间手术比重最大的为日间手术中心，手术量最多的临床科室为眼科，其次为乳腺外科、耳鼻喉科、小儿外科、泌尿外科。

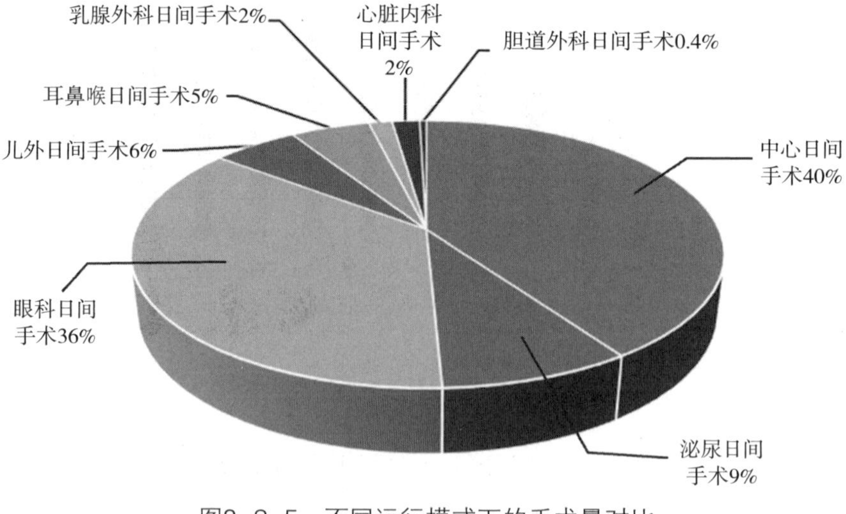

图2-8-5　不同运行模式下的手术量对比

开展中心日间手术科室及术式（截至2019年）如表2-8-3：

表 2-8-3 开展中心日间手术科室及术式

科室	开展术式
乳腺外科	单侧乳腺包块（单侧/全麻）、单纯乳腺包块（双侧/全麻）、单纯乳腺包块（双侧/局麻）、单纯乳腺包块（单侧/局麻）、乳腺癌（日间）、乳腺假体或扩张器取出术、乳腺脓肿切开引流/乳腺炎、（日间半日）超声引导下乳腺包块旋切术
血管外科	下肢静脉曲张剥脱术、下肢静脉曲张射频治疗术、肢体血管瘤超声引导硬化剂
耳鼻咽喉·头颈外科	会厌囊肿、分泌性中耳炎（小儿全麻）、咽喉部乳头状瘤、咽部肿物、喉肿物、声带息肉/声带囊肿、日间扁桃体切除术、气管切开术后（局麻）、耳前瘘管、钉聍（小儿全麻）、腮腺良性肿瘤、腺样体肥大、颈部肿物（局麻）、颈部肿物（全麻）、鼓室成形术、鼻中隔偏曲、鼻前庭囊肿（局麻）、鼻窦炎（局麻）、鼻窦炎（全麻）、鼻骨骨折（全麻）
胸外科	纵隔占位（EMBS）、胸腔镜肺结节切除术、手汗症胸腔镜双侧交感神经切除、漏斗胸/鸡胸矫形板取出术、胸壁肿瘤/肋骨肿瘤切除术、胸腔镜纵隔肿瘤切除/活检术
小儿外科	小儿疝气、鞘膜积液、隐睾、取双J管、小儿多指（趾）、内固定/钢针取出术、隐匿阴茎/蹼状阴茎、体表肿物及血管瘤切除术、脐茸、血管瘤/淋巴管瘤药物灌注术、先天性缩窄性腱鞘炎
肝脏外科	肝癌术后（肝血管介入栓塞）、血管造影（布加综合征、肾动脉狭窄）、彩超引导下PTCD
胰腺外科	胆囊结石/胆囊息肉
胆道外科	胆囊结石/胆囊息肉
骨科	内固定/钢针取出术、腕管综合征
疼痛科	CT引导下经椎间孔硬膜外神经阻滞术
甲状腺外科	原发性甲状旁腺瘤探查切除、甲状腺腺叶+峡部+/患侧淋巴结清扫、甲状腺结节消融术

续表

科室	开展术式
消化内科	结肠息肉/直肠息肉、胃息肉、食管支架置入或取出、食管扩张（食管狭窄）、胆道术后残留结石、贲门失弛缓症食管扩张术
皮肤性病科	光动力照射治疗鲜红斑痣（全麻）
胃肠外科	成人腹股沟疝/成人脐疝、小肠造口还纳术、腹腔镜结肠癌根治术
神经内科	主动脉弓+全脑血管造影
神经外科	经皮穿刺微球囊压迫三叉神经半月节术（PBC）
心脏内科	冠脉支架术后复查冠脉造影术
呼吸内科	纵隔占位（EMBS）

（二）运行效益分析

为了更直观了解日间手术开展的优势，下面将以腹腔镜胆囊切除术（LC）为例从运营的角度分析对比日间手术和专科住院患者各项指标，如表2-8-4所示：

表 2-8-4　腹腔镜胆囊切除术

项目	日间手术	普通住院手术
平均住院日（天）	1.0	2.9
入院后术前等待时间（天）	0.0	1.8
平均每患者总费用（元）	7 602	10 348
不含药品耗材每床日费用	4 322	2 088

1.术前等待时间=手术日期–入科日期，术前等待越长对床位资源的浪费越大。

2.平均每患者总费用=日间手术住院总费用/患者总数。此指标反映日间手术费用比传统手术费用减少的程度。

3.不含药材每床日费用=（患者总费用–总药费–总材料费）/住院

天数。

通过数据对比可知，该术式的择期手术患者平均在院内耗用2.9天，其中术前等待时间占62%，术后恢复时间约占38%，术前等待时间长主要是术前各类检查未完善，床位资源并未得到高效利用。而日间手术患者仅住院1天，平均每床日费用（除去药材）为4 322元，而住院手术患者总费用达到10 348元，平均每床日费用（除去药材）为2 088元。

通过总费用对比可知：①日间手术患者住院仅1天，择期手术患者住院2.9天，无论从对患者及患者家属生活影响、工作影响方面，日间手术均小于择期手术；②平均每患者总费用对比明显体现出日间手术对于患者费用节约的优势，从单病种费用角度分析，亦是对医保费用的节约；③因住院时间短，病房周转加快，可以接受更多的患者，缓解院外患者等候时间长的压力，提高患者服务满意度。

小 结

日间手术颠覆了传统手术需多日住院治疗的模式，将整个手术治疗和出入院过程压缩在24小时内。从普通患者角度，日间手术降低了患者入院等候时间、住院天数和医疗费用，为患者提供了安全、便捷、经济、有效地医疗服务。开展日间手术之前，疝修补、腹腔镜胆囊切除、大隐静脉曲张、白内障等手术的平均住院日多为4~6天，开展日间手术后平均住院日降为1天，住院天数减少80%左右，医疗费用减少20%以上。从医疗机构角度，日间手术提升了医院医疗资源的使用效率，为更多患者提供了医疗服务，并改善了医疗服务结构，为疑难重症的患者腾出了专科治疗的病床和资源。从国家和政府角度，日间手术模式符合当前我国医疗改革的目标，有效缓解了“看病难、看病贵、住院难、手术迟”的问题，缓解了国家医疗资源相对不足，医疗服务供需失衡的矛盾。同时日间手术通过降低患者医疗费用而减少了医保部门的支付，有助于医疗保障机构的良好运作和发展。因此，在运营管理上，日间手术的开展真正实现了患者受益、医院受益、社会受益的三赢局面，在保障患者安全的前提下应逐步加大其推广力度。

（张馨元　谢瑶）

参考文献

[1] 马洪升 . 日间医疗服务的展望 [J]. 华西医学 , 2016, 31(4):8–9.

[2] 马洪升 , 蒋丽莎 , 刘洋 , 等 . 快速康复外科理念在日间手术中的实践 [J]. 中国普外基础与临床杂志 , 2015, 22(11):1384–1385.

[3] 李志超 , 马洪升 , 杨建超 , 等 . 日间手术医疗质量与安全保障系统构建的对策研究 [J]. 华西医学 , 2017(4):493–496.

[4] 苑伟 , 雷甜甜 , 文茂瑶 , 等 . 四川大学华西医院日间手术患者管理模式初探 [J]. 华西医学 , 2019, 34(2):82–86.

[5] 刘蔚东 , 李萍 , 谭亮 , 等 . 日间手术的术式准入与挑战 [J]. 华西医学 , 2015, 30(5):820–823.

[6] 嵇武 , 刘亚萍 , 戴玮 . 我国日间手术开展现状与前景展望 [J]. 中国实用外科杂志 , 2020, 40(2):84–87.

[7] 李大江 , 钟彦 , 张卫东 , 等 . 医疗授权管理的探索与实践 [J]. 中国医院管理 , 2010(4):21–22.

[8] 杨晓宇 , 王健 , 孟彦 , 等 . 中国日间手术在探索中前行 [J]. 中国卫生经济 , 2020, 39,446(4):21–24.

[9] 袁梦 , 孙忠良 , 孙德峰 . Ⅲ级 , Ⅳ级患者开展日间手术的策略探讨 [J]. 医学与哲学 , 2020, 41,643(8):72–74.

[10] 刘子嘉 , 黄会真 , 黄宇光 . 从加速康复外科理念看日间手术 : 英国 2019 年日间手术指南解读 [J]. 协和医学杂志 , 2019, 10(6):570–574.

[11] 卫生部 . 病历书写基本规范 [J]. 卫生部 .

[12] 佚名 . 医疗纠纷预防和处理条例 [J]. 中国卫生监督杂志 , 2018.

[13] 帅冰星，李志超，张晓蓉，等．四川大学华西医院规范日间手术病历书写的探索与实践 [J]. 华西医学，2019.

[14] Kinsman L , Rotter T , James E , et al. What is a clinical pathway? Development of a definition to inform the debate[J]. Bmc Medicine, 2010, 8.

[15] 周保利 英立平．临床路径应用指南 [M]. 北京大学医学出版社，2007.

[16] 彭明强．临床路径的国内外研究进展 [J]. 中国循证医学杂志，2012, 12(6):626–630.

[17] 佚名．医疗质量管理办法 [J]. 中华人民共和国国家卫生和计划生育委员会公报，2016(9):1–6.

[18] 戴燕，马洪升，张雨晨．华西日间手术护理管理制度规范构建与实践 [J]. 华西医学，2017, 4(32):23–25.

[19] 戴燕，张雨晨，马洪升．四川大学华西医院日间手术护理规范 [J]. 华西医学，2017, 11(32):47–49.

[20] 张磊，刘凯，徐丹，等．四川大学华西医院基于 PDCA 的临床路径入径率管理实践 [J]. 中国循证医学杂志，2018, 18(9):87–92.

[21] 张磊，王小成，赵晓燕，等．四川大学华西医院日间手术临床路径管理基本规范 [J]. 华西医学，2019, 34(2):44–48.

[22] Chung D F . Patient selection for day surgery[J]. Anaesthesia & Intensive Care Medicine, 2013.

[23] Barie P S . Infection Control Practices in Ambulatory Surgical Centers[J]. Jama the Journal of the American Medical Association, 2010, 303(22):2295–2297.

[24] Surgical site infection in hand surgery[J]. International Orthopaedics, 2015, 39(11):2191–2198.

[25] Hashemi K , Blakeley C J . Wound infections in day–case hand surgery: a prospective study[J]. Annals of The Royal College of Surgeons of England, 2004, 86(6):449–450.

[26] Mlangeni D , Babikir R , Dettenkofer M , et al. AMBU–KISS: Quality control in ambulatory surgery[J]. American Journal of Infection Control, 2005, 33(1):11–14.

[27] Is day surgery safe? A Danish multicentre study of morbidity after 57,709 day surgery procedures[J]. Acta Anaesthesiologica Scandinavica, 2012, 56(3):323–331.

[28] Owens P L , Barrett M L , Raetzman S , et al. Surgical Site Infections Following Ambulatory Surgery Procedures[J]. Survey of Anesthesiology, 2014, 58(7):709.

[29] Barie P S . Infection Control Practices in Ambulatory Surgical Centers[J]. Jama the

Journal of the American Medical Association, 2010, 303(22):2295–2297.
[30] 李诗涵，杜姣姣，戴燕，等. 社区医院延续性护理对日间手术患者护理需求满足效果分析 [J]. 华西医学，2016, 31(4):22–25.
[31] 刘洋，张一敏，王小成，等. 四川大学华西医院日间手术出院后管理规范 [J]. 华西医学，2019, 34(2):31–33.
[32] 吴国安，张静波，龚依鸿. 医院绩效管理体系框架的构建与思考 [J]. 中国医院，2012, 16(1):66–67.
[33] 陈云清. 医院绩效考核应向全面绩效管理转变 [J]. 中国现代医生，2013(4):136–139.
[34] 刘洋，马洪升，叶辉. 日间腹腔镜胆囊切除术推广面临的问题与对策 [J]. 中华医院管理杂志，2017, 33(5):354–356.
[35] Fox J P , Vashi A A , Ross J S , et al. Hospital–based, acute care after ambulatory surgery center discharge[J]. Surgery, 2014, 155(5):743–753.
[36] 白雪，马洪升，戴燕. 日间手术流程再造及管理模式优化研究 [J]. 华西医学，2015(5):49–52.
[37] 李岩. 美国医疗质量管理之父多那比第安 (Avedis Donabedian)[J]. 中国医院，2003.
[38] 蒋丽莎，马洪升. 日间手术评价与监控指标初探 [J]. 华西医学，2019, 34(2):96–99.
[39] 徐嘉莹，宋错澄，易杰，等. 国外日间手术麻醉术前评估的新进展 [J]. 中国卫生质量管理，2018, 25(4):10–13.
[40] 马洪升，戴燕，马秀清，等. 日间手术模式——一种富有生命力的手术模式 [J]. 中华现代医院管理杂志，2010:57–58.
[41] 马洪升，戴燕. 解除日间手术后顾之忧 [J]. 中国医院院长，2013, 6:76–77.
[42] 马洪升. 日间手术的管理 [J]. 华西医学，2017, 04(119):7–8.
[43] 马洪升. 日间手术：一种富有挑战性的手术管理模式 [J]. 华西医学，2019, 34(2):7–9.
[44] 马洪升，戴燕. 日间手术治疗模式国内外发展简述 [J]. 中国医院管理，2012, 32(1):47–48.
[45] 张继东，闻大翔，范关荣. 日间手术对缩短平均住院日的影响 [J]. 中国医院管理，2009, 29(11):27–28.
[46] 刘扬宏，曾继红. 日间手术在单纯性白内障手术患者中的应用 [J]. 中华现代护理杂志，2012, 18(11):1329–1330.

[47] 吴洲鹏，赵纪春，黄斌，等．日间单侧与双侧大隐静脉曲张手术并发症的对比分析 [J]. 中国医师杂志，2014(16):868–870.

[48] 李志超，龚艳萍，马洪升，等．临床路径在日间成人腹股沟疝的应用 [J]. 中国卫生质量管理，2016, 23(4):48–51.

[49] 戴燕，彭小华．快速康复理念在日间腹腔镜胆囊切除术中的应用 [J]. 华西医学，2011, 26(8):1234–1235.

第三章

日间手术临床管理规范

第一节　日间手术入院前管理规范

日间手术入院前管理在国内尚无规范和要求，但日间手术整个管理流程中入院前管理尤为重要，管理效果可直接影响诸多日间手术的效率指标，如爽约率、当日手术取消率、床位周转次数、患者满意度等，不能充分体现“多、快、好、省”的日间手术模式特点。为日间手术入院前管理更好地实施和推广，降低爽约率和当日手术取消率，提高床位周转次数等，现将华西医院制定的“日间手术入院前管理规范”作如下介绍。

一、患者、手术医生及术式的入院前管理规范

（一）医护人员管理规范

1. 日间手术医生的管理规范

日间手术外科医生需具备以下条件：①经医院日间手术管理委员

会批准并授权的高年资、主治医师以上职称；②具有独立手术的资格，在专科手术技术上娴熟，拥有丰富的临床经验；③具有相关专业一定例数的手术经验，如成人疝修补术、腹腔镜胆囊切除术、精索静脉曲张高位结扎术、大隐静脉高位结扎术、曲张静脉点状剥脱术的日间手术医师均需具有相应的150例住院患者的手术经验，日间肺癌胸腔镜手术的医生需具有独立胸腔镜手术资格，有200例以上胸腔镜肺结节切除手术经验；④具有良好的医德和医患沟通能力，热心并致力于日间手术的推动和发展。日间手术医生其他相关管理可参见本书第二章第二节。

2.护士管理规范

因入院前管理对护士的管理和协调能力要求较高，故需由专职的高年资护士担任。此外还需具备多个临床外科科室的工作经验和其他综合知识，熟悉医院各项规章制度、医疗政策法规、医疗收费和报销流程等，有较强的团队协作意识，良好的沟通和语言表达能力。

（二）患者的管理规范

1. 社会因素

日间手术这种检查前移和护理后延的管理模式对患者要求较传统住院手术患者高，因日间手术患者在医院完成手术并短暂恢复后出院，绝大多数患者回到家中康复，这需要患者家属或陪伴担任传统护理人员的角色，它不仅要求患者接受这种创新的手术管理模式，同时也需要患者家属的认同和高度参与。所以患者必须有足够的社会家庭支持，术后至少24小时内必须有陪护人员能够负责患者出院后的照护，能随时与医院保持联系。此外，患者的住家距离与医院不超过1小时车程，以便术后出现病情变化能够及时得到医疗救助。

2.患者因素

日间手术在我国发展虽然已经十余年，但是在实践中发现许多患者因素可影响日间手术的医疗质量和安全，如患者的年龄、基础疾病、病程、药物史、社会支持等。对于医生和管理者而言，以下几点是影响入院前管理的主要因素，并且需要制定统一的规范，包括：

（1）ASA分级：一般情况下ASA分级Ⅰ~Ⅱ级患者才可行日间手术。但是，ASA分级是一种对慢性病粗略简单评估的方法，结合文献报道和华西医院十余年的实践经验，ASA分级Ⅲ级的患者且合并疾病病情稳定3个月以上，在密切地医疗监护条件下也可接受日间手术，如腹腔镜胆囊切除术、成人疝修补术、下肢静脉曲张高位结扎剥脱术等。

（2）年龄：既往文献报道，相同的日间手术对患者年龄要求差异较大，即使在我国不同医疗机构之间也稍有不同。华西医院日间手术制定的标准也因术式而异，主要开展的术式中对患者年龄要求如下：儿外科手术患者年龄>1岁、经内镜消化道息肉切除术年龄18~80岁、成人腹腔镜胆囊切除术患者年龄<65岁、成人静脉曲张剥脱术患者年龄<70岁、成人腹股沟疝无张力修补术患者年龄<70岁等。

（3）身体质量指数（Body Mass Index，BMI）：超重或肥胖可增加手术难度和术后并发症发生率，高血压、充血性心力衰竭和上气道梗阻是肥胖患者的主要术后并发症。英国日间手术指南规定BMI≤35 kg/m^2的患者才能接受日间手术。因我国国民体质和饮食结构与发达国家差异较大，加之开展日间手术时间较短，BMI暂无指南规定。在我院，BMI≤35 kg/m^2的患者才能接受日间手术。

（4）合并疾病：合并基础疾病的患者只要其基础疾病处于稳定状态，如高血压、糖尿病、冠状动脉粥样硬化性心脏病，在麻醉医生与手术医生充分知晓和准备的情况下仍然可以接受日间手术。但是疾病终末期的患者，如肝、肾功能衰竭已影响患者生存时间的，则不考虑行日间手术。

（三）日间手术术式的管理规范

日间手术术式应选择风险相对较小、变异率低、手术时间不超过2小时、术后气道损伤风险小、能快速恢复进饮进食、术后疼痛可口服药缓解、不需要特殊术后护理且术后24小时内可离院的手术。

二、入院前工作流程规范

（一）入院前咨询

在入院服务中心设立的日间手术入院办理处，接待人员接受日间手术患者术前咨询，包括本次诊疗的具体流程、患者术前准备（如术前禁饮食时间、停服具体药物）、当地医疗保险对于日间手术的报销政策等，给予术前检查指导、结果解释等咨询工作。

（二）入院前评估与核查

入院前评估与核查主要包括患者社会因素评估和医疗安全核查。①社会因素评估主要是通过给患者及家属讲解日间手术的流程后，评估患者的意愿和家庭支持是否满足日间手术要求；②医疗安全核查主要协助手术医生核查患者是否完成门诊麻醉评估、术前检查等，术前检查是否符合相应手术要求、是否遵医嘱停用相关术前禁用药物、是否处于身体状况特殊情况等。

三、入院前健康教育规范

手术作为一种应激源，可导致患者产生较强烈的生理和心理应激反应，最常见的是焦虑抑郁状态。由于患者在专科医生门诊沟通交流时间较短，加之患者和家属缺乏对手术专业的认知，因此日间手术的入院前健康教育显得尤为重要。并且，术前宣教的对象不仅是患者，还包括家属和陪护人员。术前宣教的内容与方式总结如下：

（一）通识教育

为来院咨询日间手术的患者及家属介绍医院的交通、停车场位置、医院周围旅店饭店、入院注意事项、住院日常生活必需品、必须药品携带、日间手术对患者要求（如勿佩戴珠宝首饰、术区勿涂抹护肤品等），提醒患者确认购买保险类型。

（二）健康教育

1. EARS理念

ERAS理念是采取循证医学证据的一系列围手术处理的优化措施，以减少手术患者的生理及心理的创伤应激，促进患者尽快康复。让患者及家属了解加速康复理念并参与其中，更有助于其接受和完成日间手术。

2.疾病相关知识指导

根据患者的理解能力，为其讲解相关手术的知识，包括手术方式、手术过程、手术时长以及注意事项等。

3.用药指导

健康教育护士需询问患者有无高血压、糖尿病史，有无手术的特殊禁忌药物，指导患者手术前正确服用药物，保证手术的顺利进行。如患有高血压、糖尿病等慢性疾病的患者可继续服用降血压、降血糖药物，使用阿司匹林、三七片、华法林等抗凝药物的患者需遵专科医嘱停止使用。

4.饮食指导

根据手术种类、手术方式以及成人或者儿童来决定手术前饮食情况，包括饮食禁忌以及禁食禁饮时间。

5.心理指导

心理指导是日间手术入院前健康教育尤为重要的一部分，它贯穿于整个健康教育的全过程。专科护士应针对具体情况做好每位患者的心理指导，使患者及家属解除思想顾虑，积极配合术前准备，保证手术的顺利进行，使患者快速康复出院。

（三）健康教育方式

1.口头讲解

术前护士对患者进行充分的心理交流，根据病情适时做好心理护理、疏导。向患者和家属介绍手术目的、手术方式、麻醉方式、安全措施以及术后可能出现的不适等，使患者尽快适应环境，适应角色的转换。

2.发放健康教育资料

将日间手术中心的常见手术如成人无张力疝修补术、腹腔镜胆囊切除术、乳腺包块微创切除术、支撑喉镜下声带息肉切除术等印成宣传资料发放给患者及家属。宣传资料内容包括疾病的病因、术前注意事项、术后并发症及康复指导、随访时间和内容等。

3.演示文稿（PPT）

宣教采用简短生动的PPT为患者及家属讲解疾病的病因、治疗方式、预后和注意事项等。让患者及家属对疾病有更专业的认识，更好地理解手术和术后注意事项，便于患者更好地配合、家属更专业地照护。目前PPT宣教在我院日间手术中心已运用于各个术式。

4.视频宣教

播放专科医生对手术的术前准备、治疗过程以及术后可能发生的并发症的讲解视频，使患者直观、充分地了解手术治疗的基本情况及全程积极配合治疗的重要性，减少患者对手术的恐惧感。

5. 移动应用程序公众号

在移动应用程序公众号定期推送日间手术和相关疾病的科普知识，让患者正确和全面的认识日间手术。此外，还定期推送具体各手术的术后注意事项、家庭护理的要点等。

6. 线上视频

线上视频大大提升了患者主动学习的能动性、便捷性与可及性，同时扩大了受众范围，可更好地帮助患者认识疾病与手术，更积极地参与配合。

四、预约手术与排程管理规范

日间手术预约和排程的管理秉承“公平合理”和“双向选择”的原则。手术排程是根据提供给医生的选择范围，日间手术预约中心再根据预约申请最终完成预约和排程。根据实际情况对已经完成预约计划的手术间进行跟踪管理，在预约计划未能如期进行时，第一时间释放手术间的占用状态以便于下一次预约，最大化地保证公平合理。协调排程保证手术医生知晓手术时间，避免因外出开会、休假等因素导致日间手术延迟或取消。患者若不能如约进行手术则及时协调、共同商定后更改手术日期。双向选择原则不仅体现在医生可以选择手术时间，而且患者既可以选择手术时间，也可以选择手术医生，手术最终由双方共同协商决定。

五、手术通知规范

手术通知包括通知患者和医生手术时间。通知患者一般术前1天电话和短信核实并通知办理入院的时间，告知患者若有任何病情变化及时与中心联系，避免病情变化或沟通不及时造成手术取消或变更。通知日间手术医生则采取定期模式提醒主刀医生在日间手术中心的排程和时间。

小　结

日间手术是多学科融合、高效运转的创新手术管理模式，规范的日间手术入院前管理可很大程度地优化管理评价指标，高效地利用有限的医疗资源，给患者提供更好的就医体验。在患者入院手术前，大量的准入和初筛指标需要医务人员判读，多个科室之间的有序协作以及患者的健康教育和思维转变等也需在入院前完成，手术患者与家属同样高度参与其中，这也反映出入院前管理的难度。从实践来看亦是如此，可见良好的开头非常重要，也是事物成功与否的关键所在，这样才能使日间手术在安全稳健发展的同时真正实现患者、医院和国家三方获益的创新管理模式。

（蒋丽莎　赖小琴 谢瑶）

第二节　日间手术病房护理管理

日间手术的推进得益于外科微创技术的进步、麻醉和麻醉复苏技术的发展及ERAS理念的实施。它是一种具有多、快、好、省的特点、高效运转的医疗模式，可使现有有限的医疗资源得到最大化的使用。因此，必须建立一系列规范化的日间手术病房护理管理措施与之配套，才能有效保障护理质量与安全，快速推进日间手术的发展。

一、病房环境管理

（一）设置及构成

1.基本配置

日间手术病房基本同常规病房配置，由护士站、床单元、医护办公区域、公共活动空间以及其他辅助用房构成。其特别之处是与日间手术室临近，保持较短接送距离，便于患者的快速转运和突发状况的处理。

2.床位数量

床位应遵循与日间手术量相匹配的原则，综合考虑手术类别、手术级别、日间手术间数量等设置床位数。

3.收治分区

由于日间手术周转迅速，根据当日患者出入院交替，床单位院感防控管理要求等情况，分时段、分区域收治患者。

（1）设置患者等待区：每日7：30开始新患者入院办理、床位安排，视频播放日间手术常见健康教育内容和入院注意事项。

（2）设置首台手术准备区：当日首台手术患者7：30收入院后于此区域进行术前准备工作，既可以保证床单元的消毒时间，也可进行患者分流，同时该区域在空置时段可与公共活动空间结合利用。

（二）管理原则

环境管理从患者角度应有利于促进康复，从医护角度应提高治疗护理效率和安全。

1.日间手术病房人员包括手术医生、病房医生、护士、患者、家属等，人流量较大且流动频繁，应合理设置通道，方便人员进出。如病区靠近手术室设置，楼层设置较低，从而减轻各种交通运输压力。

2.病房环境应当保持安静、整洁，合理设置房间内桌椅、电视、柜椅摆放，并在走廊、卫生间设置扶手，确保患者安全等措施。

3.环境管理符合院感要求，更换床单元轻柔减少扬尘，对床单元、仪器设备及时进行终末消毒处理，并强调医护人员手卫生。

二、病员管理

患者入住病房后，严格遵守病房规章制度，配合医务人员的评估、检查和治疗活动。

1. 入院后患者不得随意外出，在病区不可随意在病房串门。

2. 按照身份识别制度和查对制度要求，保证和核查患者腕带，并粘贴好相应标识。

3. 严格管理不良事件，做好预防跌倒/坠床、预防非计划拔管、预防静脉血栓的健康宣教，以及预防措施，避免不良事件发生。发生不良事件按照相应规定进行上报和处置。

4. 围手术期观察患者病情变化，遵医嘱用药和护理，早期管控术后疼痛，严密观察并发症，指导患者早期进饮进食和康复活动。

三、陪伴管理

陪伴人员可为患者亲友或职业陪护人员。陪伴人员在围手术期陪同患者度过，不仅能提供心理安抚，而且可以熟知围手术期健康教育措施，提升患者自护能力，确保患者回到社区/家庭得到良好的照护。陪护人员需知晓日间手术病房的环境、设施，了解疾病健康知识，自觉遵守病房相关规定。

四、护理人力资源管理

日间手术病房隶属日间手术中心，中心设有科主任、科护士长、护士长。

（一）护理人力组织架构

日间手术病房应具有清晰明确的组织架构、岗位设置，便于工作开展。以华西医院为例介绍护理人力组织架构。病房护士长在科主任、科护士长领导下，对护理人员进行管理，见图3-2-1。病房根据收治疾病，设立专项管理护士，分为临床专科类和管理科研类，见表3-2-1。同时根据各级岗位工作职责、准入要求等配置各岗位说明书，职责明确，有效促进各项护理工作有序完成。此外，病房设置一名生活工人和两名保洁工人，协助清洁消毒、患者配餐等工作。

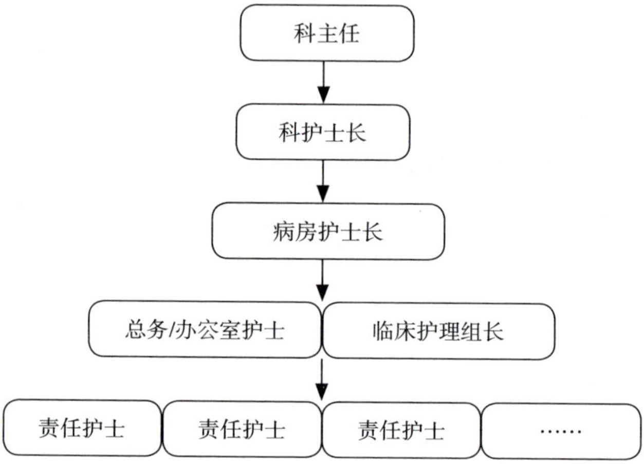

图3-2-1　人员组织架构图示

表3-2-2　专项护士

临床专科	管理科研
静疗专科护士	质控护士
疼痛管理护士	院感护士
管理管理护士	教学护士（分为规培教学、进修教学、实习教）
血糖管理护士	科研护士
ERAS营养护士	—
VTE（静脉血栓防治）护士	—
阳光护士（心理）	—

（二）护理人力配比

日间手术病房护士人力配比参考普通病房人力配置，即1：0.4~1：0.6。应当根据日间手术级别和病种类型进行合理的调配。若四级手术较多，如华西医院开展了胸腔镜肺癌根治术、乳腺癌根治术、腹腔镜结肠癌根治术、甲状腺癌根治术等日间手术，增加了更多的术前用药、术后管道护理、各种类型的评估、术后康复锻炼和营养护理等护理工作，应适当提高护士配比。

（三）排班

日间手术病房排班既要考虑手术种类和数量，也要考虑每日周转的情况，动态调整人力配置，重点放在白天和前夜。

（四）日间手术护理人员选用与培训

1. 护理人员原则上优先选用具有外科护理经验的人员

主要包括：①大专及以上学历，取得护士资格证；②具有良好的思想品德，爱护患者，主动服务意识强；③专业能力方面，除掌握常规基础护理、围手术期护理等技能外，更需要熟练掌握各外科专科的相关知识与护理特点，具备敏锐的临床观察判断能力和熟练的操作技能，并能有效地运用于患者的需求之中，能够对患者现有的或潜在的健康问题做出准确的护理诊断和处理；④具有良好的沟通能力，能够与患者以及其他相关临床、医技科室的医护人员等做好沟通、表达准确，保证护理工作高效率运行，保证患者快速掌握健康教育知识；⑤能够不断自我学习、自我更新，不断提升学历和职称。

2. 护理人员培训

结合护士学历、工作年限、层级、轮转科室，进行分层次培训。培训目的：为日间手术提供坚强的护理保障，促进日间手术护理质量提升。培训内容包括：日间护理专科知识及操作、专科手术知识、麻醉专科知识、社保费用相关知识、沟通技巧相关知识、科研管理相关知识，以及其他医学伦理、人文等知识，以提升护士综合能力。培训方式：讲座、查房、案例分析等多方式，线下培训和线上培训结合。

五、护理质量管理

近年来日间手术在择期手术占比不断增加，手术类型也不断增多，患者围手术期护理质量与患者顺利安全出院、回归家庭获得良好的康复息息相关，因此要通过对护理质量进行严格周密的管理，以确保日间手术顺利进行。

（一）质量管理团队

病房成立护理质量管理小组，成员包括护士长、责任组长、办公室护士、质控护士等，由护士长管理，相互协作分工完成护理质量管理工作，质量管理小组结合医院要求，讨论制定本病房评价方案，共同进行各环节的质量指标制定与评价反馈；对病房人员定期集中业务培训和个体化指导，严格按要求执行日间手术各项制度规范。

办公室护士主要负责对日晨手术交接文书、每日护理病历的核对，责任组长需要对临床工作存在的问题进行及时反馈和改进，护士长和质控护士对质量关键环节和核心制度进行监控，护士长在每月、每季度、每年度召集管理小组或全科护理人员对病房质量考核结果进行分项目汇报与讨论分析，采用PDCA循环等质量管理工具和方法制定改进措施，以保证护理质量的持续提升。

（二）护理质量核查指标

护理质量核查指标不仅包括常规护理质量监测内容，还应纳入日间手术病房管理的特殊指标。以华西医院日间手术病房的年度护理质量管理指标核查为例，分为基础考核内容和专项考核内容，基础考核内容包括：责任制整体护理、护理操作、护理文件书写、护理满意度。专项考核内容包括：查对制度执行、手术交接、药物管理、安全（不良）事件管理。日间手术专项管理包括：当日手术取消率、首台准备延迟率、健康教育落实率等，如表3-2-2所示。核查频次中，抢救车和无菌物品管理需每月进行质量评价，对于交接班、医嘱执行等则根据科室情况，一年不少于3次即可，若不良事件（跌倒）有发生，可适当增加质量管理频次，灵活掌握质量指标评价时间点，以提升管理效果。

表3-2-2 质量管理年度计划示例

项目	每次抽查例数	最低频次	项目	每次抽查例数	最低频次
患者身份识别与查对制度执行	≥10	3	护理交接班	—	2
转科交接/手术交换护理质量	≥10	3	非计划拔管风险管理	≥10	3
其他基数药品管理	—	2	节中护理工作检查表	—	春庆、国庆
抢救车管理	—	12	节前护理工作检查表	—	春节、国庆
无菌物品管理	≥20	12			
危急值护理管理	≥10	2	健康教育落实率	≥10	12
医嘱执行质量考核	≥10	3	转入专科病房率	—	12
跌倒/坠庆风险管理	≥10	3	当日手术取消率	—	12

注：“—”为日间术种的不考查内容。

（三）建立日间手术相关的护理制度、规范

依据患者十大安全目标、《三级医院评审评价实施细则》《优质护理服务实施评价标准》等，在适合日间手术的工作特点和性质，建立相关制度和规范，促进护理工作的标准化、规范化，提升护理质量。

1. 日间手术相关制度

严格的护理查对制度，结合手术台次和难度的弹性排班制度、预约排程制度、专业的随访制度，以及结合医院运营管理的绩效考核制度等。以查对制度为例，传统的病房护理节点是从入院后开始，而日间

手术病房护理包括预约、手术排程、入院、手术、术后护理、出院及术后随访，因此严格的查对需要贯穿全流程各环节。全流程的查对从患者在预约处开始，包括对检查报告、手术信息的审核，术前准备的知晓；手术交接时严格遵守身份识别制度、手术交接规范、药物查对等，对检查结果、手术部位标识、医疗文书签署进行核实，确保患者手术安全。

2. 日间手术相关规范

日间手术相关规范包括医护一体交接班规范、多模式健康教育规范（术前、术后）、日间手术护理常规规范、医护一体临床路径护理管理规范、护理文书书写规范、围手术期快速康复（ERAS）规范等。

值得一提的是，日间手术的运行需要手术医生、病房医生、麻醉医生以及护理人员等参与，共同对患者围手术期、随访问题的发现、讨论。护理人员在任何情况下发现患者检查结果异常、术后引流管、疼痛等症状异常，需尽快与医生进行交接报告，及时解决；护理人员需参加医生的床旁查房，了解患者手术情况、术后观察要点、随访复查注意事项等。日间手术医护一体交接班能保证医护间的有效沟通和无缝合作，为患者提供连续性的最优医疗服务。对于特殊情况交接班，需医生指导护士有针对性地对患者进行护理，同时护理交接中，夜班护士需要对患者夜间病情变化、治疗护理的完成情况、患者现有状况进行床旁交接。

3. 应急预案

日间手术应急预案包括在院期间和离院后的应急预案。在院期间应急预案有过敏性休克处置、用药差错、职业暴露等应急预案，以及各类疾病术后并发症发生的应急预案；离院后患者发生病情变化应有日间手术处理的绿色通道，尽早发现，保证患者能及时返回医院接受医疗处理。

4.诊疗护理路径化

日间手术具有计划性强的特点，从预约、入院到随访各环节环环相扣，需医护一体制定标准化日间手术临床路径和护理路径单，明确院前、入院、手术、院后各阶段的护理工作内容和岗位职责，确保各环节的最佳医疗护理方案。诊疗护理路径如图3–2–4。

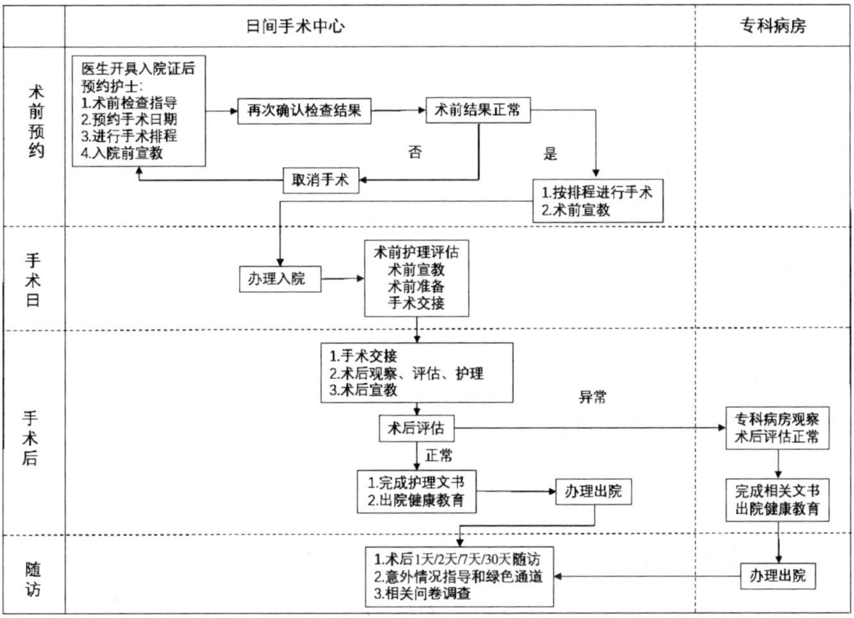

图3–2–2　日间手术诊疗护理路径

小　结

我国目前重视并大力发展日间手术模式，随着日间手术管理流程的不断精进，日间手术量不断增加，手术种类多样化、复杂化，必将给护理管理工作带来较大的挑战。日间手术病房护理管理重点包括合理的病房环境设置布局、严格的患者和陪伴的管理、完善的人力资源管理，以及良好质量控制和管理，才能促进日间手术患者手术全流程得到良好的护理，从而促进日间手术高效率、高质量发展。

（戴燕　黄明君　张黎）

第三节 日间手术出院后管理规范

日间手术改变了传统的住院管理模式，将以往需要住院几天的患者，在一天内完成住院、手术和出院整个流程，同时还要保障患者出院后的医疗质量与医疗安全，需要制定更加严格和规范的准入标准及入院、出院管理规范制度。在此背景下，我们结合华西医院日间手术中心多年运行管理经验、国内外文献以及国内的实际情况，制定日间手术出院后管理规范，以期为国内医疗机构开展日间手术提供参考。

一、日间手术出院评估

日间手术整个过程仅仅一天，除了融入ERAS理念促进患者快速康复外，严格的出院评估是保障患者出院后的医疗质量和安全重要的举措，是患者围手术期不可或缺的一环。在患者出院时，充分评估其病情恢复情况，如生命体征、活动能力、疼痛、恶心呕吐及专科并发症情况等，患者在其满足一系列出院标准且通过医务人员出院评估后，才能出院进入家庭康复过程，具体如下。

（一）出院标准

患者术后康复是一个持续的过程，开展日间手术的医院需要制定日间手术患者出院标准，要有严格的出院标准才能保障患者围手术期的医疗安全。日间手术患者需要达到以下出院标准才能出院：

①患者生命体征平稳，意识清楚，对答切题，对时间、地点、人物有清楚的认知；②术后疼痛可耐受或通过口服药得到控制；③患者能够进流质饮食，无发热、无恶心呕吐；④无手术部位意外出血

等专科并发症发生；⑤患者在出院前已通畅自行排尿；⑥患者可正常步行，无头晕疼痛等不适；⑦患者与家属做好了出院准备，出院后有家属陪护。

各个专科病种出院标准见专科管理规范。

（二）出院评估

PADS评分量表因简单便于操作，被世界上多数国家的日间手术中心采用。PADS评分量表内容包括五个项目（表3-3-3）：①基本生命体征；②活动能力；③疼痛；④术后恶心和呕吐（PONV）；⑤切口出血。各单项评分0~2分，各个项目相加后总分10为满分，只有总分≥9时，方可准予患者离院。若患者术后有专科并发症，则根据病情需要，转入专科病房进一步治疗；若患者仅仅有恶心、呕吐、切口疼痛或头痛头晕等轻度术后不良反应，对症处理后根据病情恢复情况，经评估后患者正常出院回到家中进行家庭康复，或者转入社区卫生服务中心进一步观察。

以上五项指标仅仅是比较粗略的指标，日间手术患者出院评估还应结合患者临床实际情况综合判断，如患者术后留置胸腔闭式引流管、血浆引流管及尿管等，出院时引流管不能拔除，部分患者不能回家康复，则需要转入专科病房或者社区继续观察治疗。因此，对于日间手术患者出院评估还需要制定更多的有循证医学证据的评价指标和评价方法，保障日间手术患者整个围手术期医疗质量和安全。

表 3-3-3　日间手术患者术后出院评估表

项目	内容	分数	得分
1.血压和脉搏	大于术前基准20%以内 大于术前基准 20%~40% 大于术前基准40%	2 1 0	

续表

项目	内容	分数	得分
2.活动能力	步态平稳与术前接近 需要帮助 不能走动	2 1 0	
3.恶心呕吐	轻度，口服药可控制 中度，注射药物可控制 重度，需反复注射用药	2 1 0	
4.出血	轻度，无须换药 中度，须换药2~3次 重度，须换药3次以上	2 1 0	
5.疼痛	轻度，用口服药可缓解 中度，须注射用药方可缓解 重度，须反复注射用药	2 1 0	
合计			
评估人签名		评估时间： 年 月 日 时 分	

二、日间手术出院指导

在患者出院时，出院宣教由主管医师和护士共同对患者及家属进行出院指导，教会患者家庭自我护理，熟悉一些基本的家庭护理知识。除了给患者出院病情书上的出院医嘱以外，宣教内容还应包括：口头的、纸质版及电子版（APP）宣教，内容涵盖出院后病情变化、伤口观察、术后用药、术后功能康复、大小便情况、饮食、睡眠、活动及心理等。同时，针对不同日间手术病种应有个体化出院宣教内容，如乳腺癌、甲状腺癌及肺癌等（详见专科管理规范内容）。国外有研究表明，良好且系统的术前及术后出院宣教有利于患者术后恢复，减轻患者焦虑心理，提高患者对日间手术的满意度，也保障患者医疗质量和安全。

三、日间手术出院后管理

日间手术患者出院后并不意味着医疗活动终止，患者出院后仍需在家庭或者社区继续康复，促进其生活能力和社会工作能力尽快恢复。所有日间手术病种均应严格按照临床路径管理，入院、手术及出院均有要求，每个病种出院后管理均有相应的医嘱包，包括患者术后专科随访内容、饮食、活动、心理等多方面。患者出院前，由随访人员将患者居住小区、基本信息、手术方式及术后是否有特殊要求等内容，通过随访APP发送至患者居住小区所在的社区卫生服务中心医务人员电脑终端，由社区医护人员负责患者术后基本随访。患者术后随访由医院和社区医务人员共同完成，相互补充，双重保障患者术后安全。

（一）日间手术术后随访制度及随访医护人员职责

为更好地对日间手术患者术后服务，了解患者术后的康复情况，确保患者术后的医疗安全，日间手术病房应成立专门的随访中心，建立完善的随访制度，并配备专职随访医护人员，全天候24小时为患者服务。随访人员应将患者的病情变化或康复情况详细记录，便于动态分析存在的问题，若有患者意见或建议也应如实记录，以便日间手术管理流程的优化，管理质量持续改进，更好地为患者服务。随访中心医护人员应该具备以下职责：

①日间手术中心随访人员的基本素质：工作认真负责，临床工作经验丰富，热爱本职工作，服务态度好，解释、咨询耐心细致，综合能力强；②日间手术中心每日安排专人负责电话、微信、APP等随访工作；③随访人员应根据不同病种要求在患者出院后前三天，给予相应的咨询服务，并于术后7天、14天及30天再次随访，了解患者病情恢复情况；④随访人员在随访咨询时应严谨、及时，如遇患者病情危急，

应及时向医生汇报处理，并做好患者病情变化的相应记录，同时指导患者及时到附近医院或我院急诊就诊，并启动院外应急预案；⑤建立详实的随访记录资料，记录内容包括：随访日期及时间、患者姓名、性别、年龄、科别、出院诊断、手术日期、手术名称、主要病情及需要解决的问题，回复日期及时间、回复者姓名等；⑥为保证随访质量，日间手术中心可设置随访电话录音，随访人员务必认真履行工作职责，如实填写随访记录内容。

（二）术后随访

尽管出院时医护人员为确保患者安全已经对其病情进行了充分的出院评估，但由于手术涉及麻醉、外科手术等多方面，加之患者自身缺乏医学知识，回家后对出现的病情变化甚至并发症不认识、不了解，也不能及时处理，为防止上述情况发生，保障患者出院后医疗安全，术后随访是必要的。术后随访，是指随访医护人员和患者及患者家属进行有目的的沟通和交流，让患者在家就能享受到医院的医疗服务，既能解除部分患者术后的后顾之忧，也能预防和及时处理术后可能发生的并发症，保障患者术后的医疗安全，同时也增加患者的就医满意度。

（三）随访计划

患者术后随访计划包括随访时间、随访次数、随访内容及随访形式等。由于日间手术病种较多，不同病种随访内容及随访频次等有一定差异。

1.随访频次

根据不同日间手术病种，术后有不同随访频次，日间手术术后患者一月内常规随访3~5次，一般在术后第2天、3天、7天、14天、30天随访，特殊情况下，根据患者病情变化则增加随访频次。

2.随访内容

日间手术所有病种均按临床路径管理，且有严格的准入制度，严重并发症的发生率极低，但是小的并发症发生很常见，有文献报道，日间手术术后并发症发生排前三位的是疼痛、恶心呕吐和出血，其他发生率较低的有术后尿潴留、发热及一些专科并发症，如日间腹腔镜胆囊切除术后继发胆总管结石或急性胰腺炎，麻醉相关并发症，如头痛、头晕及咽喉肿痛等不适。日间手术住院时间为24小时，住院时间与传统住院时间明显缩短，患者在医院得到的医疗照护明显减少。日间手术术后随访内容除了常见并发症外，还要注意随访专科并发症。常规随访内容包括：出院后有无恶心呕吐、头痛头晕，伤口是否出血、感染等，以及患者术后饮食、活动、生活及心理能力恢复等。除了共性随访内容外，应针对不同病种应制定个体化随访内容，如日间手术腹腔镜胆囊切除术后患者，需观察患者术后是否腹痛、发热、皮肤巩膜是否黄染及小便颜色等；肠息肉切除术患者要注意随访术后是否腹痛，是否便血，便血的颜色、量等；眼科手术，如白内障术后患者伤口有无渗血，有无视物模糊等。

3.随访形式

术后随访形式主要包括电话随访、门诊随访、上门访视及社区随访。电话随访是较常规的传统的随访方式，可直接与患者沟通，为患者提供及时有效地康复指导，可以早期发现术后并发症，以便及时处理，保障患者出院后医疗安全。电话随访不仅可以节约随访时间，还可节约患者到医院就诊的时间及经济成本。特殊情况下，电话随访不能准确判断患者病情变化，需要指导患者到医院门诊或急诊就诊处理。日间手术医院社区一体化服务模式的建立，把社区的医务人员纳入日间手术术后随访体系，是保障患者术后质量安全的重要举措。社区的全科医生和护士可以为患者提供社区门诊或家庭上门访视服务，大大解决了术后的安全隐患，同时也避免了患者术后复诊挂号多次往返家庭和医院，方便患者就医，提高了患者满意度。

随着网络时代的到来，移动医疗快速发展，新兴的互联网+随访形式对日间手术出院后管理有巨大推动作用，主要包括随访APP、微信公众号、微博及网络咨询等。互联网+的新的随访形式，能融合语音、视频、图像等多种形式数据，使医患之间的随访沟通不受时间、地点、空间的限制，而且更为灵活、便捷。患者在病情变化时，可以通过网络或者APP实时上传图片或视频，如伤口是否感染，是否渗血，肠息肉切除术后患者便血的颜色、便血量，是鲜血还是血凝块，通过图片或视频的形式，可以准确判断患者病情是否需要及时就诊。同时，互联网+可以及时、准确地收集大量随访数据，并进行定期统计，可以对日间手术随访工作进行持续质量改进。互联网+的随访模式是对传统术后随访的重要补充，结合门诊和社区随访，多种随访模式并存，进一步保障日间手术患者术后医疗质量和安全。

（四）日间手术术后随访注意事项

为更好地为患者服务，增加随访成功率，日间手术随访中心医务人员在随访工作中有许多注意事项，主要有以下内容：①随访中心医护人员在随访前应做好准备工作，充分了解并核对随访术后患者的基本信息、手术情况及病情恢复，熟悉随访内容。只有充分了解患者的病情，才能与患者进行有效的交流，才能从患者那里获得准确的反馈意见，保障随访的成功；②随访人员的态度应诚恳、语言亲切、具有亲和力、耐心倾听患者的讲述，要让患者感觉到真诚和耐心；③对于随访时间，应尽量避开用餐和休息时间，要充分考虑到方便患者，注意随访技巧，提高随访的成功率；④对于随访内容，应根据患者手术相关病情询问，按医疗常规给予康复指导。回答患者医疗问题需谨慎，避免简单判断和随意指导。随访是患者的康复指导，而非远程医疗，对于无把握的治疗和反馈问题，应及时联系主刀医生或相关专家解决问题，或向专家咨询了解病情后再答复患者，在病情需要时，应指导患者在主刀医生的门诊复诊再制定康复或治疗方案。

（五）应急预案

术后随访可以充分了解患者术后心理、生理社会能力恢复以及并发症发生情况，但是患者术后病情康复是一个动态过程，有可能发生不可预测的突发情况。开展日间手术的医院应建立完善的日间手术患者术后应急预案，以保障患者术后医疗安全。不同日间手术病种患者术后出现危急情况有所差异，如肠息肉切除术后患者解鲜血便且量大，乳腺癌患者术后引流管引流出大量鲜血，腹腔镜胆囊切除术后患者腹痛、黄疸、发热等发生，应指导患者立即到急诊就诊，手术医生或其住院总医师应尽快到急诊查看患者，以便及时处理。开展日间手术的医院应建立绿色通道优先诊治，这需要手术科室、急诊科及医院管理部门的协调沟通，以最大限度保障患者术后医疗安全。为保障患者医疗安全，有条件的医院，应尽量实施医院—社区双重管理，患者术后伤口拆线换药、饮食、睡眠及心理等常规处理，可由社区医务人员完成。若患者出现并发症，社区医务人员不能判断患者病情或病情加重社区处理条件不够，及时与医院随访人员联系处理，甚至联系主刀医生指导处理，决定患者到医院门诊或急诊就诊，专科评估患者是否需要入院，甚至再手术等，进一步保障日间手术患者围手术期的医疗质量与安全。

小 结

国内开展日间手术的医院众多，而且开展病种术式涵盖外科、内科、妇科、儿科、口腔、眼科及耳鼻咽喉科等大多数科室，需要根据开展日间手术医院的管理模式及开展日间手术病种等具体情况来制定适合自身的日间手术出院后管理规范，最终目标是保障日间手术患者出院后的医疗质量与安全。本规范是基于大部分医院和病种而言，可以为其他医院的日间手术出院患者的管理提供借鉴，并为全国日间手术专业领域内相关规范指南，乃至国家卫生行政管理部门出台日间手术相关政策的制定提供参考。

（刘洋　王煜　詹丽莉）

第四节　日间手术室管理规范

手术室运行的质量与效率直接体现了医院的整体运营能力，日间手术室作为日间手术流程中重要的组成部分，直接影响着日间手术的安全与效率，良好的日间手术室管理是保障日间手术顺利进行的基础。

手术室作为平台科室，联系了外科科室、麻醉、护理、医技等多个职能部门，涉及各类人员复杂，功能错综，尤其是日间手术模式下，诊疗流程较传统择期手术变化较大，手术本身均有短、频、快的特点，对手术室护理具有较高的要求，同时也对日间手术室的管理提出了一定的挑战。但目前国内外缺乏对日间手术室统一、规范的管理标准，对日间手术的进一步推广造成了一定的困难，因此，制定本日间手术室管理规范，旨在为日间手术的规范化管理提供参考。

一、日间手术室的环境布局管理

日间手术室宜与日间手术病房相邻，各医院可根据实际情况建设日间手术室的规模，并根据手术量、手术的类型与级别确定手术间的数量及空气洁净级别。日间手术室内部平面布置与通道应符合功能流程短捷及洁污分明的原则，在环境布局功能上应包含洁净手术室和辅助用房，常规分区为限制区、半限制区和非限制区。限制区包括手术间、洗手间、手术间内走廊、无菌物品间、药品间等，半限制区包括器械室、手术间外走廊、麻醉后恢复室等，非限制区包括办公室、医护休息室、配餐室、卫生间、等候室等。设计中应充分考虑到患者、医师、护理及辅助人员的需求。日间手术室必须划分洁、污流向，可根据实际情况选择单通道型、双通道型或多通道型，工作人员应有单独的进出口。

二、日间手术室的仪器设施管理

日间手术室内的仪器设施应满足各类手术的需求，各项设施条件应不低于住院手术室，并配置抢救设备等。每间洁净手术室的基本装备应符合表3-4-1的要求。

表 3-4-1　洁净手术室基本装备

装备名称	每间最低配置数量	要求
无影灯	1套	根据手术室面积和手术要求配置，宜采用多头型；控制面板位于送风面纸上，距离送风面不应小于5 cm
手术台	1台	应沿手术室长轴布置，满足手术的要求
医用气源装置	2套	应分别设置在手术台患者头部右侧吊塔和靠近麻醉机的墙上，距地高度为1.0~1.2 m
麻醉气体排放装置	1套	宜设在麻醉吊塔或壁式气体终端上
计时器	1套	应兼具麻醉计时、手术计时和一般时钟计时功能，应有时、分、秒的清楚标识，并配置计时控制器；停电时能自动接通自备电池，自备电池供电时间不低于10小时；计时器宜设在患者不易看到的墙面上方
观片灯或终端显示屏	根据需要配置	按手术室大小类型配置，宜设置在术者对面墙壁上
麻醉柜	1个	宜嵌入手术台头端墙上合适位置

续表

装备名称	每间最低配置数量	要求
器械柜	1个	宜嵌入手术台脚端墙内方便的位置
药品柜	1个	
净化空调调控面板	1块	宜设置于手术车入口门侧墙上

在此基础上，可根据实际情况选择性增加，如免提对讲系统、保暖柜、微压计、记录板等。此外，由于微创手术技术的发展及快速康复理念的普及，建议根据实际情况配备腔镜系统，并根据手术需求配置相应的动力系统。

三、日间手术室的组织管理

（一）组织构架

日间手术室作为手术室护理团队中的一个单位，组织结构应涵盖术前、术中和术后，清晰明确，由手术室科护士长统一管理，日间手术室护士长负责日常工作管理，保证日间手术室护理的连续性、安全性和一致性，确保日间手术的护理质量与安全。日间手术室护理人员应具备丰富的临床经验，有较强的沟通、应变能力，具体配置应满足各医院实际手术需求。

（二）岗位职责及管理

结合各医院日间手术室的实际工作情况，设置所需岗位，明确关键岗位，制订岗位说明书。各岗位的设置与管理应科学化、合理化、灵活化，综合考虑护士的能力与岗位的需求。关键岗位即在手术室护理工作中起到重要作用或重要辅助作用的岗位，需要具备关键技能、不易被取代。因此需要由临床工作经验丰富、业务能力强的高年资护士担任。人力结构可分为管理人员、临床护理人员、辅助工作人员。临床护理人员如洗手护士、巡回护士、麻醉复苏护士，是日间手术室护理工作的主题，需占护理人力总数的90%以上，主要满足临床手术配合需求。辅助工作人员主要负责各类无菌物品、设备、耗材的管理与供应。各部分人员安排应职责清楚，责任明确，有效协作，共同实现日间手术室的管理目标。

（三）运行状态分析、效益评价及满意度调查

日间手术室应对日间手术的业务量、医疗资源的使用率、手术间的使用率、非计划停手术情况等进行分析，以了解日间手术室的运行状态，并对其社会效益及经济效益进行分析评价，及时发现及解决运行中的各类问题。

患者、医生、护士的满意度调查可以促进日间手术室的流程改善，调查内容包括患者对日间手术治疗过程、医护人员态度等的满意度；医生对日间手术室的器械耗材供应、护理人员的专业素质与态度等的满意度；手术室护士对管理方式、薪酬、工作环境等的满意度。

四、日间手术的排程管理

手术预约排程是手术室资源调配控制的关键环节。日间手术快速运转模式需要流程中每个环节工作高速呈现，与住院患者入院排程有一定的区别，规范日间手术排程，有利于有效利用手术室资源，提高手术运转效率。

排程方式包括手术医生信息、患者信息、拟手术名称、特殊感染等。日间手术的排程可按以下方式进行：

（一）按患者的收治方式进行排程

集中收治的患者由日间预约中心预约手术，直接进入日间排程，于独立日间手术室进行手术；分散收治的患者由住院病房预约手术，并注

明“DS”即Day Surgery，进入相应住院手术室排程，日间手术排程原则上优于择期手术，即同一手术医生名下，优先排程日间手术。

1.日间手术中心排程

日间手术中心根据手术时间长短合理预约手术患者，并于术前1天将预约情况上报手术调度中心。手术调度人员则根据外科医生手术轮次、手术间的开放情况安排手术间和手术顺序，并将排程结果返回日间手术病房，便于病房护士进行术前准备。

2.手术联合排程

所有分散收治的日间手术患者术前均由病房电话确认排程情况，并在手术前1天进行电子排程，注明“DS”。分散收治的患者日间手术将与次日择期手术进行联合排程，根据类型、所需专科仪器设备、外科医生手术轮次、择期手术时间长短合理安排手术间及手术顺序。

（二）按患者聚类原则进行排程

将同一类手术排在一起，方便医生进行连续操作和护士进行药品器械准备。按照麻醉方式不同，将全麻、局麻手术按照是否需要观察复苏分别进行排程；按照清洁等级，手术风险分级标准把手术切口按照其清洁程度分为4类，分别为清洁手术、清洁–污染手术、污染手术、感染手术，将清洁度高的手术排在前面。排程时保证主要目标最小化完成时间和各手术间的均衡性。

五、手术安全管理

手术患者安全是医疗质量安全核心之一，而手术室时医疗护理风险最高的科室之一，日间手术模式下，手术室的安全管理尤为重要，只有建立健全和完善日间手术室的各项规章制度，落实制度的执行，规范各类人员的行为，才能保障患者手术治疗中的安全与质量。手术安全核查需贯彻覆盖整个围手术期。

（一）手术安全核查

手术安全核查是由多部门、多人员、多环节共同完成的一项工作，涉及手术患者、病房护士、手术室护士、手术医生、麻醉医生、转运人员等，须由多个部门相互协调，共同合作才能完成正确的核查，保证手术安全。

手术安全核查制度适用于各级各类手术，应由具有执业资质的手术医生、麻醉医生和手术室护士三方，分别在麻醉实施前、手术开始前、患者离开手术室前，共同对患者的身份及手术相关信息按规定内容及流程进行核查，并逐项填写完成《手术安全核查表》。手术团队成员应共同参与，强调有效沟通，排除隐患。

（二）手术患者转运交接管理

日间手术患者的转运交接对于患者的安全至关重要，必要的监测和规范的交接是安全转运的关键。

手术患者转运交接涉及多部门、多人员，转运人员应具备相应资质，转运前应确认并评估转运风险，选择合适的转运工具，确认转运所需的设备及物品且功能完好，转运中保证患者安全，妥善固定，明确交接内容及职责，并有相关记录。

（三）手术物品清点

手术物品清点的目的是为了防止手术物品遗留，保障手术患者的安全，包括手术敷料、手术器械及手术特殊物品的清点。

手术物品清点应遵循一定的原则：双人逐项清点原则、同步唱点原则、逐项即刻记录原则、原位清点原则。在规定的时间点对需清点的物品进行清点，包括物品的数量及完整性。

医疗机构应有物品清点制度和相关的应急预案，明确责任人、要求、方法和注意事项。如出现清点意外情况，应立即告知手术医生共同寻找，必要时根据物品的性质采取相应辅助手段查找，确保物品不遗留于患者体内。对于找到的缺失物品应共同确认其完整性。如采取各种手段仍未找到，应立即告知主刀医生及护士长，按清点意外处理流程报告，完善相应记录，并逐层上报。

（四）管路管理

日间手术患者在手术当日入院，入院后完成各项术前准备。常规由日间病房护士完成静脉通道建立等护理操作，特殊情况如患儿无法配合可进入手术间，在麻醉配合下建立静脉通道。局麻手术视具体情况决定是否建立静脉通道。遵医嘱进行液体治疗：优先选择平衡液进行液体治疗，根据患者血压、心率、禁食时间、手术失血量、失液量和尿量，必要时联合容量检测，如每搏量变异度、动脉脉压变异度等进行目标靶向液体管理。

日间手术无须常规放置引流管和胃管，如果术中放置胃管，麻醉苏醒前将胃管撤除。护理人员需注意向患者解释并取得配合，妥善固定各类管路，预防意外拔管事件的发生。一旦发生管路脱落，立即按导管脱落应急预案处理。

（五）体温管理

正常体温是维持人体新陈代谢和正常生命活动的基础。手术患者在麻醉期间丧失行为性体温调节能力，故围手术期普遍存在体温失衡现象，体温失衡影响机体的正常生理活动，对手术患者的手术安全及术后恢复均存在不利影响。日间手术时限24小时，对医疗的安全性和术后康复的速度和质量要求更高，因此对于日间手术患者尤其应加强体温管理，维持体温恒定。

日间手术术中应积极采用保温措施，维持中心体温高于36℃，防止术中低体温，加速患者术后康复。保温措施包括但不限于提高室温、保温毯、静脉输液加温、冲洗液加温等。

预防恶性高热，具有完善的应急处理流程，具备紧急处理能力或转运能力。

（六）跌倒坠床管理

跌倒坠床是患者安全管理的重要项目。日间手术术式术种多、麻醉方式不同，患者情况复杂，各医院需根据具体情况采取防范措施。包括但不限于转运安全、合理约束、环境安全等。

（七）感染控制与管理

外科手术部位感染的发生严重影响了患者的术后康复，给个人、家庭及社会造成不良影响，日间手术患者术后观察时间短，因此日间手术室尤其需要加强感染控制与管理。

预防原则包括但不限于：缩短患者术前等待时间、强调正确准备手术部位皮肤、正确合理使用抗菌药物、严格执行各类操作规范、对手术室环境进行定期监测。

（八）术中应急预案

日间手术需均有严格的准入标准，虽然患者病情相对稳定，但仍可能出现各种紧急情况。手术室作为外科手术和抢救的重要场所，需具备完善的术中应急预案、急救物品管理制度等。手术室各级人员应熟练掌握各项急救技能，还应具有高度的责任心、良好的心理素质，保证术中患者的安全。

六、手术护理质量管理

（一）手术护理质量评价指标

日间手术室在质量评价指标上宜与住院手术室一致，包括结构指标、过程指标及结果指标。管理者需注重质量管理工具的使用，合理利用质量管理工具进行质量评价，基于PDCA循环或基于证据进行护理质量持续改进，实现组织管理目标。

（二）术中护理管理

日间手术以短、频、快为特点，术中护理应做到手术配合标准化，建立标准化的手术流程及配合。加强各方沟通，配合日间手术围手术期疼痛管理，减轻患者术后疼痛，有利于患者术后早期出院。

（三）手术标本管理

病理标本是诊断和确定治疗方案的重要依据，是医疗法律的有效证据，也是外科诊断的金标准，由于病理标本具有不可替代性和不可重复性，标本管理不当将会给临床工作带来极大阻力，同时对患者造成不可逆损失。日间手术涉及手术种类多，病理标本数量多、处理方式多，且手术标本必须于患者出院前送检，日间手术室需加强手术标本管理。

建立完善的手术标本管理制度，包括交接及意外事件应急处理预案，明确责任人、要求、方法及注意事项等。制定标本留送标准，明确不同类型标本的留送方法及时间。明确责任并落实监督机制，确保手术标本送检安全、及时、有效。

（四）皮肤管理

手术压力性损伤发生率是评价手术室护理质量的重要指标。规范压力性损伤相关管理流程及制度，实施三级护理管理和监控，是有效防范和管理压疮的关键措施。除严格遵守日间手术选择原则外，护理人员仍需注意压力性损伤的可能。一般患者按常规进行压力性损伤的评估与预防，对于术前已存在压疮者，应详细记录现存压力性损伤情况，做好防护工作避免加重，同时预防新发压力性损伤，并做好申报工作，严格执行交接班制度。

（五）护理文书管理

日间手术模式下，患者住院时间短，各类医疗文书容错率低，因此对手术室护理文书管理提出了更高要求。

日间手术室护理文书书写应遵循客观、真实、准确、及时、完善的原则，按各医院实际情况对各项目进行填写，要求签名处均需签全名。日间手术护理记录应尽量简化，但仍需客观、真实反映手术治疗过程。

小　结

我国日间手术经过十余年的发展已有长足进步，并已展现出显著的卫生学、经济学优势，我国鼓励并重视发展日间手术模式。日间手术室护理作为日间诊疗模式中重要的环节，承担着手术治疗的重任，并需要在整个流程中与多职能部门进行沟通合作。护理管理的不完善及质量控制的欠缺会影响日间手术的开展。因此应根据医院的实际医疗水平、管理模式等具体情况实施，在本规范实施过程中不断收集反馈信息并进行更新修订。

（罗艳丽　朱道珺　覃燕）

第五节　日间手术护理管理规范

日间手术是指患者在1 天（24小时）内入、出院完成的手术或操作，具有减少术前等待时间、缩短住院日、提高床位周转率的特点。近年来日间手术在国内得到大力推广，国家卫生健康委员会已将“推行日间手术”作为医疗卫生改革的重点工作之一。华西医院作为最早规范化开展日间手术的医疗机构，至2009年底启运至今，已累计完成日间手术17万余台。

与传统住院模式不同，日间手术患者需在入院前完成术前检查、手术预约及入院前准备，如禁食禁饮、肠道准备等，患者出院后也通常需要继续接受医务人员的延续性护理服务。护理工作是患者安全的基础，确保护理工作的规范与安全，对于保障患者安全、提升医院管理质量起着不可估量的作用。华西医院日间手术中心将传统的住院护理模式进行了拓展，"前移后延"至患者入院前和出院后，将优质护理服务贯穿至患者的整个围手术期。

一、入院前护理规范

日间手术患者在入院前需完成术前检查及入院前准备，日间手术护理工作在患者开具入院证后就已开始，这就需要护士掌握日间手术患者的准入标准与手术指征，做好入院前健康教育，协助患者做好手术前各项准备，保障手术顺利开展。

（一）护理目标

通过优质、高效、精准、全面的术前评估与准入机制，以保障患者以入院手术治疗。

（二）护理措施

1.入院接待

入院接待护士举止端庄、态度热情、专业知识全面，主动问候患者及家属，使用简单、清楚、合适的语言，消除患者及家属的疑虑，缩短与患者的距离，建立轻松友好的护患关系。

2.患者准入把控

为了保障患者的手术安全，日间手术对患者、医师、术式等制定了一系列的准入制度。符合准入要求的患者需先在门诊完成术前检查，当检查结果符合日间手术准入标准，方能进行日间手术预约排程。护士须核查患者术前检查项目是否完备，是否进行麻醉评估，有问题及时与医生沟通解决。

3.心理护理

术前心理护理在日间手术中尤为重要，有效地心理干预可减轻患者术前焦虑，有助于患者的康复。护士应及时了解患者及家属对日间手术的认识与感受，针对患者问题认真解释，做好患者及家属的心理护理，解除患者及家属顾虑。

4.信息收集

患者信息收集的不准确，不仅会给患者带来诸多不便，也会增加医院的工作量，甚至埋下医疗纠纷的隐患。因此护士需准确收集患者的信息，尤其是电话号码、家庭住址等重要信息。

5.协调沟通

日间手术涉及手术医生、病房医务人员、手术室医务人员及麻醉医师多个科室的合作，护士则需做好各科室之间的沟通协调工作，综合手术医生与患者需求，基于手术室资源的基础上进行科学、合理的手术预约排程。

6.健康教育

日间手术流程紧凑，有限的接触时间和快速的手术治疗流程已成为制约护士实施术前健康教育的因素。日间手术护士则需充分利用各种时机，加强患者及家属的健康教育。在患者完成手术预约后，立即进行健康教育。内容包括：①简单介绍手术方式、麻醉方式以及术后镇痛方案，告知手术中可能出现的并发症及解决方案；②详细告知患者禁食禁饮具体时间；③告知患者家属具体入院时间、住院地点、大致手术时间、住院时间、医疗文书资料的准备、在家里患者自身的准备、家属陪伴等手术相关信息。

二、院中护理规范

日间手术患者在不到24小时要完成入院、手术、出院的全过程，与医务人员接触时间有限，在一定程度上给医疗和护理工作都带来了挑战。日间手术护理人员则需要在有限的住院时间内，优化护理工作流程，创新护理模式，保障院内护理服务质量。

（一）护理目标

保障患者的护理质量与安全，通过ERAS理念的医疗护理措施的实施，协助患者术后生理和心理的尽快康复，按计划安全出院。

（二）护理措施

1.护理评估

入院岗护士再次审核查术前检查资料、了解患者在家等待手术期间有无特殊的情况，包括发热、呼吸道感染、血压升高、血糖升高、特殊药物服用等，进行生命体征的测量，责任护士及时完成相应护理评估，如跌倒风险评估、VTE评估、疼痛评估、非计划拔管风险评估等，并根据相应的分值给予处理。

2.护患关系的建立

评估患者禁食禁饮执行情况，做好入院宣教、心理护理等，按手术与麻醉要求建立静脉通道，遵医嘱术前用药，告知患者手术排序的大致时间，尽可能减轻患者负性心理影响。

3.围手术期安全管理

质量与安全是日间手术亘古不变的主题。为了切实保障日间手术患者的质量与安全，需加强院内患者的安全管理，践行“十大安全管理目标”。日间护理需提高术前评估准确率、术前准备落实率、手术安全核查执行率、高风险评估落实率、出院随访有效率，有效降低护理并发症的发生率，保障患者围术期的质量与安全。

4. ERAS理念的融入

ERAS理念是采用一系列有循证医学证据的围手术期的优化措施，以减少手术患者生理及心理的创伤应激，实现其快速康复。与传统围手术期处理方法相比，ERAS理念可减少并发症、缩短住院时间、降低再住院率。日间手术以ERAS理念为基础，护士应按照ERAS理念实施相应的护理措施，助力患者的加速康复。

（1）缩短术前禁食禁饮时间：择期手术术前禁食禁饮是为了减少麻醉期间的呕吐和误吸，而长时间的禁食禁饮会导致患者发生口渴、饥饿、焦虑、脱水、低血糖等不良反应。责任护士根据患者手术排程顺序，个体化指导全麻患者进行术前禁食禁饮，如全麻手术术前8小时禁食固体食物、6小时禁食牛奶、2小时禁食清水、糖水等。

（2）术后尽早经口进饮进食：全身麻醉术后早期经口进饮进食对恢复胃肠蠕动、肛门排气排便有积极作用，使患者过渡到正常饮食所用时间减少，且不增加呕吐、腹胀的风险。术后根据麻醉与手术的不同，指导患者尽早经口进食。如局部麻醉患者术后返回病房可立即进食，全身麻醉患者术后2 小时、无恶心呕吐可开始少量饮水，患者如无不适，术后4 小时可进食少量流质饮食，6小时后可进食半流质和普食，特殊情况遵医嘱执行。

（3）鼓励帮助患者早期下床活动：长期卧床不仅增加胰岛素抵抗及肌肉丢失，而且减少肌肉的强度、损害肺功能及组织氧合，还会增加发生下肢静脉血栓形成的风险。护士应根据患者的实际情况，指导患者在术后进行循序渐进的活动，先进行床上运动，如体位变化、翻身、抬腿等，若无不适再进行床旁站立行走，再到病区活动，活动量目标是手术后第1天下床活动1～2 小时，出院回家后应下床活动4～6 小时。

（4）疼痛的护理管理：术后疼痛是影响患者术后康复、延迟出院和患者满意度的一个重要原因。日间手术护士应指导患者及家属学会正确认识疼痛，告知患者疼痛发生时应及时与医务人员联系；指导患者学会视觉模拟评分（Visual Analogue Scale，VAS）方法，在术前、术后多时间段采用VAS疼痛评估量表进行动态评估，当VAS评分≥4分，及时汇报主管医生，进行医疗护理干预，必要时遵医嘱用药。通过规范化疼痛管理，最大限度地减轻患者的术后疼痛，从而能减少延迟出院及提高患者满意度。

（5）患者与家属的培训教育：手术对患者及家属来说都是一个重大的应激事件，家属作为患者生活的照顾者和社会支持来源，在患者的治疗过程中起着举足轻重的作用。日间手术更加强调家属的参与，因患者家属在每个环节都发挥着重要的作用，故护士在实施健康教育时应注重家属的参与。针对不同的病种、不同的年龄、文化程度等，实施个性化的健康教育，采用口头讲解、书面宣教、多媒体宣教等多元化的健康教育方式，来提升患者及家属的接受程度。

5.并发症的早期管理

病情观察是对患者的病程和现状进行全面系统了解、对病情做出综合判断的过程。观察能力是临床护士最基本能力之一，护士具备良好的病情观察能力，可以及时发现病情的变化，提高治疗效果。华西医院日间手术随着不断地探索与发展，目前已开展了多项四级手术，如胸腔镜下肺癌根治术、腹腔镜下结肠癌根治术、甲状腺癌根治术、乳腺癌根治术等，这也对日间手术护理工作提出了更高的要求。护士应该加强病情观察，通过细致入微的观察，认真全面评估患者，及时掌握并对疾病的发展变化有预见性进行护理，做到早发现、早处理，有效地降低并发症的发生。

三、出院后的延伸护理规范

日间手术患者的出院并不意味医疗护理的终止，患者出院后仍需要在家继续康复。在脱离了严密的医疗护理观察下，患者及家属难免会遇到不能自行处理的健康问题，日间手术患者对出院后延续性护理服务需求较高。有效地随访对患者并发症的发现、提高患者依从性、改善患者及家属自护行为、提高患者生活质量及提升患者满意度都有一定作用。

（一）护理目标

通过出院后的护理服务为日间手术患者提供延续性护理服务，促进其生活能力和社会工作能力尽快恢复，保障患者出院后的医疗护理质量与安全。

（二）护理措施

1.制订随访计划

日间手术涉及病种较多，延续性护理服务护士则需针对不同的病种，患者出院时的不同生理、心理情况，制订和实施个体化的随访计划。

2.提供个性化的延续性护理服务

日间手术患者出院后需提供延续性护理服务，目前以电话随访为主，社区随访、互联网+随访等也进行了一定的探索。通过延续性护理服务，护士评估并了解患者出院后的病情变化、服药情况、饮食类型、活动方式、伤口情况、自我感受等，对患者现存的问题给予耐心细致地解答，及时解决患者现存的问题，并根据患者当前恢复状况，提供相应的指导。

3.数据收集

数据的收集也是延续性护理中的一项重要工作，通过数据的收集可以评价总结之前的工作。故延续性护理服务护士及时、准确地收集各项随访数据，并定期进行统计分析，必要时进行持续质量改进。

小　结

日间手术改变了传统的住院流程，患者在24 小时内完成住院、手术、出院，促使护理模式进行相应的变革。日间手术护理规范的制定和实施，体现了医院以人为本、以患者为中心的管理理念，明确了护理的服务方向，使各项护理行为更加科学与规范，提升了护理质量、保障了患者安全。

（戴燕 张雨晨 刘茜）

第六节　日间手术疼痛管理规范

良好的术后镇痛是日间手术患者围术期管理的重要工作，疼痛控制不佳不仅导致患者延迟出院，增加患者二次入院的风险，甚至导致围术期呼吸、循环、消化等系统重要脏器的并发症升高。

日间手术的疼痛管理不仅仅是镇痛药物和镇痛技术的使用，麻醉科医生、外科医生和日间病房护理等多学科团队合作也十分重要，因此建立规范的疼痛管理制度并严格执行才能有效地实施镇痛并实现日间手术患者的无痛快速康复。

一、建立标准的管理制度

疼痛管理包括医护人员疼痛知识的教育和培训，术前患者疼痛知识的宣教制度，术后定期评估记录疼痛评分直至患者出院，以循证医学为证据的术前和术后管理策略最优化，制定标准镇痛方案。研究发现对医护人员进行疼痛知识培训可以降低术后疼痛，并改善患者的满意度。

Goldsmith 等研究发现患者通过网络学习可以减低术后疼痛评分。系统的加速康复策略应用于日间手术可以缩短住院时间和降低并发症发生率，基于加速康复的疼痛管理制度可以给日间手术患者带来更多益处。

二、多模式+预防性+去阿片化是日间手术疼痛治疗的基本原则

（一）多模式镇痛

多模式镇痛是联合使用不同方式不同机制的镇痛药物和方法，作用于疼痛传导通路的不同靶点，发挥镇痛的相加或协同作用，尽量减少阿片类药物的用量进而减少其副作用。多模式镇痛常采用的方法包括超声引导下的外周神经阻滞与伤口局麻药浸润联合、外周神经阻滞和（或）伤口局麻药浸润+对乙酰氨基酚、外周神经阻滞和（或）伤口局麻药浸润+NSAIDs药物或阿片类药物或其他药物、全身使用（静脉或口服）对乙酰氨基酚和（或）NSAIDs药物和阿片类药物及其他类药物的组合。应联合应用作用机制不同的药物，包括阿片类、曲马多、NSAIDs等。术前使用普瑞巴林或加巴喷丁、特异性COX-2抑制剂、α_2-肾上腺素能受体激动药及氯胺酮等，也可能减轻术后疼痛并有阿片类药物节俭和抑制中枢或外周疼痛敏化作用。采用多模式平衡镇痛可以明显减少阿片药物用量，最大限度实现去阿片化，改善日间手术患者术后疼痛程度（特别是活动后疼痛），降低阿片药物相关不良反应，促进患者早期恢复日常活动，进一步缩短住院时间，促进患者快速康复，最终让患者治疗后的短期和长期获益最大化。

（二）预防性镇痛

预防性镇痛是在人们在超前镇痛学说的基础上发展而来的镇痛新概念，超前镇痛认为防止伤害性冲动到达中枢可以预防疼痛的发生，这种治疗措施优于在疼痛发生之后再治疗疼痛。进入21世纪，人

们逐渐认识到超前镇痛概念的不足，并将这一理论发展成预防性镇痛（Preventive Analgesia）。预防性镇痛主张在疼痛发生前使用镇痛药，并将镇痛措施贯穿于围手术期全程，实现从切皮到创伤最终完全愈合的整个过程中，完全阻断来自手术创伤的所有疼痛和伤害性信号的传入，最终防止中枢敏化。预防性镇痛强调镇痛实施的时机，多模式镇痛强调镇痛药物和方式，两个理念有机地融合后最终实现去阿片化的目标，促进日间手术患者快速康复。

（三）多模式镇痛的具体药物和方法

1.对乙酰氨基酚和非甾体类消炎镇痛药（NSAIDs）/选择性COX-2抑制剂是围手术期最基本的止痛药物。对乙酰氨基酚是非那西丁的体内代谢产物，通过抑制中枢神经系统合成前列腺素，产生解热镇痛作用。对乙酰氨基酚具有中枢性抗伤害作用，在细胞水平可抑制环氧合酶（Cycloxygenase，COX）活性从而减少前列腺素生成，还可通过抑制下行的5-羟色胺通路和中枢L-精氨酸/-氧化氮通路发挥作用。单独应用可治疗轻至中度术后疼痛，与阿片类药物联合应用，可发挥镇痛相加或协同效应。常用剂量为每4~6小时口服10~15 mg/kg，日剂量不超过4 000 mg时不良反应小，过量可引起严重肝脏损伤和急性肾小管坏死。所有NSAIDs药物均可用于患者术后轻、中度疼痛的镇痛，或中重度疼痛的多模式镇痛治疗。对COX-1和COX-2作用的选择性是其发挥不同药理作用和引起不良反应的主要原因之一。使用COX抑制药的危险因素：①年龄>65岁（男性易发）；②原有易损脏器的基础疾病：上消化道溃疡、出血史，缺血性心脏病或脑血管病史（冠状动脉搭桥围手术期禁用，脑卒中或脑缺血发作史慎用），肾功能障碍，出凝血机制障碍和使用抗凝药（使用选择性COX-2抑制药不禁忌）；③同时服用皮质激素或血管紧张素转换酶抑制药及利尿药；④长时间、大剂量服用；⑤高血压高血糖、高血脂吸烟、酗酒，使用非选择性NSAIDs

必要时要加用H_2受体阻断剂、质子泵抑制剂或枸橼酸铋钾等胃肠道黏膜保护剂。

2.局部神经阻滞是日间手术镇痛多模式镇痛的基本组成，只要患者没有禁忌证，应该建议每个手术患者采用局部神经阻滞作为基础镇痛。应用于日间手术的局部阻滞镇痛技术主要包括局部切口浸润麻醉或者单次外周神经阻滞，不推荐使用连续神经阻滞或椎管阻滞。常用于术后镇痛的局部麻醉药有：丁哌卡因、罗哌卡因等。丁哌卡因作用时间长价格低，广泛用于术后镇痛但药物过量易导致中枢神经系统和心脏毒性。罗哌卡因对运动神经阻滞作用相对较弱，“动感分离”现象较丁哌卡因更明显，毒性低于丁哌卡因，是用于术后镇痛较理想的局部麻醉药。切口浸润可在手术结束时由外科医生依据解剖逐层浸润0.2%~0.5%罗哌卡因。单次臂丛神经阻滞、坐骨神经阻滞、股神经阻滞等可用于四肢手术，单次椎旁阻滞、腹横肌平面阻滞、前锯肌阻滞、肋间神经阻滞、竖脊肌阻滞、腰方肌阻滞等可用于胸腹部手术，局麻药物可选择0.2%盐酸罗哌卡因，加入地塞米松和右美托咪定可延长镇痛作用时间。

3.阿片类镇痛药通过与外周及中枢神经系统（脊髓及脑）的阿片类受体结合发挥镇痛作用。阿片类镇痛药按药理作用可分为激动药（吗啡、芬太尼、哌替啶等）、激动–拮抗药（喷他佐辛、纳布啡等）、部分激动药（丁丙诺啡）和拮抗药（纳洛酮等），按照其镇痛强度可分为弱阿片药和强阿片药。弱阿片药可口服用于轻、中度急性疼痛，包括可待因、双氢可待因等。吗啡、芬太尼、哌替啶、羟考酮等强阿片药，主要用于术后中至重度疼痛治疗。阿片类激动药是目前已发现的镇痛作用最强的药，并且没有“封顶”效应，镇痛作用随剂量的增加而增强。阿片类镇痛药最常见的不良反应包括：恶心呕吐、便秘嗜睡及过度镇静、呼吸抑制等。日间手术不推荐使用纯激动强阿片类药物作为首选的术后镇痛药物，根据术后疼痛的严重程度，可与非甾体类消炎镇痛药/对乙酰氨基酚联合使用。激动–拮抗药或者部分激动药可用于术后突发急性疼痛时临时补救用，但应在住院期间使用，不作为出院后口服用药。

4.曲马多是一种人工合成的非阿片类中枢性镇痛药物，通过抑制5–羟色胺和去甲肾上腺素的再摄取发挥镇痛作用。曲马多用于治疗中等至严重的术后疼痛，用药后可能有多汗、恶心、呕吐、眩晕、口干、疲劳等不良反应，但较阿片类药物抑制呼吸的风险小，对胃肠运动功能的抑制作用小，较少发生便秘。曲马多可与对乙酰氨基酚、非选择性NSAIDs、选择性COX–2抑制剂等合用效应相加者协同作用。日间手术后镇痛曲马多的推荐剂量是手术结束前30分钟静脉注射2~3 mg/kg，术后静脉注射50~100 mg，q12h或者口服曲马多缓释片50~100 mg，bid，出院后不作为常规用药仅在患者疼痛突然加剧时临时口服一片。

5.地塞米松：多项研究发现诱导前或者术中静脉给予5~10 mg地塞米松可以明显降低腹腔镜胆囊切除术和乳腺手术等手术后疼痛评分及恶心呕吐发生率，缩短PACU驻留时间，延长术后第一次需要补救镇痛用药的时间，同时并不影响伤口愈合及增加感染风险，目前并无证据显示单次剂量地塞米松对糖尿病患者有害。因此地塞米松应常规作为日间手术多模式镇痛的用药，用药方式：麻醉诱导前或者术中静脉单次给予5~10 mg。

6.日间手术患者术前口服加巴喷丁900~1 200 mg或普瑞巴林15~300 mg有增强术后镇痛作用，防止中枢敏化作用。普瑞巴林150 mg可以降低腹腔镜胆囊切除手术后急性疼痛，对于全膝关节置换手术的患者，术前口服300 mg，术后序贯14天50~150 mg，一天2次，可以降低术后慢性疼痛的发生，患者术后30天的膝关节功能恢复状态更好。腹腔镜妇科手术患者口服普瑞巴林150 mg联合布洛芬800 mg，疼痛评分明显改善。机器人前列腺手术患者术前口服普瑞巴林150 mg联合对乙酰氨基酚975 mg及塞来昔布400 mg，术后阿片药物用量明显下降。

小　结

只有通过不同作用机制、不同给药时间、不同镇痛药物种类的多模式、个性化的镇痛方案，才能真正实现日间手术的无痛化，减少疼痛及镇痛药物的并发症，提高日间手术患者的满意度，为创建日间无痛病房奠定良好的基础。

（刘飞　宋应寒　朱涛）

第七节　日间手术PONV管理规范

PONV是日间手术全麻患者术后的常见问题，2012年美国一项大型调查发现日间手术后48小时内的恶心呕吐发生率达37%，2014年美国日间麻醉学会报道称日间手术后呕吐发生率达30%，恶心发生率50%。PONV是术后一种很不愉快的感受，恶心表现为胃部的不适感伴有呕吐的强烈欲望，呕吐则表现为胃内容物从口腔中强力排出的过程，常伴有恶心。患者甚至认为PONV是比疼痛更难忍受的一种体验。虽然PONV一般是自限性，但也可能导致严重并发症如反流误吸风险、切口裂开、食管破裂等。未得到有效治疗的PONV患者，延长患者在麻醉恢复室（PACU）的停留时间，降低患者满意度，导致日间手术患者意外住院，增加治疗费用。因此制定PONV管理规范，是优化日间手术管理的重要工作。本规范包括四方面：PONV的发生机制、识别PONV危险因素、PONV常用防治药物和措施、基于风险评分的PONV防控策略。

一、PONV的发生机制

呕吐中枢位于第四脑室腹侧面极后区（Area postrema）化学触发带和孤束核上方，分为神经反射中枢和化学感受器触发带。神经反射中枢接受皮层（视觉、嗅觉、味觉）、咽喉、胃肠道和内耳前庭迷路、冠状动脉及化学触发带的传入刺激。化学触发带包括了5–HT_3受体、5–HT_4受体、阿片受体、胆碱能受体、大麻受体、多巴胺受体等多种与恶心呕吐相关的部位。恶心呕吐的传出神经包括迷走神经、交感神经和膈神经。

二、识别PONV危险因素

（一）成年患者 PONV 高危因素

大型队列研究进行多变量分析，总结出PONV的独立危险因素，包括患者因素、手术因素和麻醉因素，见表3–7–1。

表 3–7–1　成年患者 PONV 高危因素

类　型	因　素
患者因素	女性，不吸烟，PONV或晕动病史，年龄<50岁
手术因素	腹腔镜手术、减重手术、妇科手术、胆囊切除术
麻醉因素	全身麻醉、挥发性麻醉药或氧化亚氮、术后使用阿片药物、麻醉时间

挥发性麻醉药导致PONV具有剂量依赖性，在术后2~6小时尤为突出。阿片类药物引起PONV也具有剂量依赖性，且与阿片类药物种类无关，该作用可持续存在于整个术后用药期间。因此使用无阿片类药物的全凭静脉麻醉（TIVA）、多模式镇痛、无阿片类药物的区域阻滞、减少阿片类药物用量、围术期使用α_2–受体激动剂和β–受体激动剂，都可降低PONV发生率。其他常见因素如焦虑、月经期、围术期禁食水、鼻胃管、肥胖、吸氧以及新斯的明的使用，目前研究并不能证明他

们与PONV有明确的关联。

基于上述风险因素而制定的PONV风险评分已被证实可指导临床医生积极防治PONV并降低PONV的发生率。Koivuranta评分和Apfel评分是常用的PONV风险评分。简化Apfel风险评分基于4个预测因子：女性、PONV和（或）晕动症史、不吸烟和术后使用阿片类药物。当分别存在0、1、2、3和4项危险因素时，对应的PONV发生率约为10%、20%、40%、60%和80%。具有0~1项、2项和3项（含）以上危险因素的患者被分别定义为“低”“中”和“高”风险。Koivuranta评分在Apfel评分4个预测因子的基础上增加了“手术时间＞60分钟”。成人日间手术出院后PONV的五个主要高危因素是女性、有PONV史、年龄50岁以下、在PACU使用过阿片类药物、在PACU有呕吐史，评分为0、1、2、3、4和5分者，PONV的发生率分别为10%、20%、30%、50%、60%和80%。

（二）儿童患者 PONV 或术后呕吐（POV）高危因素

儿童PONV的危险因素与成年人不同，当患儿年龄大于3岁、接受特定外科手术（如扁桃体切除术或眼科手术）或青春期后女性，其PONV/POV风险更大，具体见表3-7-2。

表 3-7-2　儿童患者 PONV 高危因素

类　型	因　素
患者因素	年龄>3岁，青春期后女性，PONV/POV/晕动症病史，家族PONV/POV病史
手术因素	斜视手术、扁桃体腺样体切除、手术时间长于30分钟、耳朵成型手术
麻醉因素	吸入麻醉、抗胆碱能药物、术后使用阿片类镇痛药

基于上述表格，儿童PONV/POV风险被分为低风险（无危险因素）、中风险（1~2个危险因素）、高风险（3个及以上危险因素）。根据Eberhart等的建议，Kranke基于以下4条标准预测儿童POV风险：手术时间＞30分钟、年龄＞3岁、本人或一级亲属POV/PONV史、斜视

手术，研究显示患儿存在0、1、2、3或4项危险因素，POV风险分别为9%、10%、30%、55%和70%。

三、防治恶心呕吐的常用药物和措施

《麻醉与镇痛》杂志发布的《术后恶心呕吐管理专家共识第四版》建议采取基础风险管控措施，包括避免使用氧化亚氮、吸入麻醉药、丙泊酚全凭静脉麻醉，避免高剂量使用新斯的明、区域阻滞代替全身麻醉、多模式镇痛减少阿片类药物使用、术中充分补液。多模式镇痛具体措施包括对术前静脉输注对乙酰氨基酚预防镇痛、围术期规律应用非甾体类消炎镇痛药物、切皮前静脉注射右美托咪定、硬膜外镇痛和区域神经阻滞。儿童患者的基础风险管控与成年人基本相同，包括丙泊酚全凭静脉麻醉，术中充分补液，阿片节约技术（对乙酰氨基酚、非甾体类消炎镇痛药、右美托咪定、区域阻滞等多模式镇痛策略）。

根据药物的作用部位可将止吐药物分为：5–HT_3受体拮抗药，抗多巴胺类药物，抗组胺类药物，抗胆碱类药物，皮质激素类，其他如咪达唑仑等。常用止吐药物的使用剂量和方法见表3–7–3。

表 3–7–3　常用止吐药物的使用剂量和方法

药物	给药时间	成人剂量	小儿剂量
昂丹司琼	手术结束时	4 mg，iv 8 mg，po	0.05 ~ 0.1 mg/kg，iv （最大剂量4 mg）
格雷司琼	手术结束时	0.35 ~ 3 mg，iv	0.04 mg/kg，iv（最大剂量0.6 mg）
托烷司琼	手术结束时	2 mg，iv	0.1 mg/kg，iv（最大剂量2 mg）
帕洛诺司琼	诱导时	0.075 mg，iv	
阿瑞匹坦	诱导时	40 mg，po	
氨磺必利	诱导时	5 mg，iv	
氟哌利多	手术结束时	0.625 mg，iv	0.01 ~ 0.015 mg/kg，iv （最大剂量1.25 mg）

续表

药物	给药时间	成人剂量	小儿剂量
氟哌啶醇	手术结束时	0.5～2 mg，im or iv	
苯海拉明	诱导时	1 mg/kg，iv	0.5 mg/kg，iv（最大剂量25 mg）
东莨菪碱	手术前晚或手术开始前2~4小时	贴剂	
地塞米松	诱导时	4～8 mg，iv	0.15 mg/kg，iv（最大剂量5 mg）
甲泼尼龙		40 mg，iv	

5-HT_3受体拮抗剂被认为是预防PONV的首选药物，当患者需要两种以上药物预防PONV时，建议在5-HT_3受体拮抗剂的基础上联合其他药物。昂丹司琼、格雷司琼、多拉司琼、托烷司琼属于第一代5-HT_3受体拮抗剂，雷莫司琼和帕洛诺司琼是第二代5-HT_3受体拮抗剂，无其他常用抗呕吐药物所致的镇静焦虑作用或锥体外系反应。多拉司琼因延长QT间期，已在美国下市。昂丹司琼是最常用也是研究最为广泛的5-HT_3受体拮抗剂，被认为是PONV治疗的“金标准”药物。昂丹司琼治疗PONV的推荐剂量是4 mg，疗效与地塞米松4~8 mg和氟哌啶醇相似。

NK-1 受体拮抗药有阿瑞匹坦、卡索匹坦和罗拉匹坦，通过与NK-1受体结合、阻断P物质的作用而发挥止吐作用。阿瑞匹坦是一种半衰期为40小时的NKI-受体拮抗剂，可以口服和肠道外（福沙匹坦）给药。术前1~3小时口服40 mg阿瑞匹坦能有效预防术后48小时内PONV。

围术期使用糖皮质激素减少PONV的发生，已在临床广泛应用多年。地塞米松的推荐剂量为4~10 mg，国内外指南推荐应在手术开始时使用地塞米松预防PONV，其效果与5-HT_3拮抗剂相当。与5-HT_3受体拮抗剂相比，地塞米松还可减少围术期镇痛药需要量、改善术后疼痛，荟萃分析证明预防PONV地塞米松不会增加术后伤口感染风险，不会导致血糖明显升高。

抗多巴胺类药物主要有氨磺必利、氟哌利多、氟哌啶醇和甲氧氯普胺。氨磺必利是多巴胺D_2和D_3-受体拮抗剂，属于口服抗精神病药

（剂量为50~1 200 mg/d）。小剂量氟哌利多（0.625 ~ 1.25 mg）能有效预防PONV，与昂丹司琼4 mg效果相似，但是因为可能导致QT间期延长和尖端扭转性室性心动过速而受到美国FDA的黑框（black box）警告，使其临床使用受到限制。甲氧氯普胺有中枢和外周多巴胺受体拮抗作用，也有抗血清素作用，加速胃排空，抑制胃的松弛并抑制呕吐中枢化学感受器触发带，最常用于胃动力药和作为抗肿瘤化疗相关呕吐的辅助治疗用药，但常规剂量10 mg并未被证明有预防PONV作用。

抗组胺药苯海拉明通过作用于中枢呕吐中心和前庭通路预防PONV，其对预防和治疗日间中耳手术和斜视手术患者因运动所致的呕吐尤为重要。长效剂型的苯海拉明可显著减轻呕吐，药效长达24小时，作用优于氟哌利多，且不延长出院时间。

抗胆碱药通过阻断阻滞前庭的冲动传入，治疗运动病、眩晕、病毒性内耳炎、梅尼埃病和肿瘤所致的恶心呕吐。东莨菪碱透皮贴剂可有效防治PONV，并在术后24小时内有效，可在术前或手术前一日晚间用药，不良反应轻微，副作用是口干和视物模糊。

非药物预防治疗PONV的方式包括心包经穴位PC6针灸刺激、咀嚼口香糖和充分补液。一项 Cochrane更新回顾了包括59项纳入7 667名受试者的研究发现，与空白治疗组相比，PC6 刺激可显著降低恶心、呕吐和需要使用止吐药补救治疗的风险。充足的补液治疗是降低PONV风险的有效措施，最近一项Cochrane 综述显示，输注晶体液（10~30 ml/kg）可降低早期和晚期PONV的风险以及需要使用止吐药进行补救治疗的概率。咀嚼口香糖或可用于PONV治疗。

四、基于风险评估制定个体化PONV防治策略

评估患者发生PONV的风险因素可以帮助临床医生及时预防和治疗PONV高危患者。相比预防恶心呕吐而言，治疗恶心呕吐的难度更大，

效果更差，因此对于高危患者，应尽早采取预防恶心呕吐的措施。基于风险评估制定个体化PONV防治策略建议有1项危险因素的患者采用1种及以上的多模式预防策略，2项危险因素的患者应采取2种及以上措施，3项以上危险因素的患者则应采取联合3~4种措施。常用的成年人和儿童联合用药请见下表3-7-4。

3-7-4　常用的成年人和儿童联合用药方案

成年人		
5-HT_3受体阻滞剂+地塞米松	昂丹司琼、帕洛诺司琼、雷莫司琼、格拉斯琼、托烷司琼	托烷司琼+甲泼尼龙
5-HT_3受体阻滞剂+阿瑞匹坦	昂丹司琼、帕洛诺司琼、雷莫司琼	
阿瑞匹坦+地塞米松		
5-HT_3受体阻滞剂+氟哌利多	昂丹司琼、帕洛诺司琼、格拉斯琼	
5-HT_3受体阻滞剂+其他药	昂丹司琼+氟哌啶醇	氟哌啶醇+地塞米松+昂丹司琼
	昂丹司琼+倍他司汀	雷莫司琼+咪达唑仑
其他药物联合应用	地塞米松+氟哌啶醇	甲氧氯普胺+茶苯海明
	氨磺必利+1种非多巴胺类止吐药	氟哌啶醇+咪达唑仑
针刺+药物预防		
儿童		
昂丹司琼+地塞米松	昂丹司琼+氟哌利多	托烷司琼+地塞米松

小　结

具有PONV风险的患者的管理规范为临床医师提供了循证医学工具，本规范首先确认具有PONV风险的患者需多角度综合预防和治疗PONV，包括应用止吐药物、镇痛药、镇静药、补液、全凭静脉麻醉等。运用多种措施改善患者的PONV状态可有效提高患者出院依从性和总体满意度，保障日间手术的顺利运行。

（刘飞　宋应寒　朱涛）

第八节　日间手术应急管理规范

日间手术的应急管理是指根据评估分析或经验，对日间手术全流程闭环中潜在的或可能发生的突发事件（严重的术后并发症、合并疾病、突发意外等），按类别和影响程度而事先制定的应急处置方案。通过规范化管理提高日间病房的应急保障水平和服务质量，保障患者围手术期医疗安全。通过制度增强核心竞争能力和发展能力，减少患者的心理负担和后顾之忧。日间手术应急管理规范主要包括入院前应急管理规范、住院期间应急管理规范、出院后应急管理规范，以及其他意外事件。

一、一般原则

日间手术病房运行过程中的突发事件中的应急处理各部门要遵循预防为主、常备不懈的方针。贯彻分级负责、反应及时、措施果断的应急工作原则，在科室应急领导小组的统一领导下，按照日间手术流程，分为院外应急管理和院内应急管理。其中院外应急管理应以预约随访中心为基础，建立应急管理网络，并行使相应的权力和职责，依托医院急诊科、各专科病房以及社区卫生医疗机构等相关人员通力合作，保证各项应急工作的顺利执行；院内应急管理应严格遵循医疗质量和安全核心制度，如首诊负责制等，病房相关人员对突发事件提供医疗救护和现场救援，并书写详细、完整的病历记录；对需要转科的患者，应当按照规定将患者及其病历记录送至相应的专科病房。

注意加强法制观念，依法应对突发事件。一旦突发事件发生，立即启动应急系统，各部门应按照相关制度流程紧密协调。保证应急工作中上下联络、病患救治等应急工作的顺利进行。

二、日间手术应急管理的基本流程

完善标准化的日间手术应急管理流程可以提高日间病房应对突发事件的精准应急管理能力，使其平稳有序地进行医疗活动。既要保障工作效率，同时保证医疗质量与安全。日间手术应急管理流程基本可以分为五步：预防、准备、应对、恢复和提高。

（一）预防

首先，做好未雨绸缪，管控好日间手术的相关风险，在最大限度上避免应急突发事件的发生。根据相关规范，开展日间手术的医疗机构应当成立相关的应急管理小组，发生突发事件的时候负责决策、协调、通知等职能。根据日间手术流程，分设院外和院内应急管理小组，分工明确，按照患者的诊疗流程分别由相应的部门完成自身相关的管理工作，形成一种井然有序，可以快速响应的应急管理规范。日间病房应当根据自身实际情况，定期开展总结整理各类应急突发事件，制定不同情况下的符合自身医疗环境的可操作性强的标准化应急预案。日间病房各部门医务人员应当根据岗位明确自己的职责和程序，提高协调指挥能力，应急响应和物质保障等综合应急能力。

（二）准备

除外不可抗的自然灾害，日间病房应当针对可能的突发应急事件，提前做好人员、设备、药品等相关准备工作，定期开展相关培训。

（三）应对

当应急事件发生时，日间病房的医护人员应用做到及时、客观、准确上报信息，不可推迟隐瞒，按照共同急救原则、统一识别标准、一体化的规范流程对不同类型的应急突发事件，并根据预案有条的迅速组织应对。为保证整体工作顺利流畅，与日间手术病房相关的各个部门，包括预约中心、日间病房、手术室、专科病房、随访中心、社区卫生医疗机构等应当相互协同配合，提升合成应对能力，必要时还可以通过医院主管部门加强联络，及时解决联络和协调应急工作中的问题。由于日间手术不同于传统住院治疗，患者的术前准备和术后康复的部分流程是在门诊、家庭及社区等环境中完成，尤其需要及早发现、甄别和及时处置。

（四）恢复

住院患者及其陪伴发生应急事件，日间病房应尽快对患者进行评估处置，必要时转入专科病房进一步治疗。院外患者可通过电话、微信、医疗APP等方式随访，及时发现有意外事件的患者，指导其及时到门诊或急诊就诊。在涉及其他应急突发事件时，如自然灾害、公共卫生事件后，日间病房应根据医院统一部署尽快恢复正常的工作秩序，逐步恢复病房的医疗职责，将应急灾害对病房的影响降至最低。协调科室工作人员，评估恢复正常工作所需要的人力、时间和技术投入等。

（五）提高

涉及突发应急事件，除根据应急预案完成患者救治在内的工作后，还应当及时总结经验，针对事件中的管理薄弱环节进行根因分析，并提出针对性的改进措施，不断完善优化预案，提高科室的专业技能和应激反应能力，通过戴明环（PDCA）管理循环等全面质量工具不断提高应急管理水平。

三、住院期间应急管理规范

住院期间的医疗风险防控和应急管理方案，应重点关注日间手术相关并发症的应急处置，如：大出血、肠穿孔等严重并发症的应急流程，尤其是住院期间非计划再手术。除了关注术后并发症等传统临床安全风险，日间病房作为平台科室还应考虑包括儿童和老年等特殊人群、药物不良反应、突发公共卫生事件等情况，通过应急预案管理，尽可能地保障日间手术医疗质量。

根据日间手术中心的特点，由于外科医师、麻醉医师、超声医师、日间病房医师等分别来自不同临床科室，各相关病种科室的医师要全面熟悉日间手术病房的各项工作流程，在日常实际工作中严格执行日间手术病房的管理流程和制度，服从中心的安排。

（一）术后严重并发症处置

应注意观察患者术后生命体征及伤口情况，如有严重的术后并发症，或突发其他合并疾病，则应该按此预案处置：

日间病房医生应注意术后患者评估，依据临床路径预案处置术后并发症；如术后突发其他合并疾病，如血压升高、暴露性结膜炎、声音嘶哑等，积极对症处置，做好生命体征监测，联系主刀医师协调处置，必要时请相应专科会诊协助诊治。

根据临床路径预案无法控制的并发症，或者严重的出血、肠道穿孔、晕厥、肺栓塞、心脏病等，应积极处置，并及时通知手术医生评估患者情况，必要时转专科病房进一步治疗。

经积极治疗后，患者病情平稳，评估达到出院标准可正常出院，并注意加强患者出院后随访。

若评估患者病情不允许24小时内出院，由主刀医生协调安排患者经绿色通道转入专科病房继续观察治疗。

做好相关医疗文书记录，报告日间手术中心负责人，统筹协调处置。

（二）非计划再次手术

定义：指同1次住院期间因直接或间接并发症而再次手术。

目的和意义：非计划再次手术是手术科室质量管理的重点，作为日间手术中心必须加强医疗安全制度的落实，重点是病种的选择、手术适应证、手术风险评估、术前检查、操作规范，术后观察及并发症的预防及处理，医患沟通制度的落实，加强医生的责任心，以杜绝非计划再次手术风险的发生。

具体措施：

1.实行患者病情评估与术前讨论制度，遵循诊疗规范制定诊疗手术方案，依据患者病情变化及再评估结果调整诊疗方案，均应记录在病历中。

2.完成患者的手术前评估与术前各项准备后，方可下达择期手术医嘱。

3.加强围手术期各项环节管理，特别是术前、术中、术后环节。凡患者同一次住院再次手术，需在再次手术12小时内上报医教部，不得瞒报和漏报，如发生瞒报和漏报，一经查实，将按医院有关规定对科主任和当事人进行处罚。

4.医教部在运行病历管理系统中采用实时监控，随机抽查的方式，随时发现和预警再次手术的发生。

5.发生非计划再次手术后，应认真分析讨论，以总结经验、吸取教训，提出整改措施，并认真整改，从而提高手术质量，减少非计划再次手术的发生。

6.科室至少每季度开展一次“非计划再次手术”的讨论分析，查找原因，总结经验，吸取教训，提出整改措施，并将整改要求反馈给有关科室责任人认真整改。

7.医生要加强三基三严训练，加强责任心，尽可能减少非计划再次手术。

（三）危急值管理

定义：是指检验检查结果极度异常，表明患者可能正处于有生命危险的边缘状态，临床医生需要及时得到信息，迅速给予患者有效的干预措施或治疗，才可能挽救患者生命，否则就有可能出现严重后果，失去最佳抢救机会。

目的和意义：危急值管理是保障日间手术患者安全的重要内容，不仅可以提升团队关注患者安全意识和能力，还能有效提升医院的整体服务能力和质量，同时也是医院医疗质量考核的重要内容之一。

具体措施：

1.辅检科室将危急值信息发送至主班护士工作站和医师工作站，同时电话通知到日间病房，从而保证了信息有人接收。

2.当班护士接到危急值信息后会立即报告主管医生，并在危急值登记本做好记录，且主管医生签字确认。

3.主管医生接收到危急值信息后根据患者实际情况进行判断是否有临床意义。如果临床医师判断为“是”，需要记录原因分析、处理意见并书写危急值病程记录；如果判断为“否”，也需要在病程记录里面分析说明。

4.医教部不定期对科室危急值报告的及时性及医师处理情况等进行抽查，全流程追溯危急值处理流程中每一个节点的执行情况，并及时反馈给科室进行整改，保证危急值管理制度的落实，从而保障日间手术患者安全。

（四）院内感染及其他突发事件的处置

日间手术患者若出现院内感染及其他突发事件（停电、自然灾害、公共卫生事件等），按医院感染委员会以及相关的预案处置。

（五）处理医疗投诉和纠纷的应急预案及程序

1.医护人员提高医疗服务质量和服务态度，消除隐患。

2.认真听取患者及家属的意见，做好有关解释工作。

3.遇到难以沟通或存在有意见的患者或家属要汇报和交接班。

4.对于不良事件、潜在的医疗纠纷、发生医疗投诉或纠纷时应立即报告日间病房负责人和护士长，并向医务科报告。

5.凡患者及家属借故无理取闹、抢夺病历资料、殴打辱骂医务人员、损坏医院正常工作秩序的应及时报告保卫科、医务处或拨打110，并注意保护现场和保留证据。

四、出院后应急管理规范

术后30天内需对患者开展至少3次随访，随访内容除了术后常见的疼痛、恶心呕吐和出血外，还有一些专科可能出现的并发症，若患者出现相应并发症时，随访人员应做如下处理：①随访人员指导患者或家属做简单的处理或救治；②告知患者到急诊就诊或通知急诊科处治患者，建立急诊绿色通道，必要时收入住院治疗；③联系主刀医生或者专科病房住院总处置患者；④报告日间手术中心负责人，参与协调和沟通，同时做好相应记录。

小　结

开展日间手术的过程中各关键流程的风险防控是管理的重点之一。日间手术具有提高医疗资源利用效率、使得更多患者得到及时治疗、降低医疗费用、减轻患者疾病负担、减少院内感染机会、减少家庭陪护等优势。但是日间手术也存在住院时间受限、住院流程紧张、医疗质量要求高、麻醉及复苏、术后疼痛及恶心呕吐等可能无法得到及时、充分、有效地处置，从而使得日间手术管理相关的风险要素显著增加，如何在快节奏的日间手术工作流程中确保相关病患能够得到及时有效的治疗成为了日间病房管理的工作重点。因此，有必要建立完善的应急预案，通过规范化管理构筑应急管理“防火墙”。尤其是日间手术患者出院以后，术后康复和护理并没有结束，随访过程中如若发现有严重并发症的患者，可通过应急预案的急诊/住院绿色通道及时处置，形成日间安全管理的闭环。

（李志超　王小成）

第九节　日间手术手术部位感染管理规范

手术部位感染（SSI）包括手术切口感染和手术器官及其周围组织的感染，任何类型的手术均可发生SSI。世界卫生组织（WHO）全球范围内开展的“患者安全”项目研究结果显示，SSI在中低收入国家是最常见的院内获得性感染，总体发生率高达11.8%（1.2%~23.6%）；在高收入国家，位居第二，发生率在1.2%~5.2%。有研究表明，SSI的发病率与住院手术相比无显著差异。据国内外多个文献报道，术前、术中及术后采取相应的预防措施，可有效降低SSI发生风险。SSI发生率作为评价手术质量安全的重要指标之一，是日间手术需要重点关注的环节。本章节参照现有的国内外的SSI预防指南，结合日间手术的准入病种，针对SSI发生的相关风险因素，制定日间手术SSI的预防措施及规范管理。

一、手术前管理

日间手术是24小时内完成出入院的择期住院手术模式，患者的术前准备前移至入院前完成，由专业的护理团队负责院外患者管理：入院前宣教、指导患者完成各项术前检查、手术前用药及皮肤准备等系列工作，做好SSI预防措施，确保患者顺利完成手术，保证质量安全。

（一）营养支持

营养不良可影响患者的免疫状态，而手术应激反应也会影响患者的消化吸收功能，减慢切口愈合速度，因此患者在入院前应保持正常的用餐习惯，合理搭配膳食，保证机体的营养均衡状态，同时患者需要戒烟限酒。对于部分需要短期特殊膳食要求的手术，如消化道手术，应制定科学的食谱，尽量减少由于术前准备不足带来的影响，保证患者的营养供给。

（二）术前用药指导

对有基础疾病的日间手术患者，如糖尿病患者，需继续服用其控制基础疾病的药物。WHO及美国疾病预防与控制中心（Centers for Disease Prevention and Control，CDC）的指南均指出对围手术期患者的血糖管理尤为重要，有报道显示糖尿病患者术后血糖水平增高与SSI风险增加有关。美国CDC2017年指南建议“落实围手术期血糖控制，无论有无糖尿病，围手术期血糖均应控制在11.1 mmol/L以下”。因此，糖尿病患者及家属应做好入院前血糖监测，如有必要，应及时到内分泌科就诊，将控制血糖范围在7.8~10.0 mmol/L。如有其他基础疾病患者，如免疫系统疾病，术前应咨询专科医生免疫抑制剂的停用时间，以降低免疫抑制剂对SSI发病率的影响。

（三）术前皮肤管理

正确准备手术皮肤：患者在手术的前一晚，使用带抗菌作用的肥皂或沐浴液进行淋浴，以减少皮肤细菌数量，术前于手术室完成备皮，由于皮肤完整性受损同样会增加SSI发生的风险，因此应注意切勿损伤皮肤。

（四）心理支持

手术作为一种应激源，可使患者产生一系列的生理、心理变化，术前强烈的心理应激反应可导致患者产生焦虑，影响睡眠、营养摄入等，从而抵抗力下降，增加切口感染风险，不利于术后恢复。术前针对患者心理问题，应及时予以个性化心理疏导，有效减少手术应激导致的焦虑、恐惧等负向情绪，积极配合完成手术。

二、术中管理

（一）手术室环境设备管理

日间手术室需按国家卫生部2012年颁布的行业标准GB15982《医院消毒卫生标准》严格配置手术间，根据不同的手术种类，安排不同级别的洁净手术间以降低院感的发生率。同时，按照《医院手术部（室）管理规范（试行）》和《医院洁净手术部建筑技术规范》（GB 50333）的要求，进行医院感染管理和日常维护，规定层流设备的初效滤过网每周至少清洁消毒一次，高效滤过网根据使用频率及监测结果每1~2年更换一次。对于无层流设备的日间手术室，采用动态空气消毒器和使用含氯消毒剂消毒的方法进行空气、物体表面和地面的消毒。定期培养手术室内物品及空气的细菌，监测手术室空气质量，要求室内空气菌落数≤10 cfu/m^3，物体表面菌落数≤5 cfu/m^3。对手术室的温湿度的进行严格把控，湿度控制为60%，温度基数设为22℃，如需要调整室温，每次调节约2℃至适宜为止。安排手术顺序坚持先无菌再有菌、先阴性再阳性的手术原则。各类手术医疗器械必须严格清洗、消毒灭菌，避免交叉感染，一次性医疗用品一次性使用，包括一次性高值耗材也严禁重复使用。

（二）医务人员管理

日间手术室的医务人员包括经过严格准入考核的外科医师、具备丰富临床经验的麻醉医师和日间手术室护理人员。要求所有的医务人员在手术室内严格遵守基本的医院感染防控措施，包括手卫生、标准预防、无菌技术、正确使用个人防护用品、安全注射以及医疗废物管理等。医院感染管理科（部）定期到日间手术中心进行院感督导检查，确保各项院感防控措施的良好执行状态。随时抽查手卫生执行情况，要求医务人员手部菌落数≤5 cfu/m^3。

（三）手术操作

手术严格遵守无菌操作原则，最大限度减少操作带来的感染风险。此外，预防SSI发生风险的操作还包括外科手术预防性应用抗生素（Surgical Antibiotic Prophylaxis，SAP）、术中切口保护、术中切口冲洗、术中患者保护等一系列措施。根据手术的污染程度和患者的自身因素，日间手术中的预防SSI措施也不尽相同。

1. SAP指的是术前开始短程应用抗生素的时机。对于进行部分清洁-污染手术或污染手术的患者，如耳前瘘管切除术、鼓膜成形术、隐匿阴茎矫正术、尿道口成形术等，按照《抗菌药物临床应用指导原则》，合理选择抗菌药物，带入手术室，在术前半小时静脉使用以控制手术部位的微生物环境，降低SSI发生风险。

2.日间手术的外科医师需要手术技术娴熟，手术时间控制在两小时内，切口暴露时间不宜过长。日间手术的切口相对较小，多为微创手术或风险小的开放手术，仅有部分污染手术的切口，如胃肠道手术或患者过于肥胖使切口适度扩大，在术中需使用手术膜覆盖，以保护切口避免污染。当术中发生手术野污染时，使用1：10稀释的聚维酮碘溶液进行冲洗。术中高频电刀止血，注意选用适当的热能，避免温度过高，伤害正常组织，增加后期发生脂肪液化导致SSI的风险。关闭切口时，使用抗菌薇乔缝线，并去掉游离的、缺血的、烧伤的松散脂肪。

3.术中严密监测患者的血氧饱和度，持续给予足够的吸入氧浓度，以维持皮下氧浓度在大约100 mmHg，脉搏氧饱和度超过96%，有助于手术切口周围组织获得足够的氧气，保障患者的自身防御能力。根据患者血压、心率、禁食时间等，合理安排患者术中的补液量，保证心输出量，预防组织缺血，维持理想的氧饱和度。

4.手术麻醉易导致患者的体温调节功能受损，从而发生术中和术后的低体温。非预期的低体温导致心血管并发症增加、凝血功能受损、切口愈合减缓、免疫功能下降，增加了SSI感染的风险。因此，日间手术中应积极采用保温措施，如提高室温、保温毯、静脉输液加温、冲洗液加温等，防止术中低体温，保持患者深部体温≥36℃。

三、术后管理

快速康复外科（ERAS）理念融入日间手术各项工作中，促进患者术后早期康复。

（一）手术切口护理

患者术后返回病房，依据日间手术临床路径为患者进行规范化管理。根据《抗菌药物临床应用指导原则》，术后常规不使用抗生素，部分病情需要的患者应严格遵医嘱使用。通过完善的疼痛及并发症管理、适当的补液计划、吸氧、监测血糖、维持机体的电解质平衡和血氧含量，减少SSI的诱发因素。

医护人员交接术后患者时，第一时间查看切口包扎情况，观察敷料粘贴是否恰当，周围皮肤有无拉扯，根据手术要求安排患者采取合适的体位，缓解患者的不适或疼痛，并在此后的巡视中，注意询问患者感受，密切观察切口及引流口的情况。患者疼痛反应异常或敷料出现渗血、渗液时，及时查看切口情况并更换敷料，做好记录，如渗液、渗血严重者，立即通知手术医生查看患者，分析原因，及时处理。

（二）出院前切口护理培训指导

日间病房责任护士负责观察患者病情，同时运用ERAS理念，指导患者的饮食、活动，促进患者康复。术后的日常活动，应循序渐进，注意避免牵扯切口。患者术后应戒烟，以清淡、高蛋白、易消化吸收的饮食为主，保证营养的供给，以促进切口生长。

患者出院时，切口敷料清洁干燥，妥善固定。护理人员会根据不同手术类型，指导患者及家属切口的自护要点，告知切口常规的换药频率，如：胆囊腹腔镜手术切口3~5天更换敷料一次；胸腔镜术后切口出院3天更换一次敷料，之后根据患者切口愈合情况及季节变化，在伤口治疗人员指导下3~7天更换一次；大隐静脉曲张术后患者需术后3日拆解加压绷带，查看切口情况并更换敷料，穿戴弹力袜；耳前瘘管切除术患者如预留有橡皮引流条，术后1日即需要更换敷料并评估是否继续引流；小儿隐睾术后切口为防水敷料包扎，未发生敷料卷边及浸湿等情况时，可持续保护切口至拆线。同时告知患者及家属若出现切口出血、红肿、硬结，分泌物异常增多或感到持续加重的切口及周围疼痛等情况，应及时联系日间随访团队，做到SSI的早发现、早处理，降低SSI发生率，以减轻患者的痛苦。

（三）出院切口随访

日间病房为患者提供个性化延续性护理服务，建立伤口闭环式管理体系，在术后随访的一系列内容中，包括术后切口的自我观察、注意事项、恢复、疼痛等，通过仔细的询问和了解，及时筛查SSI的高危因素并给予相应的防范。切口常见问题指导患者前往就近社区联盟机构，由经过专业培训的伤口护士为其处置后，将信息反馈回医院伤口治疗中心；特殊患者可通过日间绿色通道到医院伤口治疗中心进行治疗，同时将信息反馈手术医生。

伤口治疗中心对所有问题切口建立专项登记本，治疗护士详细记录切口大小、切口存在的问题、治疗及护理措施、敷料更换频率、愈合情况等信息，定期进行分析总结、反馈，督促病房医疗组的手术质量把控，形成完善的日间手术SSI管控体系。

四、日间手术SSI的诊断及处理原则

（一）手术部位感染的诊断

依据《医院感染诊断标准》，术后伤口符合以下条件中的任意一条即可诊断为SSI：①切口有红、肿、热、痛，或有脓性分泌物；②深部切口引流出脓液或穿刺抽出脓液；③自然裂开或由外科医生打开的切口，有脓性分泌物或伴发热，T≥38℃，局部有压痛；④再次手术探查、组织病理学发现切口脓肿或其他感染证据；⑤临床诊断基础上，伴随病原学诊断证据，即分泌物培养阳性；⑥排除标准：切口分泌物清亮、脂肪液化；调查资料不全。

（二）手术部位感染分类

1.切口浅层感染：一般发生于术后一个月内皮肤及皮下的感染，表现为切口局部红、肿、热、痛，挤压后可有脓性分泌物流出，分泌物培养阳性。

2.切口深层感染：一般发生于术后一个月内，如果有植入物则可发生于术后一年内切口深部的感染，达筋膜或肌层。表现为局部疼痛或压痛，红肿可不明显，挤压可有脓性分泌物流出，可伴发热，影像学检

查提示深部脓肿形成。

3.器官或体腔感染：一般发生于术后一个月内，如果有植入物则可发生于术后一年内器官或腔隙的感染，表现为引流管内有脓性分泌物，或影像学检查提示脓腔形成。

（三）手术部位感染的处理

1.依据手术部位感染诊断标准，明确诊断为浅层感染的伤口，酌情开放伤口引流，选用抗菌敷料如银离子敷料局部抗感染。如考虑为深层感染或器官、腔隙感染，需在开放引流的同时，取伤口分泌物培养，同时遵医嘱全身使用敏感抗生素。

2.由于内层缝线排线反应而导致的伤口感染，在合适的时间可酌情拆去内层缝线。内层缝线的拆线时间需由手术医生确定，一般不少于3周。肌层缝线原则上不能拆除，如果确系缝线排异，影响到伤口愈合，拆线时间不能少于4周，可根据情况剪除过大的线头，而不将整个缝线拉出。

3.待分泌物减少、局部红肿消退、伤口疼痛减轻、伤口内无坏死组织，达到伤口二期缝合条件，可使用伤口拉合技术关闭伤口或直接行二期缝合。

（石玉兰　杨馨婷　向利娟）

第十节　日间手术患者心晴指数评估管理规范

在过去的几十年中，我国的经济发展显著、城市化和工业化的进程加快。医疗卫生领域所面临的问题也随之转变，即人民日益增长的医疗需求和相对短缺的医疗资源之间的矛盾。由于人口老龄化、疾病谱改变、慢性疾病比例不断增加，使医患供需相对短缺的矛盾加剧。在医疗技术发展和创新的推动下，同时，伴随着医学理念的更新迭代，结合不同时期背景下医患双方的不同诉求，基于循证医学的加速康复理念亦被广泛推荐并应用。新的医疗服务模式孕育而生，如日间手术服务新型模式最大特点是患者手术治疗至出院缩短至一个工作日。这一新型服务模式具有高效整合医疗资源、提高资源使用效率等诸多优点。日间手术在欧美等发达国家已经较为普遍的发展与实施，占比高达80%。日间手术缓解医疗资源供需矛盾的功能日趋凸显。

近20年，我国在医患双方相对的供需矛盾背景下借鉴了发达国家的日间手术模式，其本质是对传统手术流程的优化，有计划地将择期手术术前检查前移和护理后延，使患者入院、手术和出院在24小时内完成。有研究表明日间手术可以缩短患者入院前等待时间及住院时间，提高床位利用率，降低医疗费用等，促使越来越多的医疗机构开始尝试日间手术模式。随着微创外科技术与麻醉药物的发展，微创手术已逐渐广泛应用于各类需外科手术治疗的疾病，也促进了日间手术发展的进程，例如胸腔镜肺叶切除治疗早期肺癌、腹腔镜结肠癌根治术、甲状腺癌根治术、乳腺癌根治术等均以日间手术的形式开展。日间手术虽快速解决了患者躯体上的疾病，但是经历手术往往会造成患者心理上的应激反应，再加上各种因素的影响，容易导致患者焦虑抑郁的发生。对日间手术患者进行心理评估，可以及时发现患者的心理问题，针对性地进行健康宣教，从而尽早干预、缓解患者的焦虑、抑郁等负性情绪。

一、心理评估的定义

心理评估（Psychological Assessment）：是指在生物、心理、社会医学模式的背景下，综合运用谈话、观察、测验的方法，对个体或团体的心理现象进行全面、系统的和深入分析的总称。心理评估有广义和狭义之分，广义的心理评估是指对各种心理和行为问题的评估，可以在医学、心理学和社会学等领域运用。主要用来评估行为、认知能力、人格特质和个体和团体的特性，帮助做出对人的判断、预测和决策。狭义的心理评估也叫临床评估，是指在心理临床与咨询领域，运用专业的心理学方法和技术对来访者的心理状况、人格特征和心理健康做出相应判断，必要时做出正确的说明，在此基础上进行全面的分析和鉴定，为心理咨询与治疗提供必要的前提和保证。

二、日间手术患者心理评估的必要性

因患者门诊就诊时与医生交流时间少，术前、术中和术后需要和相应各个专业综合的日间团队配合完成手术，加之日间手术患者住院时间不超过24小时，得到的医疗照护时间相对较短。短时间内，患者需接收大量的信息、心理的调整和角色的转换，极易出现焦虑抑郁的情绪，术前可影响日间手术的爽约率和当日手术停台率，浪费宝贵的医疗资源，术后焦虑抑郁情绪可能影响患者恢复正常的社会功能。对日间手术患者进行心理评估是为了了解、判断患者的心理状态，针对性地与日间手术患者沟通交流，为围手术期的健康教育和个性化指导提供依据，减少心理负性情绪的产生。

从社会因素、医疗因素和环境因素等方面分析，向患者采集相关资料，探究可能导致日间手术患者产生焦虑、抑郁情绪的高危因素。进一步研究干预措施，从而更好地进行术后康复和长期的生存获益。此外，日间手术的医疗质量安全很大程度上依赖于术前对患者的评估和准入的筛选，心理评估还有助于进一步完善日间手术患者管理，降低爽约率、提高患者满意度等。

三、日间手术患者心理评估的时机

心理评估对于日间手术患者而言，不同的时机有着不同的临床意义与价值。术前可对患者的心理状态进行初步的评估，有助于进一步日间医疗工作的开展和完善。住院期间进行心理评估有助于患者术后的康复指导，发现潜在的心理问题并及时得到专业的处理等。住院前和出院后患者的配合度、依从性和方案的可执行性都不及住院期间高，可根据具体的实际情况针对性地选择时机进行评估。我院日间手术患者的心理评估是基于可行性和实操性选择住院期间进行评估。

四、心理评估的方法

心理评估是运用系统的方法对收集到的信息进行相关分析，方法主要有两类：一类是标准化测验，另一类是非标准化的评估方法。

（一）标准化测验

标准化测验是一个系统化、科学化、规范化的施测和评定过程。主要的心理测验主要有智力测验和人格测验。其他还包括智利和人格测验，但对于日间手术而言主要是评估患者术前的情绪，故标准化测验在日间手术中心不采用。

（二）评定量表

通过观察，对某个人的某种行为或特质确定一个分数，以用来表达评定结果的标准化程序叫作评定量表。主要的评定量表来源于美国的精神病学会的《精神障碍诊断和统计手册》和国际健康组织的《国际疾病分类诊断指导手册》以及我国的《中国精神疾病诊断标准》和

《心理卫生评定量表手册》。

（三）行为观察

观察法是在心理咨询中获得信息的常用手段。观察法有两种：一是按观察目的、观察者的经验来组织观察内容和程序；另一种是按照目的采用一套定型的程序进行观察。观察法可以在自然情况，也可以在有控制的环境下进行。

（四）临床访谈

临床访谈是通过咨询者与来访者之间面对面的双向互动来评估来访者心理功能的各个方面，并进行相关的治疗计划。在心理评估中，临床访谈占有重要地位，对于获取信息、了解并分析来访者的故事、建立咨询关系非常重要。

五、华西心晴指数量表（HEI）的评估规范

（一）华西心晴指数量表

华西心晴指数量表（Huaxi Emotional-distress Index，HEI）为华西医院心理卫生中心自行研究的量表，该量表已获得专利保护（专利登记号为2015-A-00001410），主要用于筛查非精神科住院患者的抑郁、焦虑情绪，见表3-10-1。HEI共有9个条目，采用5级评分法，从“完全没有”到“全部时间”分别计分为0~4分，总分36分。HEI得分9~12、13~16、17~36分分别表示轻度不良情绪、中度不良情绪和重度不良情绪。有研究表明，其在非精神专科患者中具有良好的信效度。HEI有周评量表和月评量表，两者的条目数、内容并无区别，只是时间频率的差别，表3-10-1 华西心晴指数量表。医务人员可根据患者的一般情况、症状和住院时间等选用量表。应日间手术患者住院时间较短、临床症状较轻，一般选用HEI月评量表对日间手术患者进行情绪的评估。

表 3-10-1　华西心晴指数量表

1. 近一月里，您有多少时候会感到：情绪低落到无论怎样都无法开心？ A.完全没有　B.偶尔　C.一部分时间　D.大部分时间　E.全部时间
2. 近一月里，您有多少时候会感到：对什么事情都没有兴趣？ A.完全没有　B.偶尔　C.一部分时间　D.大部分时间　E.全部时间
3. 近一月里，您有多少时候会感到：过于紧张？ A.完全没有　B.偶尔　C.一部分时间　D.大部分时间　E.全部时间
4. 近一月里，您有多少时候会感到：控制不住地担忧或担心？ A.完全没有　B.偶尔　C.一部分时间　D.大部分时间　E.全部时间
5. 近一月里，您有多少时候会感到：不安以致难以平静下来？ A.完全没有　B.偶尔　C.一部分时间　D.大部分时间　E.全部时间
7. 近一月里，您有多少时候会责怪自己？ A.完全没有　B.偶尔　C.一部分时间　D.大部分时间　E.全部时间
8. 近一月里，您有多少时候会感到：没有希望？ A.完全没有　B.偶尔　C.一部分时间　D.大部分时间　E.全部时间
9. 近一月里，您有多少时候会感到：活着没意思？ A.完全没有　B.偶尔　C.一部分时间　D.大部分时间　E.全部时间

（二）评估目的

在患者入院时进行华西心晴指数评估，可以了解患者是否存在焦虑、抑郁等负性情绪。根据评估结果，医护人员判断患者是否存在情绪问题。根据患者的不同情绪状态，采取相应的护理措施。由此，医护人员采取多种方式和途径，调节患者的心理状态，以达最佳，从而建立良好的医患关系，以达到身心同治的目的。

（三）华西心晴指数量表的评估流程

1.对新入院、年龄超过15岁的患者均可进行华西心晴指数评估，评估时需判断患者的神志、一般情况等。

2.在床旁、健康宣教室对患者进行心理测评和华西心晴指数问卷分析。

3.对华西心晴指数评估高危患者做好登记，告知患者及家属评估结果，并做好医疗文书的记录。

4.处理措施：0~8分提示患者心理无明显异常，心理方面无须特殊处理。9~12分提示患者心理轻度异常，行入院前宣教，做好解释安抚，并做好记录。13~16分提示患者心理中度异常，需要核对问卷得分以确定所评数据准确性，予以解释、安抚，同时告知日间手术中心医生及护士，关注患者心理状态并予以后续心理支持。17~36分提示患者心理重度异常，通知主刀医生与患者沟通，并联系心理卫生中心会诊，结合临床情况和会诊结果，决定是否先就诊心理卫生中心，待患者情绪稳定好转后再进行手术计划。当问卷第9条评分大于等于2分时，无论问卷总分为多少，均需要进一步评估患者的自杀风险，确定所评数据准确性后，积极联系医疗组，结合患者心理问题以及潜在风险进行医患沟通，入院后主管护士24小时陪护，请心理卫生中心会诊，并予以心理支持。

小　结

HEI与其他焦虑抑郁量表相比，条目少，可同时评估焦虑和抑郁两种常见情绪，其使用的对象更为广泛，不局限于精神专科患者。有大量研究发现，不同的筛查量表间抑郁检出率差异较大，医院焦虑抑郁量表（Hospital Anxiety and Depression Scale，HADS）的抑郁检出率为33.3%~52.2%，而抑郁自评量表（Self-rating Depression Scale，SDS）的抑郁检出率高达 62.5%，导致患者的抑郁情绪得不到及时有效的诊治，从而增加了患者及社会的负担，也影响了患者的生活质量。HEI可及早发现患者的不良心理状态，医护人员可根据心理障碍的严重程度给予针对性的措施，确保住院患者的良好心理状态，进而提高患者满意度，降低医疗运行风险，从而避免潜在的医疗纠纷。在治愈患者躯体疾病的同时，减少心理疾病的发生率，使患者回归完整的社会家庭角色。

（马庆鑫　蒋丽莎）

第十一节　日间手术患者围手术期管理规范

一、围手术期定义

围手术期是指以手术为中心，从确定手术治疗之时起，至与这次手术有关的治疗结束为止的一段时间，包括术前、术中、术后三个阶段。为了尽可能地减少和避免并发症等不良后果，除手术操作应合理、正确外，还必须高度重视围手术期管理。

二、管理制度和工具

（一）准入制度

准入制度的建立是在日间手术管理中非常重要的一个环节，在节奏紧凑的工作中最大的同质化管理，即降低了医疗风险，同时也使得日间手术具有可比性和可复制性。准入的制度不仅限于医疗方面，同时也将患者的管理纳入其中，可分为医生的准入、术式的准入和患者的准入。

1.医生的准入

基本条件参见第二章第二节日间手术医生的准入，各个专科在专业技术要求上有所不同，详见本书各专科临床管理规范。除此之外，日间手术的医生均需有良好的医德和医患沟通能力，热心并致力于日间手术的推动和发展。

2.术式的准入

术式的准入是指对开展日间手术管理模式的术式有一定的限制和筛选，开展的术式手术时间不超过2小时、变异较小、术后气道损伤风险小、能快速恢复进饮进食、术后疼痛可口服药物缓解等，并且术后尽量不携带引流管或尿管出院。根据2019年12月18日国家卫生健康委员会办公厅印发的第二批日间手术（操作）试点病种及术式推荐目录的通知，涵盖除神经外科和心胸外科的所有外科科室，部分内科科室也可以开展日间手术，如皮肤科、心脏内科。各地区和医院可以结合实际情况，参照国家卫生健康委员会推荐来选择开展术式。

3.患者的准入

患者的准入主要是对日间手术患者的一般情况、基础疾病、共病情况、社会支持等进行评估和筛选，挑选出适合行日间手术的患者，在保证开展日间手术的同时，降低管理中的变异率、术后并发症发生率等。患者的准入涵盖的方面较多、细节详细，因日间手术患者在医院得到的医疗照护相对传统的择期手术较少，在接受健康教育后需要患或家属者进行自我管理，充分地配合医护人员。例如最基本的条件是患者有足够的社会支持，术后和出院后有陪伴进行照护，患者居住在1小时车程以内的地方，患者出院后出现症状或急症能尽快地得到医疗救助。患者ASA分级为Ⅰ级或Ⅱ级，年龄、BMI和共病情况，需根据专科不同的要求而定。

（二）临床路径

临床路径（Clinical Pathway）是指针对某一疾病建立一套标准化治疗模式与治疗程序，是一个有关临床治疗的综合模式，以循证医学证据和指南为指导来促进治疗组织和疾病管理的方法。最终起到规范医疗行为，减少变异，降低成本，提高质量的作用。相对于指南来说，其内容更简洁、易读、适用于多学科、多部门具体操作，是针对特定疾病的诊疗流程、注重治疗过程中各专科间的协同性、注重治疗的结果、注重时间性。借助临床路径对日间手术进行管理则充分地利用了临床路径的特点，最大化地凸显了日间手术多、快、好、省的特点，同时有利于多学科的同质化管理、降低医疗工作中的风险。华西医院日间手术中心的病种均采用临床路径管理，目前已经纳入300余种疾病、涵盖除心脏外科以外的所有外科科室和部分内科科室。

（三）品管圈

品管圈（Quality Control Circle， QCC）是由相同、相近或互补性质的工作场所的人们自动、自发组成数人一圈的小圈团体，一般6人左右，全体合作、集思广益，按照一定的活动程序来解决工作现场、管理、文化等方面所发生的问题及课题。它又被称为质控（Quality Control，QC）小组，是一种比较活泼的品管形式。目的在于提高工作质量和工作效率。利用QCC持续对工作进行调整不仅提高了医疗工作的质量和效率，医务人员在节省时间、避免做无用功的同时激发更多工作灵感，促进管理工作中的创新。例如华西医院日间手术中心基于PDCA循环建立了“消停圈”以期降低当日手术取消率、“守护圈”提高日间手术中心首台手术开台准时率，规范首台手术准备流程。通过以上QCC明显地降低了当日手术取消率，提高了首台手术开台准时率。

（四）专科临床实践指南使用

临床实践指南是根据特定的临床情况，系统制定出的帮助临床医生和患者做出恰当处理的指导意见。指南不仅仅是对医生有作用，对于患者的指导作用意义更为重大，特别是需要患者高度参与和配合的日间手术。临床工作各个专科领域内不同的学术组织有不同的指南，相对于同质化管理的日间手术而言，需要同一病种不同的手术医生采用一致的临床实践指南，避免管理的混乱和患者纳入的差异。

（五）ERAS 理念的应用

ERA理念基于循证医学对围手术期进行优化措施，能有效减少手术患者的生理及心理创伤和应激，促进患者快速康复。ERAS理念在国外最早应用于心脏外科、血管外科、骨科和普外科等科室，国内引用这一概念后最早用于胃肠外科的结直肠手术、疝手术和胃癌手术，安全性和有效性被证明后，现在我国被各个外科广泛采用。ERAS理念主要内容包括术前健康宣教、胃肠道准备、术前饮食和训练、优化麻醉、术中保温、深静脉血栓预防、有效镇痛、术后康复训练等，覆盖围手术期各个环节，其核心是强调以服务患者为中心的诊疗理念。加速康复涉及医师、麻醉师、手术护士等人员和护理、营养、康复、医院管理等多个环节，同时也离不开患者及其家属的配合。ERAS理念是日间手术开展的重要基石，得益于ERAS理念的快速发展和各专科对于ERAS理念的认同，日间手术也顺势蓬勃发展。我院是最早的将ERAS理念融入并应用于日间手术患者的管理的医院，2016年还率先发表了《华西医院日间手术快速康复（ERAS）规范》。

（六）营养支持

营养支持在患者的手术耐受程度、伤口愈合、机体免疫力、感染、并发症发生率等方面均有重要的影响。虽然日间手术患者在医院住院的时间不超过24小时，但是出院后康复的时间与相同的住院手术无异，术后患者在家中或社区医院康复期间可能出现营养问题，需要医护人员和患者都要重视营养的问题并给予指导，更好更快的使患者康复、回归社会家庭角色、提高生活质量。日间手术全身麻醉的手术患者术前6小时禁食禁饮，结合患者实际情况，术后2小时可适量饮水、术后4小时口服营养品、术后6小时正常进食，早期进行肠内营养，可以降低高分解代谢，并可刺激肠蠕动，有利于肠功能的恢复。

三、手术相关风险预警制度

手术相关风险涉及日间手术的各环节，术前、术中及术后都有可能出现，术前包括患者的诊断、手术适应证及禁忌证、术式选择、术前准备、术前讨论、手术审批、术前麻醉会诊、签署手术、麻醉和输血知情同意书等；术中包括改变手术方案的告知、意外处理、标本送检、器械和敷料清点等；术后包括麻醉复苏、并发症预防的早期发现、及时处理等。

（一）术前手术相关风险预警制度

1.凡拟施手术治疗的患者，应遵循规范化诊疗原则，尽可能明确诊断，并有明确的手术或手术探查指征。

2.医护人员应从关怀、鼓励出发，就病情、施行手术的必要性、可供选择手术方案及优缺点、可能取得的效果、手术的危险性、可能发生的并发症、术后恢复过程和预后等方面，以恰当的言语对患方进行适当的解释，协助做好患者的心理准备工作，使患者能以积极地心态配合手术治疗。护理人员应做好术后恶心呕吐、血栓、跌倒坠床、心晴指数等评估。

3.术前患者应完成必要的化验检查，有感染伤口或乙肝标志物阳性或其他特殊感染患者的手术，应在手术通知单上如实记载。

4.术前应由主刀医生或主要助手同患方进行谈话，做好风险评估，使患者能在较好的状态下进行手术。

5.对手术患者应严格履行书面知情同意手续，并做好手术部位标识。在主刀医生和实施麻醉的医师向患方做出详细介绍和解释后，由医患双方共同签署手术、麻醉、输血等知情同意书，否则不可实施手术。

6.麻醉医师应对每一位需麻醉手术的患者做好术前麻醉再评估工

作，并根据手术类别、患者状况以及有关辅助检查结果，选择好麻醉方式和实施麻醉前用药，充分做好麻醉准备工作。

7.手术室护士在接患者时应在仔细核对患者姓名、床号、诊断、手术名称、手术部位标识、麻醉方式及抗生素皮试有效时间等确认无误后，方可送患者入手术室。

（二）术中手术相关风险预警制度

1.术中若遇到意外或疑难问题，需改变手术方案或更换术者时，必须及时与患者家属沟通，并做好记录，重新签署手术同意书，同时应向上级医师汇报。

2.巡回护士和器械护士应在手术开始前，共同清点、核对手术所用的无菌包及各种器械、敷料的名称、数量，并逐项准确记录。对术中追加的器械、敷料应即时记录。

3.巡回护士和器械护士在手术结束缝合前，应共同严格清点台上和台下的器械、敷料，确认数量无误后，告知手术医师并记录于手术护理记录单，双签名。清点时，若发现器械、敷料数量与术前不符，护士应当及时要求手术医师共同查找，若医护双方不能达成一致意见，应由决定方签字，并在手术记录单上如实记录。巡回护士对手术患者术中护理情况及所用器械、敷料的记录，应当在手术结束后即时完成。

4.器械护士和巡回护士在手术结束缝合后，应再次共同清点台上和台下的器械、敷料，确认数量无误后记录。

5.麻醉医生在实施手术的过程中，务必做好手术和麻醉安全管理。如发生麻醉、手术意外及遇到技术困难或较棘手的问题时，应及时抢救处理，并及早向科主任、医务科或总值班汇报，以便调动各方力量予以支援。

6.术中切下的组织或标本应按要求及时处理，及时送检，并做好交接登记，防止标本污损、差错或遗失。

7.术中植入患者体内的医用内置物的产品合格证，由手术医生核对后粘贴于手术记录纸的背面。

（三）术后手术相关风险预警制度

1.对实施全身麻醉、椎管内麻醉患者术后的麻醉复苏应实施全程观察，应选择合适的体位，做好呼吸、血压、血氧饱和度及心电等监护工作。

2.对术后患者，经管医护人员应根据诊断、施行的手术制订缜密的术后诊疗计划，包括监测方法、止痛、抗菌药物应用、伤口护理、静脉输液以及各种管道、插管、引流物、吸氧等处理，采取综合治疗措施。

3.术后应根据麻醉、手术类别、术式及患者的全身状况和疾病严重程度等选择合适的体位，科学合理地调整输液的用量、成分比例和输注速度。

4.对置有引流管的患者，应观察引流管有无阻塞、扭曲等情况，换药时要注意引流管的妥善固定，以防落入体内或脱出，并应观察、记录引流液的颜色和量。

5.术后应向患者及其家属交代病情及注意事项，并做好术后谈话记录。注意预防可能发生的各种并发症，如出血、发热、低体温、感染、切口裂开等。要密切观察病情变化，对并发症做到早期发现，及时处理。

6.术后出现大出血、器械物品残留、严重渗漏等需要再次手术者，发现者必须如实地向科主任汇报，科主任应及时向医务科汇报，以便尽快采取补救措施。

四、抗菌药物的使用规范

日间手术的患者并非都需要预防性使用抗菌药物，Ⅰ类的清洁切口无须使用。Ⅱ类清洁污染切口和部分Ⅲ类污染切口手术可以预防性使用抗菌药物，参照国家卫生健康委员会制定的《抗菌药物临床应用管理办法》。如果患者有感染高危因素，如高龄、糖尿病、营养不良、免疫力低下等，结合患者的病情和拟实施手术给予预防性抗菌药物。抗菌药物应选择相对广谱的、安全的和有效地，第二代头孢菌素类为首选，慎用氨基糖苷类和喹诺酮类药物。通常采用静脉滴注的方式在术前30分钟给予，以保证未发生污染前血清和组织中抗菌药物已达到有效浓度，为确保整个手术期间有足够的抗生素浓度，根据不同术式在术中和术后补充给药，使用时间不超过24小时。

五、合并慢性疾病的日间手术患者管理

随着我国社会的人口老龄化与生活方式的变化，高血压、糖尿病等慢性非传染性疾病（以下简称“慢病”）变成了常见疾病，并且医疗政策的不断完善，老百姓医疗需求呈井持续增长趋势。医疗机构通过开展日间手术，能有效地利用有限的医疗资源，改善三级医院供需矛盾。传统手术因创伤大、恢复慢，高龄或慢性疾病患者存在一定风险，日间手术主要以微创和介入手术为主，高龄和慢病都不是绝对禁忌证。手术应激可能增加慢病患者围手术期的管理难度，比如手术取消、延迟出院、术后非计划就诊等，因此需要给予特别的关注。

围手术期合并慢性疾病是指合并高血压、糖尿病、慢性阻塞性肺疾病等慢性疾病的病患从确定日间手术治疗开始，到手术治疗后经评估出院，直至在家庭和社区环境中基本康复，包含入院前的术前准备及评估、住院手术治疗及术后康复的一段时间。

（一）糖尿病管理规范

糖尿病患者常合并大血管和微血管并发症，这将增加手术风险。手术应激可能是血糖急剧的上升，增加患者术后管理难度，更甚者可

能危及患者生命安全，并且可能增加感染和伤口延迟愈合的风险。因此，糖尿病患者围手术期管理需要外科医师、日间病房医师、糖尿病专科医生以及麻醉医生之间良好的沟通合作，通过制定日间手术相关临床路径，制度上保障患者诊疗安全。参考2型糖尿病防治相关指南，日间手术围手术期糖尿病患者的血糖管理主要包括：

1.入院前准备及评估

入院前应对患者血糖控制以及可能影响手术预后的糖尿病并发症进行全面评估，包括心血管疾病、自主神经病变和肾病。对多数住院患者推荐血糖控制目标为7.8~10.0 mmol/L，对少数患者如低血糖风险低、拟行其他精细手术者，可建议更为严格的血糖控制目标6.1~7.8 mmol/L，而对重症及低血糖风险高危患者，可制定个体化血糖控制目标。口服降糖药治疗的患者在手术前24小时应停用二甲双胍，在接受小手术的术前当晚及手术当天应停用所有口服降糖药。对于口服降糖药血糖控制不佳及接受大、中手术的患者，应及时改为胰岛素治疗，基础胰岛素联合餐时胰岛素可以有效改善血糖控制。

2.住院期间

（1）入院后应常规监测血糖，应注意避免患者发生低血糖。

（2）术中处理：对于仅需单纯饮食治疗或小剂量口服降糖药即可使血糖控制达标的2型糖尿病患者，在接受小手术时，术中不需要使用胰岛素。

（3）术后处理：对于术前使用胰岛素调整血糖的患者恢复正常饮食后恢复胰岛素皮下注射。对不能进食的患者可仅给予基础胰岛素，可正常进餐者推荐予基础胰岛素联合餐时胰岛素的治疗方案。中、小手术后一般的血糖控制目标为空腹血糖＜7.8 mmol/L，随机血糖＜10.0 mmol/L。对既往血糖控制良好的患者可考虑更严格的血糖控制，同样应注意防止低血糖的发生。

（4）出院后：院外继续监测血糖，内分泌科专科门诊定期随访。

（二）高血压管理规范

日间手术患者血压升高可能导致入院当日手术延迟，甚至取消手术，研究表明因为高血压导致日间手术取消及延迟率可以高达9.7%。而术中及术后发生严重的高血压可能导致患者延迟出院，影响日间手术的医疗质量与患者安全。

1.围术期高血压的定义

指从确定手术治疗到与本手术有关的治疗基本结束期间内，患者的血压（收缩压、舒张压或平均压）升高幅度大于基础血压的30%，或收缩压≥140 mmHg和（或）舒张压≥90 mmHg。围手术期高血压危象指的是围手术期的过程中出现短时间血压增高，并超过180/110 mmHg。

2.影响围手术期患者血压的危险因素

既往有高血压病史，术前血压控制不理想，有继发高血压或颅内高压者，有紧张、焦虑、恐惧、睡眠等心理因素不良，尤其是舒张压超过110 mmHg的患者容易发生围手术期的血压波动。

3.易发生高血压的手术类型

目前日间手术领域缺乏相关文献报道，在普通住院手术中，颈动脉、腹部主动脉、外周血管、腹腔和胸腔手术等类型的手术容易发生高血压。严重高血压容易发生在心脏、大血管（颈动脉内膜剥脱术、主动脉手术）、神经系统和头颈部手术、肾脏移植以及大的创伤（烧伤或头部创伤）等手术中。因此，上述类型手术不宜开展。

4.围手术期血压控制原则

由于日间手术患者住院手术时间仅1日，需要在患者入院前基本原则是保证重要脏器灌注，降低心脏后负荷，维护心功能。术前服用β受体阻滞剂和钙通道阻滞剂可以继续维持，不建议继续使用ACEI及ARB。

血压控制目标：①年龄＜60岁的患者血压应控制＜140/90 mmHg；②年龄≥60岁，如不伴糖尿病、慢性肾病等，舒张压应＜150 mmHg；③80岁以上的高龄患者，收缩压应维持在140~150 mmHg，如伴糖尿病、慢性肾病，血压控制目标＜140/90 mmHg；④进入手术室后血压仍高于180/110 mmHg，应建议推迟手术；⑤术前血压＞180/110 mmHg的重度以上高血压患者，建议取消手术，在心脏内科门诊治疗。

原则上术前血压＜180/110 mmHg的轻、中度高血压可按计划进行手术。

入院前严格按照日间手术准入标准应对患者充分评估，对严重高血压合并威胁生命的靶器官损害及状态，如高血压伴左心衰、不稳定心绞痛或变异型心绞痛、少尿型肾衰竭、严重低钾血症（＜2.9 mmol/L）等，不建议安排日间手术。应在短时间内采取措施改善生命脏器功能，推荐至急诊或专科病房治疗。

5.围手术期高血压的药物治疗

通常需要静脉降压药物，即刻目标是在60分钟内使舒张压降至110 mmHg，或降低10%~15%，但不超过25%。如可以耐受，在随后2~6小时将血压降低至160/100 mmHg，应选用起效迅速的药物。

（三）慢性阻塞性肺疾病

慢阻肺是常见的呼吸系统，日间手术患者合并慢阻肺会使舒缓肺部并发症风险增加，同时增加心脏、肾脏等器官的并发症风险，并导致日间延迟出院率和医疗费用增加，严重影响日间手术的围手术期安全。

1.入院前评估

原则上应选择非急性期，并且ASA分级≤Ⅱ级的患者。围手术期应常规胸片检查，鉴别诊断以及确定慢阻肺患者有无其他合并症有重要作用，如肺纤维化、支气管扩张、胸膜疾病等。CT、肺功能检查、活动耐量检查等不作为慢阻肺的常规检查项目，可根据专科疾病选择，并制定为临床路径规范管理。

2.麻醉前准备

包括药物治疗和非药物治疗。非药物治疗措施包括：戒烟、加强营养支持。肺部药物治疗：术前需要持续使用吸入性支气管扩张剂的慢阻肺患者推荐持续吸入至手术当日。

3.术后镇痛

有效地咳嗽排痰及早期活动有助于减少慢阻肺患者术后并发症，为避免患者因剧烈疼痛不敢咳嗽、活动，可以通过临床路径按病种制定个性化的镇痛方案。

4.术后早期活动

术后早期活动有助于患者术后康复，慢阻肺患者应尽早离床活动，并循序渐进地增加活动耐量，改善术后康复质量。

（四）合并其他慢性疾病

合并其他慢性疾病的日间手术患者，如慢性肾病、慢性肝病、阻塞性睡眠呼吸暂停综合征（OSAS）等，需控制在正常或接近正常范围、生命体征平稳，通过术前麻醉评估后才能预约日间手术。

六、抗凝和抗血小板药物使用规范

正在接受抗血小板或抗凝药物治疗拟接受日间手术的患者，可能需要暂时中断抗凝或抗血小板治疗。鉴于停用抗凝或抗血小板药物可能增加血栓栓塞风险，但持续使用上述药物可能增加出血风险，故门诊医生应综合评估患者血栓和出血风险，以及拟进行的日间手术的潜在的出血风险后，决定患者是否符合日间手术准入，然后决定停用药物和恢复的时间。

目前国内尚无关于日间手术患者围手术期使用抗凝或抗血小板药物的相关研究报道，但是根据国内外相关指南关于非心脏手术抗凝和抗血小板治疗推荐，可供开展日间手术的医疗机构参考，本根据自身实际情况指定相应规范。

（一）华法林围手术期使用推荐

①对经过门诊评估为无出血风险，或仅有低度出血风险的手术操作，且患者3个月内没有大出血或颅内出血史；②血小板质量或数量异常，有桥接出血史或接受类似手术出血史等相关的出血危险因素，可不中断华法林使用，但术前应严密监测INR确定其位于治疗靶目标水平（2.0~3.0）；③对手术有中高度出血风险和（或）患者存在相关出血危险因素，术前应中断华法林治疗；④围术期中断华法林的时间主要取决于手术的要求和患者当前的INR值，所有患者应在术前5~7天测定INR；若手术要求INR值完全在正常范围，当INR在1.5~1.9时，术前停用华法林3~4天；当INR在2.0~3.0及INR＞3.0时，术前停用华法林至少5天；INR持续增高者，应尽可能推迟安排手术，直至患者INR恢复正常；⑤术后管理：根据手术出血情况，术后12~24小时重新开始抗凝治疗；出血风险高的手术，可延迟至术后48~72小时再重新启动抗凝治疗，术后可采用普通肝素或低分子肝素与华法林桥接，INR达标后停用普通肝素或低分子肝素。

（二）新型口服抗凝药物（NOAC）围手术期使用推荐

NOAC不同于传统的维生素K拮抗剂（如华法林）抗凝药那样作用于多个凝血因子，而是仅针对单个有活性的凝血因子，抗凝作用不依赖于抗凝血酶，口服起效快，相对于华法林半衰期较短，与食物和药物之间很少相互作用，无须监测凝血功能，可以减少或者尽量避免因用药不当造成的药物疗效下降或者出血不良事件，且剂量个体差异小只需固定剂量服用，因此得到国内外指南推荐。NOAC的两个靶点分别为Ⅹa和Ⅱa，前者包括阿哌沙班、利伐沙班、依度沙班等，后者有达比加群。根据《心房颤动：目前的认识和治疗的建议（2018）》推荐，对于无出血风险及出血容易控制的手术不建议中断药物治疗。建议最后一次服用NOAC后的12~24小时行手术治疗。NOAC停药时间依具体手术操作的出血风险、肌酐清除率和所使用的药物种类而定。出血风险低危的手术，术后24小时后可重启抗凝治疗；出血风险高危的手术，可指导患者离院后在家中重启抗凝治疗，具体时间在术后48~72小时。

（三）围手术期抗血小板治疗的管理

研究显示当前在术前7~10天中断阿司匹林用药的做法在某些患者中可能很危险。对于低出血风险的日间手术或侵入性操作，可以不终止抗血小板药物治疗。对于出血风险高的外科手术，应停用阿司匹林和其他抗血小板药物（氯吡格雷等），建议停药5~7天时间，以使血小板功能恢复，降低术中出血风险。对于血栓栓塞事件风险较低且出血风险高的患者，应在围手术期中断抗血小板药物治疗。对患者进行出血风险的连续性评估，以指导术中和术后的治疗策略。阿司匹林停药后患者发生心血管事件的风险增加3倍。阿司匹林停药与急性冠脉综合征之间的平均间隔时间为8~11天。围手术期继续使用阿司匹林会导致围手术期出血并发症增加1.5倍，但不会导致出血并发症的严重程度更高或死亡率更高。因此，可以考虑应用抗血小板药物治疗的桥接策略。术后应尽早恢复抗血小板治疗，最好在24小时内。

（四）外科手术及干预的出血风险分类

①无须停用抗凝药物的手术或侵入性操作：白内障或青光眼手术、无手术的内镜检查、浅表手术（脓肿切开，小面积皮肤切除）等；②低出血风险的手术或侵入性操作：前列腺或膀胱穿刺活检、血管造影（冠状动脉造影及非冠状动脉血管造影）；③高出血风险的手术或侵入性操作：椎管或硬膜外麻醉；胸外科手术、腹部手术、骨科大手术、肝脏活检、内镜治疗、经尿道前列腺电切术。目前华西医院已开展的日间手术类型绝大部分归为此类，因此需要在严格管理。

小　结

日间手术作为高效运转的创新手术管理模式，对于患者的管理，在环环相扣的围手术期中凸显的尤为重要，特别是对于合并COPD、糖尿病等慢性疾病的患者，全周期、全流程和全方位的闭环式管理更容易发现问题并及时解决问题，可降低日间手术当日手术停台率、出院后30天内非计划再就诊率、出院后30天内非计划再住院率等评价指标。日间手术患者围手术期的精细化管理在日间手术开展过程中不仅促使医患双方更紧密的配合与信任度的增加，也是今后日间手术发展的方向之一。

（蒋丽莎　李志超）

第十二节　日间手术病房药品规范化管理

临床科室作为药品管理、使用的主要场所，护理人员作为药品使用的主要操作者，临床科室及护理人员对药品的管理及使用正确与否，关系到药品的质量和患者用药安全与治疗效果，直接影响医疗质量与安全。但由于缺乏药品专业知识培训，临床科室常存在医护人员对药品管理知识缺乏、药品质量管理意识薄弱以及病房管理制度不规范等诸多问题，从而导致病房储备药品质量管理效果不佳，进而影响药品的质量，存在一定的用药安全隐患和风险。2019年中国医院管理协会再次将“确保用药安全”列为患者十大安全目标之一，用药安全与患者安全息息相关，规范临床科室药品管理刻不容缓。日间手术涉及病种较多，病房常用药品品种、规格相对较多，加之日间手术具有短、频、快的特点，存在一定的用药安全风险，如何提高日间手术病房用药安全性和有效性值得管理者深思。然而目前对日间手术的研究热点主要聚焦于对其定义的解析、模式的探讨、护理的探索、管理的研究以及医疗安全与质量的探索等，而如何保证日间手术病房药品的管理质量尚未有报道。在此背景下，基于国内相关领域的专家结合文献和国内实际情况，以药师参与临床科室药品规范管理和督导为举措，旨在为建立日间手术病房的药品质量管理方面规范化、标准化流程提供参考。

一、规范日间手术病房药品管理举措

成立日间手术病房药品管理小组

日间手术病房成立药品管理小组，该小组由药师、病房护士长、质量控制护士、总务护士组成，见图3-12-1，通过QQ、微信、电话等联系方式畅通沟通渠道，以便临床科室能及时与药师进行沟通交流，药师根据临床科室用药存在的相关问题进行指导、监督与反馈。管理小组主要职责是加强日间手术病房药品的规范化管理，加强对日间手术病房用药的指导与督查，以及根据日间手术的特点制定标准化的药品管理规范，并进行实施与效果评价。

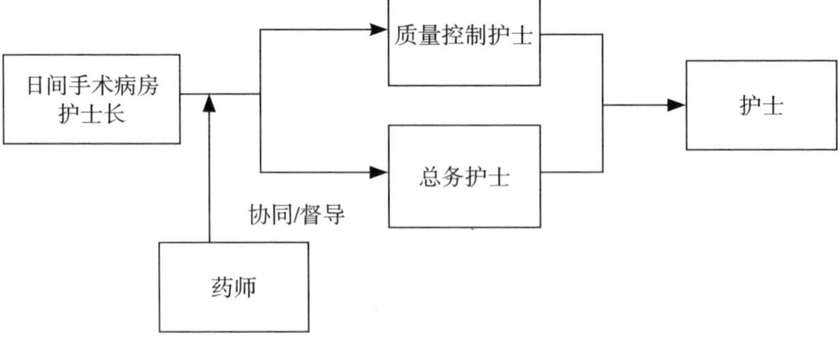

图3-12-1　日间手术病房药品管理小组架构

二、日间手术病房药品规范化管理相关记录文件

日间手术病房药品管理小组成员在药师的指导下制定《日间手术病房常见药品说明书》手册；同时依据药师收集整理的日间手术病房所用药品说明书，药师、护理人员共同制定《日间手术病房药品使用说明手册》，其内容包括药物的通用名、商品名、适应证、药理作用、常规剂量、用药途径、注意事项、不良反应、配伍禁忌、药物配置、输注速度等；存放于指定病房文件存放处，便于护理人员随时翻阅学习及参考。

为规范日间手术病房药品管理与使用安全，须制定日间手术病房药品管理相关制度、程序及人员岗位职责。

为规范药品使用，须制定日间手术病房药品相关规范性记录文件，如《日间手术病房药事检查记录表》《日间手术病房备用药品质量检查记录》《日间手术病房药品交接表》《日间手术病房备用药品及药事检查结果反馈单》《日间手术病房备用药品检查结果报告》《日间手术病房备用药品质量检查汇总表》《日间手术病房药品培训记录表》《日间手术病房药品培训签到表》等。

三、加强日间手术病房药品管理的培训及督导机制

（一）建立药师培训督导机制

为进一步提升护理人员专业技术、技能知识，加大培训力度，药师定期到日间手术病房进行药品储存检查及药物相关知识的培训，如药物适应证、药理作用、常规剂量、用药途径、注意事项、不良反应、配伍禁忌、药物配置、输注速度等，指导护理人员对患者进行用药交代与指导，依据培训内容结合日常工作开展督导事项，建立规范合理的培训考核制度。在日间手术病房构建药护协同下的、“以患者为中

心”的安全用药管理模式。

（二）制定日间手术病房药品管理培训大纲和培训计划

药护共同制订日间手术病房药品管理培训大纲和培训计划，内容包括但不限于药品管理相关法律法规、药品知识、药品日常安全管理、特殊药品管理、药品配伍用药安全、药品输注速度及输注注意事项等。由日间手术病房组织本科室护理人员针对病房药品管理制度、相应药品保管知识进行系统学习，以使病房药品管理与使用科学化、规范化、制度化，保障患者用药安全。

（三）培训内容

1.药品管理相关法律法规及行业规范

药品管理相关法律法规主要有《中华人民共和国药品管理法》《处方管理办法》《医院处方点评管理规范（试行）》《麻醉药品和精神药品管理条例》《医疗机构麻醉药品、第一类精神药品管理规定》《特殊药品管理规定》《抗菌药物临床应用管理办法》《高危药品分级管理策略及推荐目录》等。

2.抗菌药物相关知识培训

1）抗菌药物合理使用培训与考核

为进一步规范日间病房抗菌药物合理使用，须根据《抗菌药物临床应用指导原则》（2015版）、《抗菌药物临床应用管理办法》及《国家抗微生物治疗指南》等相关文件，按照医院抗菌药物相关管理制度、规范、流程，在日间手术病房开展抗菌药物相关知识培训；充分利用信息化技术，定期开展日间病房抗菌药物临床应用监测与评估及应用情况调查，落实抗菌药物处方点评制度，督查抗菌药物不合理使用情况，加强抗菌药物合理应用管理并纳入绩效考核。

2）围手术期抗菌药物使用管理

日间手术围手术期抗菌药物预防用药，应根据手术切口类别、手术创伤程度、可能的污染细菌种类、手术持续时间、感染发生机会和后果严重程度、抗菌药物预防效果等循证医学证据，以及对细菌耐药性的影响和经济学评估等情况，综合考虑决定是否预防性使用抗菌药物。但抗菌药物的预防性使用并不能代替严格的消毒、灭菌技术和精细的无菌操作技术，也不能代替术中保温和血糖控制等其他预防措施。

Ⅰ类切口手术部位无污染，通常不需预防用抗菌药物。但出现下列情况时可考虑预防性用药：①手术范围大、手术时间长、污染机会增加；②手术涉及重要脏器，一旦发生感染将造成严重后果者，如头颅手术、心脏手术等；③异物植入手术，如人工心瓣膜植入、永久性心脏起搏器放置、人工关节置换等；④有感染高危因素，如高龄、糖尿病、免疫功能低下（尤其是接受器官移植者）、营养不良等。

Ⅱ类切口：手术部位存在大量人体寄殖菌群，手术时可能污染手术部位导致感染，故此类手术通常需预防性用抗菌药物。

Ⅲ类切口：已造成手术部位严重污染的手术。此类手术需预防用抗菌药物。

Ⅳ类切口：在手术前即已开始治疗性应用抗菌药物，且术中、术后继续，此不属预防性使用范畴。

3）抗菌药物的过敏反应

（1）预防与过敏试验：须重视过敏史的询问及记录。在诊疗过程中详细询问、准确记录药物过敏史，如对抗菌药物过敏，明确具体药物和过敏表现形式；规范皮试评估。针对既往静脉或口服使用青霉素或其他必须做皮试的抗菌药物出现过敏症状或体征的患者，使用该类抗菌药物前需谨慎评估，如需要皮试，医师开具医嘱后，护士按规范进行皮试和结果判断。

（2）发生过敏反应的处理：加强用药过程观察，一般过敏反应有皮疹、水疱等；发生过敏反应时应切断过敏原，对症使用相应药物；出现严重过敏反应时，如过敏性休克等，应切断过敏原，立即停止使用所有可疑药物，医护人员应积极按严重过敏反应抢救流程及标准操作规范进行抢救。

（3）其他过敏试验规定：根据国家《中国药典·临床用药须知》（2015年版）、《抗菌药物临床应用指导原则》（2015年版）等规定和要求，结合国际、国内部分同级别医院的通行做法和华西医院实际情况，2019年11月华西医院抗菌药物管理专委会决议取消头孢菌素类抗菌药物常规皮试，头孢菌素类抗菌药物使用前无须常规进行皮试筛查，除该药物说明书明确要求皮试外。

3.日间手术病房镇痛药物相关知识培训

日间手术病房镇痛药物相关知识培训，包括疼痛药物种类的选择、疼痛药品禁忌、疼痛药物个体化用药的实例分析、疼痛治疗的专业理论与技能、疼痛药物不良反应的监护与处理、疼痛药物的相互作用、疼痛药物的合理使用与管理以及疼痛患者镇痛药物使用记录的建立与登记等。

掌握药物止痛治疗的五项基本原则（①首选无创途径给药；②按阶梯给药；③按时给药；④个体化给药；⑤注重具体细节，如有不适，及时处置），如按阶梯用药是指应当根据患者疼痛程度，有针对性地选用不同性质、作用强度的镇痛药物。

WHO三阶梯治疗方案：①轻度疼痛：可选用非甾体类抗炎药物（NSAIDs）；②中度疼痛：可选用弱阿片类药物或低剂量的强阿片类药物，并可联合应用非甾体类抗炎药物以及辅助镇痛药物（镇静剂、抗惊厥类药物和抗抑郁类药物等）；③重度疼痛：首选强阿片类药，并可合用非甾体类抗炎药物以及辅助镇痛药物（镇静剂、抗惊厥类药物和抗抑郁类药物等）。

4.急救药品的培训

（1）药师定期对医护人员进行急救药品的种类、用法用量、配伍禁忌、贮存等知识的培训，采取讲课—示教—考核的方式，提高医护人员对急救药品的管理意识。

（2）定期随机抽查考核低年资、轮转医护人员对急救药品正确用法用量、配伍禁忌、贮存位置等知识，要求其在独立顶班之前必须熟练掌握。

四、抢救车等备用药品常规管理

1.药品储存区域应根据药物性质和储存配置温、湿度监控设备，储存区域相对湿度应保持在35%~75%，需低温冷藏保存的药品应存放在冷藏柜中，按药品包装标示的温度要求储存。

2.药品应储存在专门的货柜内，设施设备应保持清洁卫生，防止人为污染。

3.药品应分类存放，做到药品与非药品分开存放，口服药品、外用药、注射剂分开存放。

4.药品存放处应标签清晰，备用麻醉药品、第一类精神药品等特殊管理药品，以及高危药品、易混淆药品均应有全院统一的专用标志。

5.药品发放和使用应遵循“近效期先用、先产先用”的原则，近效期、过期失效、不适用的药品应及时妥善处理。

6.科室备用药品如存放在非原包装药盒中，应在避光盒外贴有原包装药盒标签，以便区分；同一类的易混淆药品应分开放置，避免同排、相邻放置。

五、药品安全储存要求

1.备用药品实行基数管理，账物相符。

2.抢救车药品的品种及数量应固定，做到统一储存位置、统一清单格式、统一规范管理。

3.麻醉、第一类精神药品存放在专用的保险柜内，保险柜应固定，并贴有专用标识，实行双人双锁管理。应贴有麻精药品目录及设定基数量，药品品种、数量应与医教部报批及药剂科备案情况一致。

4.科室备用药品交接记录应填写规范、完整。备用药品使用后及时补充，并有医嘱记录，如交接班时药品未补充，应在交接班记录中登记医嘱数量。

5.酒精等易燃、易爆物品应专柜单独存放，并贴有相应标签和“易燃易爆”标识。存放处保持干燥、通风、避光，存放量不超过1周使用量。

六、药品的管理与登记

1.备用药品是各科室按医疗需要备用，以便及时取用的药品。

2.总务护士每天做好药品的管理与登记，交接记录应填写规范、完整。

3.每日记录2次温、湿度。温、湿度应在规定范围，如温、湿度超过规定范围应采取相应措施，并做好记录。

4.药师每月到病房进行检查与督导，主要针对科室药品的存放、标识的规范、近效期药品的监控、基数药品的合理性、药品的储存条件等进行督导，并针对病房存在的问题进行反馈。药品管理小组定期召开规范化管理小组沟通会，将存在的问题、药品最近使用情况及时传达给病房。

七、绿色通道机制

药房针对日间手术病房，设立急救药品“绿色窗口”，可优先处方审核、优先取药等。若遇紧急特殊情况，科室相关人员可直接到窗口领取急救药品，药师只需登记领取人员姓名和工号，事后1个工作日内完成处方开具、计费等工作。采取相关有效的措施，缩短急救药品的领取时间，保证患者的生命安全。

八、药品管理的应急预案

（一）药品突发事件处理应急预案

①制定药品突发事件处理应急预案，建立药品突发事件组织指挥机构及突发事件处置程序，及时处置各类突发事件，提高应急处置能力，最大限度地避免突发事件并减少其可能造成的危害，保障突发事件情况下日常工作的正常开展，确保药品和人员安全；②定期对医护人员进行药品突发事件处理应急预案的培训，并进行演练；③督促医护人员熟练掌握常见药物的相关知识，正确管理药物，及时处理用药后的不良反应。

（二）用药错误报告制度

①医护人员应加强专业技能的学习，熟练掌握药物的作用特点，在处方、医嘱、医嘱执行过程中严格按照相关规定操作，避免发生重复给药、执行医嘱差错、医嘱停药失误等，最大限度地降低用药错误的发生；②建立用药错误报告制度。不良事件发生后，应按照要求立即上报医院相关管理部门，不得迟报、谎报、瞒报和漏报。对特别重大用药错误的起因、性质、影响、责任和经验教训等问题进行调查评估，必要时

上报医院相关领导部门。

（三）药品不良反应管理

（1）科室应指定人员加强药品不良反应相关制度、规定的贯彻与执行，提高自发呈报意识，敦促本病区医护人员按规定填写药品不良反应相关报告表。

（2）临床医师用药前应充分考虑药物可能产生的不良反应，合理选择药品，并对用药过程中可能出现的药物不良反应有一定的预判，采取相应的预防措施减少不良反应。药物治疗过程中应密切观察，对发生的不良反应采取积极的医疗措施，及时记录，并按要求填写报告表。

（3）护理人员在用药前应认真核对医嘱和药品，配药时注意观察药品是否发生外观改变等不正常现象，在用药过程中配合医师密切观察患者，如发生不良反应尽快报告医师采取相应措施，并主动协助医师填写不良反应报告表。

小　结

近年来，患者安全问题受到了全球各国政府机构和群众的高度关注，患者安全相关工作及研究也得到了推进。“确保用药安全”作为中国医院管理协会制定的患者十大安全目标之一，也得到了广泛的讨论与研究。日间手术作为一种新型的手术模式，改变了传统择期手术住院模式，优化流程，使得需要住院多日的传统择期手术在1 天内完成入院、出院。日间手术病房涉及病种繁多，且病房医护人员往往缺乏专业、系统的药理知识，加上住院流程紧凑，存在一定的用药安全管理风险。药物的管理与患者安全息息相关。护理人员作为药品的主要使用者，存在药学专业知识缺乏、药品质量管理水平有限的情况。而药师作为具有药学专业资质的人员，是保证药品质量和用药安全的关键技术力量。故本文通过由药师定期参与临床科室的药品规范化管理与督导，组建由药师、临床护理人员一体化的药品管理小组，梳理药品相关资料，系统化培训护理人员并定期督查与指导，可以在药品基数、药品标识管理、药品储存管理、药品效期管理及药品质量管理等多方面提升病房的药品管理质量，进而提升病房对药品的整体管理质量，使得临床科室与药房的合作更加密切，有利于避免用药差错事故的发生。

综上所述，由药师参与的日间手术病房药品规范化管理，有效提高了日间手术病房的药品管理质量，加强了药房与临床科室的配合与沟通。该管理模式通过多重管控措施保障患者的用药安全，切实践行了“患者十大安全目标”，进而有利于保证日间手术患者的安全。

（樊萍　王瑾　高洋洋）

参考文献

[1] Wright A J . Charles Thomas Jackson: “The Head behind the Hands” : Applying Science to Implement Discovery and Invention in Early Nineteenth Century America[J]. Journal of the History of Medicine & Allied Sciences, 2010, 65(3):429–431.

[2] JAMES, H, NICOLL. The surgery of infancy—II[J]. Pediatric Anesthesia, 1998.

[3] Adams, Wendy. International Association for Ambulatory Surgery (IAAS).[J]. Day Surgery Australia, 2013.

[4] Vrangb k, K, K Vrangb k. Introduction: the Nordic model of healthcare. 2009.

[5] Skues, Mark. IAAS 11th International Congress on Ambulatory Surgery 9–12 May 2015 Barcelona, Spain.[J]. Ambulatory Surgery, 2015.

[6] Jiang L , Houston R , Li C , et al. Day Surgery Program at West China Hospital: Exploring the Initial Experience[J]. Cureus, 2020, 12(7).

[7] Mciver P . Guidelines for office–based surgery: quality assurance. ACS Board of

Governors' Committee on Ambulatory Surgical Care.[J]. Bulletin of the American College of Surgeons, 1994, 79(10):32.

[8] Ansell G L , Montgomery J E . Outcome of ASA III patients undergoing day case surgery[J]. British Journal of Anaesthesia, 2004(1):71–74.

[9] Rathore M A , Andrabi S , Mansha M , et al. Day case laparoscopic cholecystectomy is safe and feasible: A case controlled study[J]. International Journal of Surgery, 2007, 5(4):255–259.

[10] Assmann N , Islam S , Chung F . Outcome after general anesthesia for ambulatory surgery in the elderly[J]. Canadian Journal of Anesthesia, 2006, 53(1):26348–26348.

[11] Urman R D , Desai S P . History of anesthesia for ambulatory surgery.[J]. Current Opinion in Anaesthesiology, 2012, 25(6):641–7.

[12] Acevedo A , J Le ó n. Ambulatory hernia surgery under local anesthesia is feasible and safe in obese patients[J]. Hernia, 2010, 14(1):57–62.

[13] BOYCE, J. Ambulatory surgery in the UK[J]. Ambulatory Surgery, 1993, 1(3):129–131.

[14] Davies K E , Houghton K , Montgomery J E . Obesity and day–case surgery[J]. Anaesthesia, 2010, 56(11):1090–1115.

[15] Tenconi S M , Boni L , Colombo E M , et al. Laparoscopic cholecystectomy as day–surgery procedure: Current indications and patients' selection[J]. International Journal of Surgery, 2008, 6(supp–S1).

[16] Paterson H M , Mcmillan R , Nixon S J . True day surgery or 23–hour admission for unselected elective laparoscopic cholecystectomy?[J]. Ambulatory Surgery, 2006, 12(4):177–180.

[17] Atkins M , White J , Ahmed K . Day surgery and body mass index: results of a national survey[J]. Anaesthesia, 2015, 57.

[18] B K L , C M M E C , D K S , et al. Guidelines for perioperative care for pancreaticoduodenectomy: Enhanced Recovery After Surgery (ERAS) Society recommendations[J]. Clinical Nutrition, 2012, 31(6):817–830.

[19] 马洪升 . 日间手术的管理 [J]. 华西医学 , 2017, 4(119):7–8.

[20] 骆华杰 , 贾昊 , 陈涵 , 等 . 绩效考核分配模式转变在三级医院日间手术结构调整中的意义及实践 [J]. 中国医院 , 2015(4):26–28.

[21] 戴燕 , 张雨晨 , 马洪升 . 四川大学华西医院日间手术护理规范 [J]. 华西医学 , 2017, 11(32):47–49.

[22] 马洪升，程南生，朱涛，等．华西医院日间手术快速康复 (ERAS) 规范 [J]. 中国胸心血管外科临床杂志，2016, 23(2):104–106.
[23] 于丽华．中国日间手术发展的历程与展望 [J]. 中国医院管理，2016, 36(6):16–18.
[24] 徐乐，徐欣怡，史兆荣．日间手术相关研究热点的共词聚类分析 [J]. 东南国防医药，2019, 21(4):435–437.
[25] 朱玉，冯丹，王博，等．日间手术服务质量安全管理标准研究 [J]. 中华医院管理杂志，2018, 34(12):989–994.
[26] 俞德梁，刘小南，宁鹏涛，等．从日间手术到日间诊疗 [J]. 医学与哲学，2017, 38(8):87–89.
[27] 梁铭会，刘庭芳，董四平．品管圈在医疗质量持续改进中的应用研究 [J]. 中国医院管理，2012(2):37–39.
[28] 刘素珍，李继平，郭晶，等．日间手术患者延伸服务模式构建与实践 [J]. 中国护理管理，2012, 12(9):5–7.
[29] 杨越，宋娟，张弘．医护一体化模式在大肠癌术后日间化疗病房中的应用 [J]. 重庆医学，2017(24):3450–3451.
[30] 姬秋晨，王莉莉，廖妍妍．六步标准沟通流程在乳腺日间化疗病房中的应用 [J]. 中华护理教育，2018, 15(3):215–218.
[31] 马洪升．日间医疗服务的展望 [J]. 华西医学，2016, 31(4):8–9.
[32] 黄培，钱红英．精细化视角下医院一体化日间手术的实践与思考 [J]. 中国医院管理，2017(2).
[33] 卢海源，刘娟，管晓明，等．运用管理工具建立科室质量管理标准化模式 [J]. 江苏卫生事业管理，2019(10).
[34] 张梅霞，姚瑶，袁方，等．应用质量管理方法和工具提升医院管理精细化水平 [J]. 中国卫生质量管理．2014,21(3) 8–11.
[35] 车国卫．加速康复外科：肺癌手术日间化现状与策略 [J]. 中国肺癌杂志，2020, 23(1):7–10
[36] 蒋丽莎，詹丽莉，沈诚，等．日间手术模式下胸腔镜手术治疗肺结节的安全性分析 [J]. 华西医学，2020, 35(2):34–37.
[37] 蔡雨廷，宋应寒，龙小清，等．甲状腺疾病日间手术应用效果临床初探 [J]. 肿瘤预防与治疗，2019, 32(3):248–252.
[38] 宁艳阳．日间手术 时间背后的质量角逐 [J]. 中国卫生，2019, 412(12):88–90
[39] 戴燕，马洪升，张雨晨．华西日间手术护理管理制度规范构建与实践 [J]. 华西

医学 , 2017, 4(32):23–25.

[40] 陆晔峰 , 林靖怡 , 冯佳琪 , 等 . 日间手术护理管理的研究进展 [J]. 护理研究 , 2018, 32(10):1499–1503.

[41] 胡晓 , 刘倩 , 黄晓萱 , 等 . 日间手术病房的精益管理策略 [J]. 华西医学 , 2019, 34(2):53–57.

[42] 马洪升 , 戴燕 . 日间手术治疗模式国内外发展简述 [J]. 中国医院管理 , 2012, 32(1):47–48.

[43] 刘洋 , 马洪升 , 李志超 , 等 . 5520 例日间手术的安全和质量评价 [J]. 中国普外基础与临床杂志 , 2015, 22(12):1477–1481.

[44] 王洋洋 , 王晓 . 麻醉医师主导的快速康复技术在日间手术中的应用 [J]. 华西医学 , 2015, 30(5):824–827.

[45] Chung F , Chan V , Ong D . A Post–Anesthetic Discharge Scoring System for home readiness after ambulatory surgery[J]. Journal of Clinical Anesthesia, 1995, 7(8):500.

[46] 刘洋 , 李志超 , 马洪升 . 四川大学华西医院日间手术患者延迟出院原因分析 [J]. 中国循证医学杂志 , 2016(4):383–386.

[47] 刘玲 , 戴燕 , 许瑞华 . 腹腔镜胆囊切除日间手术后患者延迟出院护理对策 [J]. 护理学杂志 , 2016, 31(24):36–38.

[48] 张雨晨 , 戴燕 . 日间腹腔镜下胆囊切除术患者出院准备度与出院指导质量现状调查及相关性分析 [J]. 华西医学 , 2016, 31(4):42–45.

[49] E D í ez– lvarez, Arrospide A , Mar J , et al. Effectiveness of pre–operative education in reducing anxiety in surgical patients.[J]. Enfermeria Clinica, 2011, 22(22):18–26.

[50] Bush P W , Daniels R . Health Care Systems and Transitions of Care: Implication on Interdisciplinary Pharmacy Services[J]. North Carolina medical journal, 2017, 78(3):177–180.

[51] Singh M , Ponniah M , Jacob K S . A nested case – control study to determine the incidence and factors associated with unanticipated admissions following day care surgery[J]. Indian Journal of Anaesthesia, 2016, 60(11):833–837.

[52] Odom–Forren J , Reed D B , Rush C . Postoperative Symptom Distress of Laparoscopic Cholecystectomy Ambulatory Surgery Patients[J]. Journal of perianesthesia nursing: official journal of the American Society of PeriAnesthesia Nurses / American Society of PeriAnesthesia Nurses, 2018, 33(6).

[53] Mitchell M . Home recovery following day surgery: a patient perspective[J]. Journal

of Clinical Nursing, 2014, 24(3-4):415-427.

[54] 赖小琴 , 宋应寒 , 马洪升 , 等 . 日间手术医院 - 社区一体化服务模式改进效果分析 [J]. 华西医学 , 2017, 32(11):1689-1692.

[55] 李诗涵 , 杜姣姣 , 戴燕 , 等 . 社区医院延续性护理对日间手术患者护理需求满足效果分析 [J]. 华西医学 , 2016, 31(4):22-25.

[56] 刘洋 , 马洪升 , 叶辉 . 日间腹腔镜胆囊切除术推广面临的问题与对策 [J]. 中华医院管理杂志 , 2017, 33(5):354-356.

[57] Kumar C , Page R , Smith I , et al. Day case and short stay surgery: 2[J]. Anaesthesia, 2011, 66(5):417-434.

[58] 郭晶 , 刘素珍 , 李继平 , 等 . 日间手术医院社区一体化协作网的建立及管理 [J]. 中华护理杂志 , 2013, 48(11).

[59] 刘洋 , 张一敏 , 王小成 , 等 . 四川大学华西医院日间手术出院后管理规范 [J]. 华西医学 , 2019, 34(2):31-33.

[60] 马洪升 , 蒋丽莎 , 刘洋 , 等 . 快速康复外科理念在日间手术中的实践 [J]. 中国普外基础与临床杂志 , 2015, 22(11):1384-1385.

[61] 郭晶 , 刘素珍 . 日间手术患者对医院社区延续性服务的评价结果分析 [J]. 中国实用护理杂志 , 2014, 30(13):10-13.

[62] 宋晨 , 陈泽 , 查晓丽 , 等 . 患者对分级诊疗的认知及分级诊疗推行情况调查与分析 [J]. 中国卫生信息管理杂志 , 2017, 14(5):731-736.

[63] 刘昊 , 孙英梅 . 患者对分级诊疗制度认知状况的调查与分析 [J]. 中国医疗管理科学 , 2017, 7(2):19-22.

[64] 杨晓宇 , 王健 , 孟彦 , 等 . 中国日间手术 在探索中前行 [J]. 中国卫生经济 , 2020, 39,446(4):21-24.

[65] 中华护理学会手术室专业委员会编制 , 郭莉 . 手术室护理实践指南 [J]. 人民卫生出版社 , 2015.

[66] 中国医院协会编写 . 三级综合医院评审标准实施指南 [M]. 人民卫生出版社 , 2011.

[67] 袁慧云 , 侯建红 . 手术室护理工作指南 [M]. 云南科技出版社 , 2012.

[68] 高兴莲 . 手术室专科护理学 [M]. 科学出版社 , 2014.

[69] Pereira L , Figueiredo-Braga M , Carvalho I P . Preoperative anxiety in ambulatory surgery: The impact of an empathic patient-centered approach on psychological and clinical outcomes[J]. Patient Education & Counseling, 2016, 99(5):733-738.

[70] Tse K , So W . Nurses' perceptions of preoperative teaching for ambulatory surgical

patients[J]. Journal of Advanced Nursing, 2010, 63(6):619–625.

[71] 江志伟 , 李宁 , 黎介寿 . 快速康复外科的概念及临床意义 [J]. 中国实用外科杂志 .

[72] 李宁 . 围手术期处理的关键是加速康复外科 [J]. 中华胃肠外科杂志 , 2015(18):635–637.

[73] Middel B , Kinn S , Stuart P . Preoperative Fasting for Adults to Prevent Perioperative Complications[J]. Nederlands Tijdschrift voor Evidence Based Practice, 2008, 6(4):13–14.

[74] Hausel J , Nygren J , Lagerkranser M , et al. A carbohydrate–rich drink reduces preoperative discomfort in elective surgery patients.[J]. Anesthesia & Analgesia, 2001, 93(5):1344–1350.

[75] 盛晗 , 刘学英 , 王黎梅 , 等 . 术后早期经口进食对胃肠道手术患者术后恢复影响的 Meta 分析 [J]. 中华现代护理杂志 , 2017, 23(14):1907–1915.

[76] 江志伟 , 李宁 . 结直肠手术应用加速康复外科中国专家共识 (2015 版)[J]. 中华结直肠疾病电子杂志 , 2015(8):606–608.

[77] Smith B H , Torrance N , Bennett M I , et al. Health and quality of life associated with chronic pain of predominantly neuropathic origin in the community.[J]. Clinical Journal of Pain, 2007, 23(2):143.

[78] 罗媛容 , 张美芬 , 陈依琳 . 手术患者家属健康教育的研究进展 [J]. 中华现代护理杂志 , 2015, 21(33):3969–3973.

[79] 陆加惠 . 观察在整体护理中的作用 [J]. 中华现代护理杂志 , 2010, 16(36):4433–4434.

[80] Kimman M L , Dirksen C D , AC Voogd, et al. Nurse–led telephone follow–up and an educational group programme after breast cancer treatment: Results of a 2 x 2 randomised controlled trial[J]. European Journal of Cancer, 2011, 47(7):1027–1036.

[81] Wong F , Chow S , Chan T . Evaluation of a nurse–led disease management programme for chronic kidney disease: A randomized controlled trial[J]. International journal of nursing studies, 2009, 47(3):268–278.

[82] Otsu H , Moriyama M . Effectiveness of an educational self–management program for outpatients with chronic heart failure[J]. Japan Journal of Nursing Science, 2011, 8(2):140–152.

[83] Iorno V , Landi L , Pasquale R D , et al. Comparison of intravenous ketorolac with or without paracetamol in postoperative pain control following ambulatory surgery[J].

Current Medical Research & Opinion, 2013, 29(12):1685–1690.

[84] 唐帅，黄宇光．术后镇痛理念新跨越：从超前镇痛到预防性镇痛 [J]. 协和医学杂志，2014, 5(1):106–109.

[85] 徐建国．成人日间手术后镇痛专家共识 (2017)[J]. 临床麻醉学杂志，2017, 08(33):86–89.

[86] Elvir–Lazo O L，White P F．The role of multimodal analgesia in pain management after ambulatory surgery[J]. Current Opinion in Anaesthesiology, 2010, 23(6):697.

[87] Cao X，White P F，Ma H．An update on the management of postoperative nausea and vomiting[J]. Journal of Anesthesia, 2017.

[88] 李志超，刘洋，马洪升，等．戴明环在日间腹腔镜下胆囊切除术临床路径关键环节的持续改进 [J]. 重庆医学，2017, 46(23):3258–3260.

[89] 李志超，单伟，戴燕，等．儿外科日间手术临床应用分析 [J]. 华西医学，2015(2):279–282.

[90] Gan T．Consensus guidelines for managing postoperative nausea and vomiting.[J]. Anesthesia & Analgesia, 2003, 97(1):62.

[91] Aubrun F，Ecoffey C，Benhamou D，et al. Perioperative pain and post–operative nausea and vomiting (PONV) management after day–case surgery: The SFAR–OPERA national study[J]. Anaesthesia Critical Care & Pain Medicine, 2018.

[92] Kovac A L．Updates in the Management of Postoperative Nausea and Vomiting[J]. Advances in Anesthesia, 2018, 36(1).

[93] 李志超，单伟，戴燕，等．儿外科日间手术临床应用分析 [J]. 华西医学，2015(2):279–282.

[94] 王丽美，曹学照，吕黄伟．老年患者日间手术后疼痛的管理策略 [J]. 中华麻醉学杂志，2019, 39(10):1270–1275.

[95] 雷凤琼，唐婷婷，罗琳．5965 例儿童日间门诊手术安全管理的探讨 [J]. 护理管理杂志，2004(4):56–57.

[96] Brewer S，Gleditsch S L，D Syblik, et al. Pediatric Anxiety: Child Life Intervention in Day Surgery[J]. Journal of Pediatric Nursing, 2006, 21(1):13–22.

[97] Walther–Larsen S，Aagaard G B，Friis S M，et al. Structured intervention for management of pain following day surgery in children[J]. Paediatric Anaesthesia, 2016, 26(2):151–157.

[98] Anderson T，Walls M，Canelo R．Day case surgery guidelines[J]. Surgery (Oxford), 2017.

[99] 王小成，马洪升，李志超，等．日间手术患者术后非计划再入院原因分析 [J]. 四川医学，2016,2:121–123.

[100] 王小成，黄鲁刚，马洪升，等．以小儿隐匿阴茎成形术谈日间手术医疗质量管理 [J]. 中国性科学，2019, 28(7):40–42.

[101] 周炯，范靖，黄鹂，等．危急值管理与患者安全 [J]. 中华医院管理杂志，2015, 3:200–202.

[102] 范雯怡，董书，胥雪冬．我院落实临床检验危急值管理的实践与体会 [J]. 中国医院管理，2018(9):52–53.

[103] 陈贤义．建立健全突发公共卫生事件应急机制 [J]. 毒理学杂志，2005(1):2–2.

[104] 冯小梅，史清秀，吴永岚，等．医院突发公共卫生事件应急预案的制定及应用 [J]. 护士进修杂志，2010, 25(1):24–25.

[105] Jiang L , Ma H . Surgical Protocol in a West China Day Surgery Center During the COVID–19 Pandemic: Practice and Experience[J]. Surgical Innovation, 2020(3):155335062095059.

[106] Shen C , Jiang L , Ma H , et al. Perioperative preparation in thoracic day surgery: Battle against COVID - 19[J]. Thoracic Cancer, 2020, 11(8).

[107] 叶慧，宗志勇，吕晓菊．2017 年版美国疾病预防控制中心手术部位感染预防指南解读 [J]. 中国循证医学杂志，2017, 17(7):745–750.

[108] 乔甫．日间手术中心的医院感染预防与控制 [J]. 华西医学，2019.

[109] Organization W H . Global Guidelines for the Prevention of Surgical Site Infection. 2016.

[110] Ling M L , Apisarnthanarak A , Abbas A , et al. APSIC guidelines for the prevention of surgical site infections[J]. Antimicrobial Resistance and Infection Control, 2019, 8.

[111] 中华医学会外科学分会外科感染与重症医学学组，中国医师协会外科医师分会肠瘘外科医师专业委员会．中国手术部位感染预防指南 [J]. 中华胃肠外科杂志，2019, 22(4):301–314.

[112] 刘妮，季加孚．预防手术部位感染最新指南营养支持及相关措施解读 [J]. 中国实用外科杂志，2017, 37(6):649–653.

[113] 葛茂军．手术部位感染预防与控制指南的介绍 [J]. 华西医学，2018, 33(3):264–270.

[114] 吴秀文，任建安，黎介寿．世界卫生组织手术部位感染预防指南介绍 [J]. 中国实用外科杂志，2016, 36(2):188–192.

[115] 朱道珺，张世辉，戴燕，等．四川大学华西医院日间手术室护理管理规范 [J]. 华西医学，2019, 34(2):140–144.

[116] 胡国庆，陆烨，李晔．手术室医院感染预防与控制管理要求 [J]. 中国消毒学杂志，2019,36(2):142–146.

[117] 崔丹，蒋雪松．抗菌薇乔缝线对外科手术部位感染作用的荟萃分析 [J]. 中国消毒学杂志，2020, 37,225(5):51–54.

[118] 陶一明，王志明．《外科手术部位感染的预防指南 (2017)》更新解读 [J]. 中国普通外科杂志，2017,26(7):821–824.

[119] 胡爱玲，郑美春，李伟娟．现代伤口与肠造口临床护理实践 [M]. 中国协和医科大学出版，2010.

[120] Aasa A , Hovb?Ck M , Berter? C M . The importance of preoperative information for patient participation in colorectal surgery care[J]. Journal of Clinical Nursing, 2013, 22(11–12).

[121] Hobson J A , Slade P , Wrench I J , et al. Preoperative anxiety and postoperative satisfaction in women undergoing elective caesarean section[J]. International Journal of Obstetric Anesthesia, 2006, 15(1):18–23.

[122] Mine, Alacadag, Dilek, et al. Presurgery Anxiety and Day Surgery Patients' Need for Information[J]. Journal of Perianesthesia Nursing Official Journal of the American Society of Perianesthesia Nurses, 2018.

[123] Bjelland I , Dahl A A , Haug T T , et al. The validity of the Hospital Anxiety and Depression Scale: An updated literature review[J]. Journal of Psychosomatic Research, 2002, 52(2):1–77.

[124] Boker A , Brownell L , Donen N . The Amsterdam preoperative anxiety and information scale provides a simple and reliable measure of preoperative anxiety.[J]. Canadian Journal of Anesthesia, 2002, 49(8):792–798.

[125] Brick N . Premedication for Anxiety in Adult Day Surgery Patients[J]. AORN journal, 2010, 92(1):101–102.

[126] Bunevicius A , Staniute M , Brozaitiene J , et al. Diagnostic accuracy of self-rating scales for screening of depression in coronary artery disease patients.[J]. Journal of

Psychosomatic Research, 2012, 72(1):22–25.

[127] Dale J G , A L ü thi, Skaraas B F , et al. Testing Measurement Properties of the Norwegian Version of Electronic Health Literacy Scale (eHEALS) in a Group of Day Surgery Patients[J]. Journal of Multidisciplinary Healthcare, 2020, Volume 13:241–247.

[128] Fahmy N , Siah J , Umo–Etuk J . Patient compliance with postoperative analgesia after day case surgery: a multisite observational study of patients in North East London[J]. British Journal of Pain, 2016, 10(2):84.

[129] Gilmartin J , Wright K . Day surgery: patients' felt abandoned during the preoperative wait.[J]. Journal of Clinical Nursing, 2010, 17.

[130] Grieve, John R . Day surgery preoperative anxiety reduction and coping strategies.[J]. British journal of nursing (Mark Allen Publishing), 2002, 11(10):670–678.

[131] Jaensson M , Dahlberg K , Nilsson U . Factors influencing day surgery patients' quality of postoperative recovery and satisfaction with recovery: a narrative review[J]. Perioperative Medicine, 2019, 8.

[132] Janko M R , Smeds M R . VESS13. Burnout, Depression, Perceived Stress, and Self–Efficacy in Vascular Surgery Trainees[J]. Journal of Vascular Surgery, 2018, 67.

[133] Carlson L E , Waller A , Mitchell A J . Screening for Distress and Unmet Needs in Patients With Cancer: Review and Recommendations[J]. Journal of Clinical Oncology, 2012, 30(11):1160–1177.

[134] Cole M G , Mccusker J , Ciampi A , et al. The prognosis of major and minor depression in older medical inpatients.[J]. American Journal of Geriatric Psychiatry Official Journal of the American Association for Geriatric Psychiatry, 2006, 14(11):966–975.

[135] Wang, Jian, Guo, et al. The development and validation of Huaxi emotional–distress index (HEI): A Chinese questionnaire for screening depression and anxiety in non–psychiatric clinical settings[J]. Comprehensive Psychiatry, 2017.

[136] 王旭，孟宪东，余建英，等．华西心情指数量表与病人健康问卷应用于护理人群抑郁筛查的信效度比较 [J]. 成都医学院学报，2018, 13(3).359–363.

[137] 李精健，苟菊香，周倩，等．阳光心晴管理模式在甲状腺癌患者中的管理和

应用 [J]. 现代预防医学 , 2019, 46(20):180–183+193.

[138] 侯晓玲 , 谢小伟 , 涂晓晴 , 等 . 加速康复下全膝关节置换术后急性疼痛多因素分析及对策 [J]. 四川医学 , 2018, 39(4): 379–382.

[139] 李妲 , 李建明 . 综合医院内科住院病人焦虑抑郁状况研究 [C]// 国际中华应用心理学研究会国际论坛 . 2009.

[140] 杨冬林 , 张婧 , 贾秀珍 , 等 . 抑郁症患者的首诊途径及疾病经济负担 [J]. 卫生经济研究 , 2016, 345(1):37–39.

[141] Acar, Volkan H . Acupuncture and related techniques during perioperative period: A literature review[J]. Complementary Therapies in Medicine, 2016, 29:48–55.

[142] Bithika, M, Thompson, et al. Perioperative Management of Patients with Diabetes and Hyperglycemia Undergoing Elective Surgery.[J]. Current diabetes reports, 2016.

[143] Kudnig S T , Mama K . Perioperative fluid therapy[J]. Journal of the American Veterinary Medical Association, 2002, 221(8):1112–1121.

[144] Finucane T E . Glucose Control in the Perioperative Period[J]. JAMA The Journal of the American Medical Association, 2019, 322(1):82.

[145] Nkanang B , Parker M , Parker E , et al. Perioperative Mortality for Patients with a Hip Fracture[J]. Injury–international Journal of the Care of the Injured, 2017:S0020138317304266.

[146] I, Hollevoet, S, et al. Medication in the perioperative period: stop or continue? A review.[J]. Acta Anaesthesiologica Belgica, 2011.

[147] Collins S , Budds M , Raines C , et al. Risk Factors for Perioperative Hypothermia: A Literature Review[J]. Journal of PeriAnesthesia Nursing, 2018.

[148] Park J H , Kim D H , Kim B R , et al. The American Society of Anesthesiologists score influences on postoperative complications and total hospital charges after laparoscopic colorectal cancer surgery[J]. Medicine, 2018, 97.

[149] Walsh M T . Improving outcomes in ambulatory anesthesia by identifying high risk patients[J]. Current Opinion in Anaesthesiology, 2018, 31(6):1.

[150] Xiong Y , Xu Q , Wang Y , et al. Day surgery is effective and safe for patients with great saphenous vein varices who meet American Society of Anesthesiologists I–II grading[J]. Nigerian Journal of Clinical Practice, 2016, 19(4):455.

[151] Lawal A K , Rotter T , Kinsman L , et al. What is a clinical pathway? Refinement of an operational definition to identify clinical pathway studies for a Cochrane systematic review[J]. BMC Medicine, 2016, 14(1):35.

[152] Lawal A K , Rotter T , Kinsman L , et al. What is a clinical pathway? Refinement of an operational definition to identify clinical pathway studies for a Cochrane systematic review[J]. BMC Medicine, 2016, 14(1):35.

[153] Asmirajanti M , Hamid A S , Hariyati T S . Clinical care pathway strenghens interprofessional collaboration and quality of health service: a literature review[J]. Enfermer í a Cl í nica, 2018, 28:240–244.

[154] Afonso A M , Tokita H K , Mccormick P J , et al. Enhanced Recovery Programs in Outpatient Surgery[J]. Anesthesiology Clinics, 2019, 37(2):225–238.

[155] Zhang H , Li W , Cai Y , et al. Application of a Quality Control Circle to Reduce the Wait Times between Continuous Surgeries[J]. Eye Sci., 2015, 30(2):60–62.

[156] Zhang D , Liao M , Zhou Y , et al. Quality control circle: a tool for enhancing perceptions of patient safety culture among hospital staff in Chinese hospitals[J]. International Journal for Quality in Health Care, 2019(1):1.

[157] Ljungqvist O , Scott M , Fearon K C . Enhanced Recovery After Surgery: A Review.[J]. Jama Surgery, 2017, 152(3):292.

[158] Ljungqvist O . ERAS–Enhanced Recovery After Surgery: Moving Evidence–Based Perioperative Care to Practice[J]. Journal of Parenteral and Enteral Nutrition, 2014, 38(5):559–66.

[159] Darrell J H , Uttley A H C . Antibiotics in the peri–operative period.[J]. British Journal of Anaesthesia, 1976(1):13.

[160] Tally F P , Gorbach S L . Antibiotics in surgery.[J]. Advances in Surgery, 1975, 9(36):41–95.

[161] Siddharthan R , Chapek M , Warren M , et al. Probiotics in Prevention of Surgical Site Infections[J]. Surgical infections, 2018, 19(8):781–784.

[162] Rosenberger L H , Politano A D , Sawyer R G . The surgical care improvement project and prevention of post–operative infection, including surgical site infection.[J]. Surgical Infections, 2011, 12(3):163–168.

[163] 李志超，单伟，戴燕，等 . 儿外科日间手术临床应用分析 [J]. 华西医学，

2015(2):279–282.
[164] 李志超 , 庄磊雪 , 马洪升 , 等 . 日间手术患者出院管理 [J]. 重庆医学 , 2015, 27:3858–3860.
[165] JIANG Lisha, XIE Xiaolan, DAI Yan, 等 . 四川大学华西医院日间手术入院前管理规范 [J]. 华西医学 , 2019, 34(2):133–136.
[166] 蒋丽莎 , 马洪升 . 日间手术评价与监控指标初探 [J]. 华西医学 , 2019, 34(2):96–99.
[167] 佚名 . 日间手术麻醉专家共识 [J]. 临床麻醉学杂志 , 2016, 32(10):1017–1022.
[168] 杨威 , 蒋晖 . 日间手术麻醉实施方案的优化策略 [J]. 临床麻醉学杂志 , 2012(3):94–96.
[169] 李芸 , 李天佐 . 日间手术麻醉离院标准 [J]. 国际麻醉学与复苏杂志 , 2011, 32(6):742–746.
[170] 郭曲练 , 程智刚 . 研究和规范日间手术麻醉及围术期管理意义重大 [J]. 临床麻醉学杂志 , 2016, 32(10):941–944.
[171] 陈菲 , 王寿勇 , 刘巍 , 等 . 探讨儿童日间手术麻醉管理规范 [J]. 重庆医学 , 2018, 08(47):128–130.
[172] 程智刚 , 郭曲练 , 王云姣 . 加强日间手术麻醉临床研究 , 提高日间手术医疗质量 [J]. 中国医师杂志 , 2018(4):481–486.
[173] 王桂凤 , 李运景 , 卢荣枝 , 等 . 临床药师对甲状腺手术预防使用抗菌药物的干预分析 [J]. 今日药学 , 2012, 22(10):626–628.
[174] 张一敏 , 戴燕 , 马洪升 , 等 . 日间手术临时取消原因分析及对策 [J]. 华西医学 , 2014(10):1943–1945.
[175] Neilipovitz D T , Bryson G L , Nichol G . The effect of perioperative aspirin therapy in peripheral vascular surgery: a decision analysis.[J]. Anesthesia & Analgesia, 2001, 93(3):573–580.
[176] 闫伟国 , 杨树森 . 围手术期新型抗血小板及抗凝药物管理 [J]. 心血管病学进展 , 2018, 39(5):94–98.
[177] 王增武 , 王文 . 中国高血压防治指南 (2018 年修订版) 解读 [J]. 中国心血管病研究 , 2019, 17(3):193–197.
[178] 中华医学会糖尿病学分会 . 中国 2 型糖尿病防治指南 (2017 年版)[J]. 中国实用内科杂志 , 2018, 38(4):292–344.

[179] He H , Ke B , Li Y , et al. Novel oral anticoagulants in the preoperative period: a meta-analysis[J]. Journal of Thrombosis & Thrombolysis, 2018, 45(3):386–396.
[180] Oprea A D , Noto C J , Halaszynski T M . Risk stratification, perioperative and periprocedural management of the patient receiving anticoagulant therapy[J]. Journal of Clinical Anesthesia, 2016, 34:586–599.
[181] Cornelius B W . Patients With Type 2 Diabetes: Anesthetic Management in the Ambulatory Setting: Part 2: Pharmacology and Guidelines for Perioperative Management[J]. Anesth Prog, 2017, 64(1):39–44.
[182] 戴燕 , 马洪升 . 日间手术护理发展现状 [J]. 华西医学 , 2015, 30(5):801–803.
[183] 毕琪 , 骆华杰 . 1997–2017 年基于 CNKI 数据库的日间手术文献计量分析 [J]. 中国医院 , 2019, 23(1):34–37.
[184] 王冰寒 , 颜巧元 , 刘义兰 , 等 . 患者参与用药安全的研究进展 [J]. 中国护理管理 , 2018, 18(6):817–821.
[185] 王大鹏 , 张宇 , 李会玲 , 等 . 基于结构方程模型的用药安全影响因素研究 [J]. 中国医院管理 , 2017(11).
[186] 何莉梅 , 张海霞 , 杨智 , 等 . 临床药师参与病房药品督查管理分析与质量改进 [J]. 儿科药学杂志 , 2016.
[187] 曹立亚 , 苏力 , 徐敢 , 等 . 新加坡药剂师制度介绍与制度借鉴 [J]. 中国药师 , 2012, 15(004):572–574.
[188] 李秀华 . 手术室专科护理 [M]. 北京：人民卫生出版社 , 2019.
[189] 魏革 , 刘苏君 , 王方 . 手术室护理学 [M].3 版 . 北京 : 人民军医出版社 , 2014.
[190] 国际日间手术学会 . 日间手术手册 [M]. 北京 : 人民卫生出版社 , 2015.
[191] 黄小红 , 胡家墙 , 刘俊 . 手术室护士分层培训手册 [M]. 北京 : 人民卫生出版社 , 2016.
[192] 吴欣娟 , 徐梅 . 手术室护理工作指南 [M]. 北京 : 人民卫生出版社 , 2016.
[193] 李敏 . 医技科室管理规范与操作常规系列丛书 : 手术室管理规范与操作常规 [M]. 北京 : 中国协和医科大学出版社 ,2018.
[194] 龚仁蓉，李继平，李卡 . 图解手术配合丛书 [M]. 北京 : 科学出版社 ,2015.
[195] 中华人民共和国卫生部 . 医疗机构消毒技术规范 :WS/T367–2012[S]. 北京 : 中国标准出版社 ,2012:8.
[196] 国家卫生和计划生育委员会 . 医院消毒供应中心 第 1 部分：管理规范：WS

310.1–2016[S]. 北京：中国标准出版社 ,2017:6.

[197] 中华人民共和国住房和城乡建设部 . 医院洁净手术部建筑技术规范：GB 50333–2013[S]. 北京：中国计划出版社 ,2014:6.

[198] 国家卫生和计划生育委员会 . 医疗机构环境表面清洁与消毒管理规范：WS/T512–2016[S]. 北京：中国标准出版社 ,2017:6.

[199] BrudererU ,Fisler A , Steurer M P , et al. Post - discharge nausea and vomiting after total intravenous anaesthesia and standardised PONV prophylaxis for ambulatory surgery[J]. Acta Anaesthesiologica Scandinavica, 2017, 61(7):758–766.

[200] Knuf KM, Maani CV, Cummings AK. Clinical agreement in the American Society of Anesthesiologists physical status classification[J]. Perioper Med (Lond). 2018,7:14.

[201] Parks L, Routt M, De Villiers A. Enhanced Recovery After Surgery[J]. J Adv PractOncol. 2018,9(5):511–519.

[202] 张黎 , 戴燕 , 李志超 . 品管圈活动在降低日间手术高血压病病人手术延迟及取消率中的应用 [J]. 中华现代护理杂志 ,2018,24(15):1753–1757.

第四章
几种常见日间手术术式、术种管理规范

第一节 眼科日间手术管理规范

眼科手术一般时间较短，术中、术后出血风险小，术后并发症易发现，适宜开展日间手术。但日间手术对患者的全身情况、手术方式及难易程度、手术医师的水平等均有具体要求，本节内容旨在为眼科日间手术的规范化、标准化流程的建立提供参考，以利于日间手术的效果评价、质量控制和进一步推广。

一、眼科日间手术的设施建设

各医院应根据医院实际情况建设眼科日间手术设施，至少应包含综合服务区（接待服务台、出入院办理、患者及家属等候区）、日间手术室和日间手术病房。设计过程中应充分考虑患者、医师、工作人员各自的需求。

眼科日间手术间需配置手术床、手术椅、无影灯、麻醉机及供氧装置、器械台、输液架、吸引装置、显微镜等眼科专科仪器发，并根据手术间开展的手术按需准备，见图4–1–1。

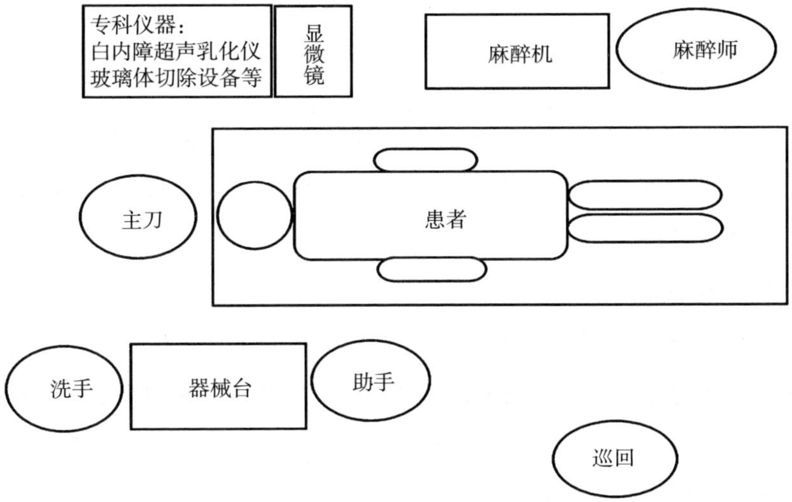

图4–1–1　手术间配置及安置

二、眼科日间手术的组织管理

（一）团队建设

眼科日间手术中心团队分为流动人员和固定人员两部分。

团队的流动人员主要是指医疗组长，医疗组长选择合适的患者进入日间手术。其主要职责是在门诊就诊患者中筛选符合日间手术的患者进入临床路径，并开具术前检查、制定手术方案及实施手术。

团队中的固定人员为日间医疗小组，3～5人/组，根据患者量及批次可设置1～3个小组。日间医疗小组主要负责对入院前患者进行术前评估，核查待入院患者病情，根据病情判断是否修订手术方案，制定围手术期患者的准备方案，向患者及家属进行术前谈话及医患沟通，遇到不适合日间手术的患者向医疗组长汇报，退出日间临床途径。另外，还需要对患者进行术后复诊，认识和处理常见术后并发症，对于严重并发症的患者向医疗组长汇报并转诊；负责病历资料全面质控，做到客观真实完整。

（二）准入制度

眼科日间手术患者在院时间短，周转速度快，准入制度的建立是降低日间手术医疗风险的重要措施。准入制度包括手术准入、医护人员准入和患者准入。

1.手术准入

（1）眼科日间手术应选择眼科疾病的标准手术，疗效确切，流程安全，手术程序最好相对固定，且是手术医生熟练掌握的手术。这样便于统一管理。

（2）手术时间不超过2小时。

（3）围手术期出血及感染风险小，术后无须持续静脉输液治疗。

（4）麻醉方式采取局部麻醉或全身麻醉。如需全身麻醉，请麻醉医师评估麻醉风险，排除全身麻醉禁忌。

（5）术后无须特殊护理。

（6）术后局部症状轻，全身症状（如恶心、呕吐等）可以良好控制。

（7）术后可迅速恢复进饮进食能力，24小时内可以出院。

2.医护人员准入

（1）经过日间手术流程相关岗前培训，熟练掌握心肺复苏等急救措施。

（2）聘任主治医师职称3年及以上的手术医师，具备相应级别手术的操作资质，手术操作技能熟练，已完成一定数量的手术，可以处理手术相关并发症。

（3）具备良好的医患沟通能力。

3.患者准入

见后文患者的选择标准。

（三）运行模式及管理流程

眼科日间手术有两种运行模式：

1. 分散收治、集中管理

可于普通住院病房内分散收治管理患者。

2. 集中收治、集中管理

通常于眼科日间病房收治管理患者。

眼科日间手术的运行流程包括眼科门诊和（或）麻醉门诊评估、手术预约、术前宣教、入院手术、术后观察、出院及术后随访等步骤。

眼科日间手术运行过程中需要医院内部多个部门的支持和配合，由于团队成员来自多学科、多部门，工作上也分为多种岗位。因此，需要制定相关的各项工作制度和各个岗位的工作职责。同时定期组织相关人员进行学习，对实际工作中发现的问题及时沟通、及时解决。

（四）运行状态分析、效益评价和患者满意度调查

对日间手术的业务量、医疗资源的使用效率及医疗费用开支情况等进行分析，以了解日间手术的运行状态，并进一步评价日间手术的社会效益和经济效益，及时发现和解决运行过程中出现的问题。

患者满意度调查可以促进日间手术运行流程的改善，内容包括就医过程满意度、治疗效果满意度、医护人员服务态度满意度、医患沟通和出院指导满意度等。

三、眼科日间手术前患者准备

（一）患者选择标准

1.患者相应眼科疾病诊断明确并满足眼科手术适应证，排除相关手术禁忌证，手术风险评估为非复杂和疑难病例。

2.未合并严重全身性疾病，重要脏器功能无明显异常。

3.有重大疾病或重大手术史者，必须有麻醉医师或相应科室会诊意见，原则上ASA分级Ⅰ、Ⅱ级者可行日间手术，ASA分级Ⅲ级者需由麻醉医师或相应专科医师及手术医师共同评估决定，并需要同时符合日间手术运行流程的要求。

4.合并全身疾病如高血压、糖尿病、慢性阻塞性肺疾病等慢性疾病，病情稳定且患者规律用药，由手术医师评估是否可行日间手术。合并中度及以上心脑血管、肝肾脏等全身器质性损害疾病、血液系统疾病等须由麻醉医师和（或）相应专科医师和手术医师共同决定是否行日间手术。

（1）高血压：术前常规控制血压＜160/100 mmHg，眼部病情较紧急严重者若血压过高（血压＞180/100 mmHg），术日可选用合适降血压药物，使血压稳定在160/100 mmHg以下。

（2）糖尿病：控制空腹血糖浓度＜8.3 mmol/L，无糖尿病酮症和酸中毒的症状。

（3）稳定性心绞痛。

（4）慢性阻塞性肺疾病近期无急性感染症状：术前控制症状，戒烟 6 ~ 8 周，以减少术后肺部并发症。

5.凝血功能异常及血小板低下患者。

（1）轻度异常及部分中度异常者，由手术医师评估是否可行日间手术。

（2）部分中度异常者及重度异常者，结合眼科病情，手术医师考虑是否另期安排手术，同时建议至专科医师就诊治疗相关疾病。

（3）根据病情需要，请血液科会诊，与眼科手术医师共同评估出血风险，确定术前用药方案。若用药后仍无法达到正常功能标准，则应由手术医师评估出血风险，决定是否手术。

6.使用阿司匹林、华法林、氯吡格雷等抗凝药物者，根据专科病种不同考虑是否停药及术前停药时间。

7.能够接受且自愿配合完成日间手术者；意识清醒、生命体征平稳、行动方便或运送方便者；年龄≥ 65岁、年龄＜18岁患者及无自理条件患者应有家属陪伴和护理。

（二）术前检查

门诊医师需仔细询问全身及眼部病史，对于全身情况和眼部病情平稳的患者，开具日间手术入院证。术前全身检查包括：

（1）血常规、术前凝血功能、传染病学、生化常规、小便常规、心电图等检查；

（2）行单独或联合白内障手术的患者，开具白内障术前眼生物学参数测量、眼部B超、角膜地形图、角膜内皮镜、光学相干断层成像、视觉电生理等检查；

（3）行眼前段手术的患者开具眼前段照相、眼前节OCT等检查；

（4）行眼后段手术的患者开具眼部B超、超广角扫描激光眼底成像、光学相干断层成像等检查。

日间手术术前检查的时效期为30天，过期重做。患者持检查结果再次评估，对符合条件的患者再预约和排程。

（三）术前麻醉评估

眼科日间手术患者，需全身麻醉。对于合并全身疾病局部麻醉风险高的患者，手术前1周内在麻醉门诊进行术前麻醉评估，排除麻醉禁忌证，保证患者的安全。

手术当日麻醉医生于手术开始前与患者直接进行面对面的沟通和评估。评估内容参见中华医学会麻醉学分会制定的《日间手术麻醉专家共识》。

四、手术预约排程

手术预约排程是眼科日间手术能否顺利开展的前提条件。所有日间手术患者在医生开具入院证后须进行手术预约。眼科日间手术预约方式为集中预约，即所有日间患者均到统一的预约窗口进行手术预约。集中预约的优点是方便高效率地统筹病床资源和手术资源。

预约排程内容包括：

（1）核对患者信息，录入日间手术预约排程系统。

（2）根据患者病情、病床资源和手术室资源确定手术医生和手术时间。

（3）根据手术时间确定术前检查时间。

（4）审核患者的术前检查报告。

五、入院前医患沟通及再评估

（一）入院前医患沟通

1.入院前详细的入院前宣教能有效缓解患者及家属的焦虑情绪，并且大量减少因沟通不充分导致的纠纷，使日间手术模式的运转更加顺畅。

（1）告知日间手术的特点和目的：日间手术是针对病情不复杂，不需要住院观察的疾病进行的一种治疗模式，其特点为患者住院时间短，患者病情不复杂，减少患者住院费用等。

（2）告知具体手术的麻醉方式、风险，并发症及替代治疗方法。

（3）告知患者术中、术后可能发生在眼部或全身的并发症，若出现并发症，须转入住院病房继续治疗。

（4）告知患者常见术后不适症状，及术后用药注意事项。

（5）告知术后复诊方式及时间：第一次复诊号将在出院前予以预

约，如遇视力严重下降或疼痛加重等紧急情况可到急诊进行处置。

（6）向患者介绍日间手术的相关费用的报账方式及内容。

（7）解答患者提问。

2.护患入院前宣教眼科日间手术患者须在入院前完成术前检查和部分术前准备。入院前的健康宣教关系到患者能否按时完成相关检查和准备。内容包括：

（1）术前检查的时间、内容。

（2）全麻手术患者术前的禁饮禁食准备。

（3）血糖、血压等相关指标的控制要求。

（4）术眼提前三天滴抗生素眼液。

（5）入院手续、医保手续等的办理方法。

（6）术前特殊注意事项。

（7）陪伴管理制度。

（二）术前再评估

入院后术前再评估和门诊的患者选择是两个独立的过程，要起到互相验证、互相补充的效果。

手术当日入院后对患者进行再评估，以判断是否符合眼科日间手术标准：

1.对患者进行常规裂隙灯、检眼镜等眼部检查，明确患者病情及诊断，排除诸如患者存在急性结膜炎等眼部手术禁忌证的情况。

2.查漏补缺，再次核查患者的术前检查报告是否齐全、全身指标是否达到行日间手术的条件，核查项目主要有：

（1）血常规、凝血功能、肝肾功能、传染病指标、小便常规、心电图。全麻患者尤其要关注是否完成胸部X线及麻醉前访视。

（2）眼科检查报告：拟行白内障患者重点检查是否具备IOL Master、角膜内皮镜检查等必要检查，并核对患者姓名、年龄是否相吻合；拟行眼底手术患者，检查是否有眼底检查相关结果。

（3）患者全身情况，当天入院时血压不超过160/100 mmHg、空腹血糖不超过8.3 mmol/L。

（4）患者是否完成术前三天术前抗生素眼药水的使用。

3. 进一步明确患者诊断，再次核对手术及麻醉方式。

六、麻醉方式

眼科日间手术涉及了所有的眼科临床亚专业，眼科临床上会使用到多种麻醉方法，包括局部麻醉（表面麻醉、局部浸润麻醉、区域阻滞麻醉、球后麻醉）和全身麻醉（吸入麻醉、静脉麻醉和复合麻醉）。

七、手术及手术室管理

患者进入手术室后，分别在麻醉实施前、手术开始前和患者离开手术室前由主刀医生、巡回护士和麻醉医生同时对患者基本信息、手术眼别、主要诊断、手术方式、手术部位与标示进行三方核查。手术涉及眼内植入物的，如人工晶体，需在植入前由主刀医生、助手、巡回护士根据患者术前检查结果再次对植入物信息进行核对。

八、术后不良反应的管理

（一）疼痛管理

术后疼痛是导致患者延迟出院或者离院后返院的主要原因，对于术后出现的眼部疼痛，需要医生根据患者手术种类，仔细检查并做出准确的判断，根据病情给予相应处理。眼科术后出现的疼痛主要有以下一些常见原因：

（1）高眼压：根据患者具体情况判断引起高眼压的原因，如前房内粘弹剂残留、房角堵塞、硅油填充过量、眼内填充气体膨胀等，并对高眼压状态做出及时的处理。对于玻璃体切割术后出现的高眼压可使用口服碳酸酐酶抑制剂，局部降眼压等药物治疗，必要时可考虑行前房穿刺放液。对于其他手术出现的高眼压可使用甘露醇（5~7 ml/kg）快速静滴。

角膜上皮损伤局麻及全麻术后的患者可能出现因消毒液接触术眼或非手术眼角膜，或全麻术中非手术眼角膜暴露于空气中等原因造成患者角膜上皮损伤，引起患者术后出现的强烈的疼痛、流泪等症状。对于角膜上皮损伤引起的疼痛，如果上皮损伤面积大可予患者佩戴绷带镜，若角膜上皮损伤面积较小则局部用药。同时，解释原因且经过治疗短时间内即可恢复，安抚患者的情绪。

对于术中使用了卡巴胆碱注射液的患者，偶可见卡巴胆碱引起的毒副作用，患者可表现为瞳孔极小，伴随眼部、头部疼痛，伴或不伴心慌、腹部疼痛不适等。对于此类患者，在排除高眼压及术后急性感染的可能性后，可给予患者局部滴用短效散瞳药。绝大部分患者在使用散瞳药物后眼部及全身不适症状缓解。

其他原因如术中因牵拉眼肌、巩膜外冷凝等出现的疼痛，需排除以上原因后予以患者心理安慰及解释，必要时可使用口服镇痛药。

（二）术后感染

眼内炎是眼科术后最严重的并发症。一旦发现术后感染，患者立即转入普通住院病房观察处置，如已出院患者应立即急诊收治入院。根据患者眼部感染的不同程度，采取的治疗方式包括：全身抗生素使用、前房抗生素灌洗、玻璃体腔注射、玻璃体切割手术等。治疗期间密切观察感染的转归，及时有效地处理，尽量降低因感染对眼部造成的损害。

（三）其他不良反应

术后突然出现的血压异常、心前区不适等全身其他不良反应。对于在院患者应立即联系相关科室急会诊，并给予患者对症处理，经评估全身情况稳定方可出院。对于已出院患者，应督促患者立即急诊就诊。

九、手术后及出院管理

（一）术后护理

眼科日间手术患者术后护理主要内容包括：

1.根据患者病情、手术方式和麻醉方式列出个性化的护理计划，并按照护理计划具体实施。

2.术后密切观察患者的生命体征和术眼敷料情况。

3.利用疼痛评分量表对患者进行疼痛评估，认真评估患者疼痛的性质和程度并报告给医生，给予及时的处理。

4.眼科患者术后由于术眼包扎等原因跌倒风险较高，做好跌倒风险评估，给患者提供安全的环境，做好预防跌倒的健康宣教。

5.根据手术方式，给予术后有特殊体位要求的患者相关的健康指导，保证疾病康复和手术效果。

6.根据患者的个体情况，给患者及家属做全面的健康宣教，内容包括术后护理要点、注意事项、用药方法、饮食指导等。

（二）术后应急预案

日间手术的术后应急预案是为了紧急处理患者住院期间及术中、术后短期内发生的突发状况，保证患者的医疗安全。如患者术中和（或）术后出现眼部和（或）全身严重并发症，需按此预案处置：

1.通知日间手术医生查看患者，评估病情，予以相应的处置。

2.如病情严重，及时汇报主刀医师，查看患者并进一步评估病情及处置。

3.若患者24小时内病情不允许出院，或需在短时间内进行二次手术或治疗，由主刀医师安排患者转入专科病房进一步观察处置。

4.术后第1天或（和）第1次复查，患者若出现严重眼部并发症，需入院继续治疗；如出现并发症暂无须住院治疗，安排患者进一步复查及处理方案。

（三）出院标准及出院前评估

1.患者生命体征平稳至少1小时，意识清楚，有清楚认知。

2.患者无恶心、呕吐，无剧烈疼痛，皮肤伤口无明显出血和渗出，角巩膜伤口闭合佳。

3.患者能自主行走或被动移动。

4.日间手术医师查体评估，尤其关注视力、眼压、伤口情况，符合预期后方可出院，并告知术后注意事项，如复诊日期、术后用药及体位要求等。

5.患者与家属做好了出院准备，并由成人家属陪护出院。评估工作在决定患者出院前进行。

（四）出院康复指导和出院患者随访

由于日间患者住院时间短，得到的直接的医疗护理照护较少。因此，出院健康宣教和出院后的随访非常重要。

责任护士对患者进行出院健康宣教，内容包括术眼保护、用药指导、术后注意事项、特殊体位要求、病情监测、饮食指导、异常情况的处理方法、出院手续办理及社保报账等。由于患者集中出院，住院时间短，多采取集中宣教和个体宣教形式，以保证健康宣教效果。

出院后的随访能够及时发现术后可能出现的相关并发症并给予及

时的处理。随访形式包括门诊随访和电话随访。为便于患者复诊，出院前已为患者预约首次随访号。电话随访由随访护士在患者出院1周内完成。电话随访的内容包括健康指导、是否出现异常情况或并发症、满意度调查等。

十、眼科日间手术质量与安全管理

在眼科日间手术中采用临床路径，成为一种必然而合理的选择。眼科日间手术临床路径的建立和应用，要在普通临床路径的基础之上，适应日间手术质量要求高、患者周转快、住院费用低等特点，因此提出了更高的要求。

（一）眼科日间手术临床路径的建立

眼科日间手术临床路径中的具体临床问题的诊疗方案或程序，应该基于循证医学的证据而建立，当缺乏高级别研究证据时，也应该尽量采用专家共识的方法加以制定，并随着新的研究证据出现而不断更新。眼科日间手术临床路径的建立包括病种的选择和临床路径文本的制定。

1.病种的选择

（1）2019年国家卫健委修订并确立19个学科224个病种的临床路径，眼科涉及8个病种：白内障囊外摘除联合人工晶体植入术临床路径、急性虹膜睫状体炎临床路径、角膜裂伤临床路径、经巩膜二级管激光睫状体光凝术临床路径、老年性白内障临床路径、慢性泪囊炎泪囊鼻腔吻合术临床路径、难治性青光眼睫状体冷凝术临床路径、上睑下垂临床路径。

（2）2018年我国眼科日间手术流程专家共识建议纳入眼科日间手术的手术种类包括：超声乳化白内障吸除或联合人工晶体植入术、虹膜周边切除术、小梁切除术、玻璃体切除术、巩膜外加压术或巩膜环扎术、硅油取出术、斜视矫正术、儿童睑内翻矫正术、鼻内镜下泪囊鼻腔造口术。

2.临床路径文本的制定

临床路径文本包括医师临床路径表、护理临床路径表和患者临床路径表。医师临床路径表包括：诊断及ICD-10编码、患者一般情况（患者姓名、性别、年龄）、住院号、入院日期、出院日期、主要诊疗工作、重点医嘱（护理、饮食、检查、用药、手术等项目）、护理工作、变异记录及原因分析、退出原因及分析、医护人员签名。护理临床路径表包括护理记录、宣教、预期目标及结果评价等内容。患者临床路径表应以通俗易懂的语言描述诊疗计划，告知患者具体检查、治疗的时间点、医生和护士的主要工作，以及患者需要配合和注意的事项。

（二）眼科日间手术临床路径的应用

在实施应用新建立的临床路径之前，应对相关一线人员组织培训。培训的内容包括临床路径的基础理论、管理方法、相关制度、临床路径的具体内容和实施流程等，见图4-1-2。

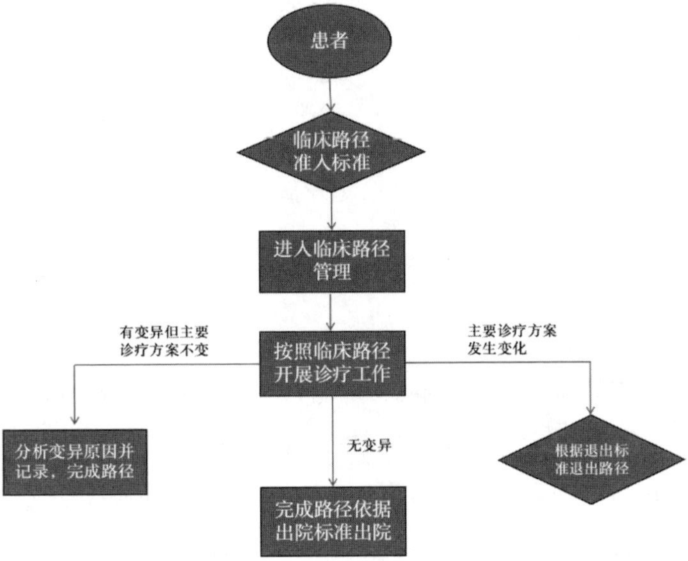

图4-1-2 眼科日间手术临床路径

（三）眼科日间手术医疗质量与安全评估指标

结合国内外目前对于日间手术评价与监控指标，同时考虑到眼科手术其自身临床特点，建立眼科日间手术医疗质量与安全评估指标以对医院和医师进行医疗质量与安全的客观评价。具体指标有：并发症发生率、延迟出院率、非计划再手术率、出院后30天内非计划再就诊率、出院后30天内非计划再住院率、死亡率、术后眼部感染率、手术方式变更率、手术部位错误发生率、三四级手术比例、坠床发生率、跌倒发生率、用药错误发生率、不良事件报告发生率等。

（四）病历管理

日间手术病历内容包括病案首页、入院证、出院证明书、24小时入出院记录、白内障临床路径、实验室检查及特殊检查、医嘱单、授权委托书、各种沟通记录、各类手术知情同意书、手术安全核查书、手术风险评估表、手术记录、麻醉同意书、麻醉记录单、麻醉后访视单、血糖监测表、离院责任书、手术护理单、抗生素使用表等。

（张明　骆洪梅等）

第二节　耳鼻咽喉头颈外科日间手术管理规范

近年来，随着耳鼻咽喉头颈外科（以下简称“耳鼻喉科”）的发展，以及社会对于医疗服务要求的日益提高，耳鼻喉科每年的诊疗人次屡创新高，对于诊疗效率的要求也不断增加。但医院床位和医护人员配制等有限的医疗资源限制了诊疗效率的进一步发展，特别是较长的住院时间，不仅增加了患者的医疗费用，更延长了患者的入院等待时间，延误了疾病的治疗。为更高效地利用有限的医疗资源，使更多的患者接受高水准的医疗服务，耳鼻喉科日间手术的开展势在必行，而日间手术的规范化管理是日间手术顺利开展的有力保障。

一、日间手术资源配置

（一）日间手术室及病房的配制

日间手术室应具备耳鼻喉科已开展的日间手术所需的必备设施和医疗器材，具备完善的麻醉监护设施和麻醉恢复室。日间病房应具备耳鼻喉操作台、基本操作器械及充足的病床供术后恢复。日间手术室及日间病房在功能和结构上最好能独立于择期手术，以防手术室被夜晚进行的急诊手术所占用，导致次日的日间手术中断，对患者造成损失。同时日间手术病房的设置在考虑便利性的同时，也应充分保护患者的隐私。

（二）日间手术团队的配制

专业、高效的日间手术团队是保证日间手术安全、顺利进行的基础。日间手术团队应以外科医师为主导，由外科医师、麻醉医师、护理人员、管理团队共同组成。

耳鼻喉科日间手术的外科医师的准入标准包括：①开展日间手术的主刀医师必须经过医院授权委员会讨论同意，获得相应手术级别权限，才可进行日间手术；②主刀医师须具备高年资主治医师及以上职称；③主刀医师须熟练掌握耳鼻喉科相应日间手术的手术技术，获得科室管理小组的认可，独立完成相关手术100台以上，能预估并独立处理相应的术中术后并发症及围手术期紧急情况；④外科医师应具备良好的医德和医患沟通技巧；⑤遵守医院的规章制度，并能规范进行医疗文书的书写。

（三）术式准入标准

开展日间手术的耳鼻喉科术种应进行严格的把控，术种应同时满足以下要求：①临床诊断明确；②手术时长不宜超过2小时；③术中对麻醉和气道的建立无特殊要求；④术后气道风险小；⑤术后出血风险小；⑥术后疼痛可耐受或通过口服药物缓解；⑦术后对饮食、饮水无特殊要求；⑧术后对日常活动无特殊要求；⑨术后无须特殊护理。

目前华西医院已开展日间手术的耳鼻喉科病种包括：腺样体肥大、扁桃体肥大、咽喉部乳头状瘤、咽部肿物、声带息肉、会厌囊肿、耳前瘘管、鼻前庭囊肿、鼻中隔偏曲、鼻骨骨折、小儿耵聍堵塞、鼓室成形术、腮腺良性肿物切除术、小儿分泌性中耳炎等，病变范围较小的慢性鼻窦炎、颈部肿物等在充分评估病情的前提下也可进行日间手术。

二、日间手术流程管理

日间手术的手术量大、床位周转快、入院后医患沟通时间较少，因此应构建完善的、符合日间手术特点的流程管理，以确保能在较短的时间内提供高标准、高效率的医疗服务，日间手术流程管理应覆盖术前、术中、术后等各阶段的医疗和护理工作。

（一）患者准入条件

由于日间手术的特殊性，进行日间手术的患者应经过严格的筛选，具有严格的准入条件：

1. 符合相应术种的适应证，耳鼻喉科日间手术的适应证应与择期手术保持一致。

2. 排除手术禁忌证和麻醉禁忌证，如急性感染、合并有严重的基础疾病、有严重的出血风险等，按ASA分级为Ⅰ～Ⅱ级。

3. 患者应意识清楚，患者或家属能够理解并具备术前术后的护理知识。

4. 患者对手术效果有充分的认知，理解并愿意承担日间手术并发症的风险。

5. 理解术后饮食、生活习惯的改变，有固定通畅的联系方式并愿意配合术后随访，要求术后居住场所附近拥有医疗机构，以便出院后发生紧急事件能得到及时处理。

6. 采取局麻手术的患者应能充分配合手术过程，对于小儿患者应谨慎考虑局麻手术。

（二）入院前管理

1.患者在入院前应由耳鼻喉专业医师进行适应证和初步禁忌证的评估，判断其适宜进行日间手术后，开具入院证，并纳入日间手术流程管理。

2.入院前1个月内患者需完善必要的专科检查，如鼻内镜检查、电子纤维喉镜检查、听力检查、鼻部CT等。

3.入院前2周内患者需完善术前相关检查，包括血常规、生化功能、凝血功能、传染病指标（如乙肝、梅毒、艾滋病等）、胸部X线、心电图等，并于麻醉门诊再次评估手术风险，排除麻醉禁忌证，签署麻醉同意书。术前检查应保证检查结果的时效性，若患者存在日间手术或麻醉禁忌证，应停止纳入日间手术流程管理。

4.患者凭入院证于入院服务中心登记预约手术时间，并预留联系方式，于术前1～2天通知患者办理入院手续的时间。

5.入院当天手术医生再次核对患者术前检查，评估患者手术适应证及禁忌证，确认患者是否符合日间手术准入标准，入院后的再次评估是保障日间手术顺利进行的重要步骤。

6.入院后由外科医师进行相关医疗文书的撰写，详细告知患者及家属手术相关风险，并签署术前文书。

（三）术中管理

进入手术室后，麻醉医生及巡回护士应再次评估患者术前相关检查，并确认术前准备工作，如禁饮禁食时间、手术部位的标记、术前用药等。手术开始前应由有资质的麻醉医生、符合条件的主刀医生及巡回护士共同核对患者的身份、临床诊断、手术方式及手术部位等信息，杜绝医疗安全隐患。术中应严格遵守无菌原则和手术操作原则，保证手术的顺利进行。

术中根据手术类型，选择合适的麻醉方式。由于耳鼻喉科较多日间术式均涉及气道，例如支撑喉镜下声带息肉切除或会厌囊肿切除术可能出现喉水肿导致呼吸困难、鼻部手术出血可能堵塞呼吸道等，因此术中麻醉应注重气道的监控及管理；在经口放置支撑喉镜或开口器时，有可能刺激迷走神经导致心率降低甚至心搏骤停，因此进行相关手术时麻醉医师还应密切关注患者心血管系统的变化，必要时可进行提前处理以预防心率波动过大。

（四）术后管理

1.术后体位、饮食、切口管理

患者麻醉清醒后返回病房，可采取卧位或半卧位，手术4小时后可适当饮水，手术6小时后可进流食，若无不适且术后无特殊要求，可逐渐过渡至软食。若患者进行腺样体切除、扁桃体切除等术式，术后应要求患者保持温凉软食。若进食情况良好且生命体征平稳，患者可在护理人员指导下进行床旁适当活动。术后密切观察患者切口情况，必要时及时更换切口敷料。

2.疼痛管理

术后疼痛是导致日间手术患者延迟出院或出院后非计划再入院的

最常见原因，建立良好的疼痛管理制度是日间手术顺利出院的重要保障。术后疼痛的管理包括术前、术后针对疼痛的健康宣教以及止痛药物合理的使用，有效、及时的镇痛可促进患者术后的恢复。联合应用不同作用机制的镇痛药物和（或）多种镇痛方法可以获得最佳的镇痛效果，并减少单一药物引起的并发症。在排除药物禁忌证的前提下，可选择非甾体类抗炎药或选择性环氧化酶-2抑制剂，并采用预防性多模式镇痛。术中及术后当天可选择静脉止痛药物治疗，必要时出院后使用口服药物进行序贯治疗3~5天。耳鼻喉科日间手术的患者通过以上治疗方式一般均可达到较好的止痛效果。术后疼痛是扁桃体切除手术术后电话随访时最常见的症状，扁桃体切除术后患者疼痛发生率高，术后3天内仍为中度甚至是剧烈疼痛，对于接受手术的小儿患者，由于言语能力的欠缺，患儿无法表达或抱怨疼痛，更多的表现可能为哭闹或拒绝吞咽，导致家长对疼痛的判断不足，从而拒绝疼痛治疗。因此为了达到最佳的术后镇痛治疗，对于患儿家长的健康宣教教育必须尽早开始，以便家长能有效配合术后的疼痛治疗。

3.术后并发症的管理

耳鼻喉科术后并发症多见于术腔出血或气道梗阻，除了手术中注意减少手术创伤、充分止血外，术后应加强患者生命体征的监测，气道相关手术的患者术后可予生理盐水及注射用水雾化，必要时可使用短期激素药物治疗，以减轻术后气道黏膜肿胀。对于术后出血风险较高的患者，必要时可预防性使用止血药物，术后出血的患者应警惕血液堵塞气道引起气道梗阻，若发生术腔出血，应快速指导患者俯身或侧卧，避免血液流入气道导致窒息，同时及时进行止血操作。

（五）出院管理

1.出院标准

日间手术患者的出院应由主刀医生进行评估和综合判断，可根据不同术式制定相应的出院评估量表。目前通用的出院评估量表为PADS评分量表，该表亦适用于局麻患者。PADS通过以下项目进行评分：①基本生命体征；②活动能力；③术后疼痛；④后恶心和呕吐；⑤切口出血。各单项评分0~2分，总分10分。若患者评分≥9分，可准予出院。

2.出院后随访

出院前应详细告知患者术后门诊随访时间，并由护理人员给予术后康复的健康指导。术后3天、第7天、第30天由随访护士进行电话随访，随访内容包括术后伤口恢复情况、呼吸、出血情况、疼痛、康复疑问解答等内容。门诊随访内容除以上内容外，还应包括患者症状缓解的评估，是否发生远期并发症等，必要时应结合鼻内镜、电子纤维喉镜、听力检查或鼻部CT等专科检查进行评估。若患者出院后出现手术相关紧急情况，可随时拨打随访电话进行咨询，或随时至医院耳鼻喉科急诊进行诊治。

（六）特殊转归管理

若患者入院前评估、术前评估确认不宜进行日间手术治疗，或术后出现较严重的并发症需住院治疗的，应由专科医生认真评估患者病情并详细记录后转专科病房进行治疗。

三、健康宣教

与择期手术相比，日间手术患者住院时间只有1天，医患沟通时间明显缩短。华西医院日间手术的患者中，约50.4%的患者担心出院后出现不适是否能得到及时诊治、22.0%的患者对术后没有医护人员参与的康复心有疑虑。因此为了减轻患者对日间手术模式治疗的焦虑、提高患者对手术的满意度，入院前后的宣教必不可少。

（一）入院前宣教

门诊医生应对日间手术方式、手术目的及疗效、日间手术诊疗特点等相关内容对患者进行讲解，并向患者详细介绍术前检查、手术时间预约流程、术前注意事项等内容，如停用抗凝药物、术前禁饮禁食等，使患者愿意并能有效配合日间手术流程管理。必要时可借助公众号、书面形式提供入院须知等形式提高健康宣教的效果。

（二）入院后宣教

专科医师应与患者及家属针对手术的具体方案、手术相关风险及后果进行详尽的沟通交流，引导患者及家属对手术疗效和手术风险具备的正确认知，并将术后注意事项及相应的处理（如疼痛管理）告知患者及家属，减轻患者术后的焦虑感或恐惧感。小儿患者术后可能无法准确表达感受，导致手术并发症发现延迟，增加家长的焦虑感以及对医疗过程的不信任，医护人员可根据临床经验提前告知患儿家长术后注意事项，既能及时进行处理，又能使患儿家长设定正确的心理预期，提高术后满意度。

（三）出院前宣教

由护理人员进行饮食、术后伤口护理、康复锻炼等内容的指导和宣教，可借助公众号等网络平台，或书面形式提供出院指南，详细告知出院后的护理内容和注意事项，并对患者生活习惯，例如戒烟、戒酒进行宣传教育。

四、临床路径管理

耳鼻喉科日间手术要求患者诊断明确，对准入患者有较明确的要求，并且耳鼻喉科已开展的日间手术术种繁多，因此完善的临床路径能对耳鼻喉科日间手术的顺利进行提供标准化的流程管理和技术规范，保证日间手术高效、安全地进行。鉴于耳鼻喉科日间手术术种的多样性，临床路径应根据不同术种特色、结合医院实际情况进行制定，包括：患者准入、手术方式、术前相关检查、麻醉选择、围手术期用药、术后可能并发症及处理建议、出院后随访时间及内容等，并在临床工作的开展中不断完善。

（邹　剑　王小成）

第三节　小儿外科日间手术管理规范

小儿外科诊治以手术为主要治疗手段，主要包括先天性结构畸形、肿瘤、外伤、外科感染等疾病。其中，消化、呼吸、泌尿、骨骼等各大系统中的简单结构畸形多为良性疾病，手术效果好、发病率稳定、病种多样，非常适合开展日间手术。儿童患者住院常需要多位家长陪同，既增加了病房管理的难度，又极大干扰了患者家庭生活。开展日间手术可以将家长在院时间缩短至24小时以内，带来巨大的社会效益和极高满意度。欧美地区的成熟儿童医学中心，日间手术最高可达到外科手术总量的70%。

不可否认的是儿童手术往往需要全身麻醉，对生命体征稳定的干扰较大。麻醉后的疼痛管理、运动和饮食恢复等尚需要医护人员的专业指导，尤其是小于3岁的低龄患者，术后在院观察4～12小时是更安全的保障。近年来，由于平均住院日指标的管理加强，出现了盲目开展儿童日间手术的倾向，带来了不必要的术后风险。因此，建立规范化的小儿外科日间手术准入、运行和准出制度，势在必行。

一、小儿外科日间手术的设施建设

小儿外科日间手术的设施功能上应该提供安全、安静、舒适而充满童趣化的就医环境，包括入院综合服务区、日间病房、日间手术区、麻醉复苏室等。由于儿童患者往往有多位家长陪伴，因此日间病房建议以家庭式单间病房为宜，适度的隐私保护更方便母乳喂养。除了配备必需的医疗物资和抢救车外，日间病房、麻醉复苏室、手术室内可准备些儿童玩具、棒棒糖、动画节目等，及时安抚患儿，减少不必要的恐惧感。但是，尽量避免病房中遗漏有锐器、小颗粒物等。

二、小儿外科日间手术的组织管理

（一）团队建设

相较于成人外科，小儿外科日间手术团队成员需要更多的耐心和亲和力、更细致的观察力。多学科团队组建包括：门诊医生、门诊麻醉医生、入院宣教护士、手术医生、麻醉医生、术后随访护士，有条件的单位可借鉴发达地区经验引入“小丑”等抚慰人员。团队核心以手术医生为宜，需制定切实可行的规章制度，建立不良信息限时沟通渠道。门诊医生需要在院前完成必要的术前检查，通常，心电图、血压、血生化对于儿保诊断正常的低龄儿童并不是必检项目。门诊麻醉医生通过血常规、胸片等筛查上呼吸道感染是非常重要的，一旦麻醉中出现气道痉挛则可致命。入院宣教护士除了审核准入条件外，可通过向家长介绍日间手术的特点、优点和流程来取得配合。手术医生需要是有一定微创手术经验的主治以上医生。

（二）准入制度

小儿外科日间手术流程是在常规流程基础上，适应微创外科和快速康复理念而优化的24小时出入院流程，不可否认对传统措施进行适度的简化，有可能带来医疗风险的增加。因此，严格、周密、清晰的准入标准和准出标准是安全的最有效保障，准入制度分为：疾病病种准入、患者状况准入、手术（麻醉）医生准入等。

1.疾病病种准入

各地医院需成立小儿外科日间手术管理专家团队，定期审核可纳入病种范围。参考成熟地区的经验，根据实际情况有步骤、分阶段地安排日间手术病种。开展初期切忌盲目追求高、大、全，也要避免将门诊手术归纳入日间手术。

一般而言，选择手术时间短（一般不超过1小时）、预计出血量少（不超过10 ml）、术后并发症少（既往低于5%）、疼痛程度轻的手术。最适宜进行三级以下的非胃肠道手术；初期可进行腹股沟斜疝、鞘膜积液、多指（趾）、隐睾、体表包块等手术；后期可扩大至叶外型隔离肺、大网膜囊肿、胆囊结石、漏斗胸等手术。

2.患者准入

儿保或门诊院前常规筛查排除了重要脏器（心、脑、血液等）的隐性疾病。考虑到麻醉的安全性，不建议将6月龄以内患者纳入日间手术；上呼吸道感染者最好症状消失1周以上，复查血常规和胸片正常再进行手术。患者家长经充分沟通后仍不接受日间手术模式者建议及时排除。

3.手术（麻醉）医生准入

手术（麻醉）医生必须经医院日间手术管理委员会审批，授权开展相应等级的日间手术。实行医师资质动态化管理，至少每2年进行一次技术能力再评价和再授权。手术（麻醉）医师准入标准：①具备高年资主治医师以上职称；②参与同类同级别手术（麻醉）50例以上、独立主持手术（麻醉）20例以上，具备处理相关并发症和各种应急情况的能力；③具有良好的医患沟通能力；④遵守日间手术各项管理制度。

（三）运行模式

国内小儿外科日间手术主要有2种运行模式：小儿外科病房分散收治、集中管理；日间手术中心集中收治、集中管理。小儿外科病房模式儿童管理更加专业化，低龄儿童（6~12月龄）收治更安全。日间手术中心模式管理更规范，但对低龄儿童管理不及专科病房，建议收治1岁龄以上的儿童。目前两种模式并存，可根据各自医院的实际情况建立安全的保障机制来推动日间手术开展。

（四）运行流程及管理

小儿外科日间手术的运行流程包括：小儿外科门诊、麻醉门诊、手术预约、术前宣教及审核、入院手术、术后观察、出院、术后随访和门诊复查等步骤。日间手术中心和小儿外科病房两种模式的出院后随访由日间手术中心统一安排和协调，术后1周建议门诊复诊了解伤口愈合情况。

由于小儿外科日间手术范围涉及多个器官和系统，病种多而杂，儿童病情变化的隐匿性强，因此管理上需要制定更严格、清晰、细节化的岗位职责和规章制度。同时，定期（每季度）组织团队内多部门沟通会，畅通不良信息反馈机制。

（五）患者家长满意度调查

在儿童患者本人无法表述的情况下，家长的满意度调查可以促进小儿外科日间手术运行模式和流程的改进。一般采用表格式问卷单，委托第三方中立机构进行，涵盖出院前调查和出院后调查两部分。内容包括：术前准备过程满意度、就医过程满意度、治疗效果满意度、医护人员服务态度满意度、出院指导满意度等。

三、小儿外科日间手术的实施

（一）患儿选择标准

根据病种制定患儿选择标准。

小儿普外病种：腹股沟疝、体表包块（包括血管瘤、淋巴管瘤）切除、淋巴结活检、脐疝等。

小儿泌尿病种：隐匿阴茎、蹼状阴茎、鞘膜积液、隐睾等。

小儿骨科病种：多指、多趾、内固定取出、狭窄性腱鞘炎等。

小儿颈胸病种：鳃裂囊肿、叶外型隔离肺、漏斗胸、颈部淋巴结活检等。

总的患儿选择原则：重要脏器功能无明显异常、能耐受全身麻醉、无未控制的全身疾病。

（二）术前检查

小儿外科日间手术的术前检查项目应根据患儿年龄、病种、病情、麻醉方法制定。检查包括但不限于血常规、大小便常规、传染病指标（乙肝、丙肝、梅毒、艾滋病）、凝血功能、肝肾功能等。胸部X线、心电图和腹部超声根据情况可选择。

所有的术前检查要求在预定手术日期前的4周内完成，以保证检查结果的准确性和时效性。如果检查后有异常发现或患儿病情发生变化，需进一步安排针对性检查或复查能反映病情变化的相关项目。

（三）术前麻醉评估

小儿外科日间手术前必须进行正规的术前麻醉评估，鼓励建立麻醉评估门诊，以保证患儿的安全，并避免因评估及准备不足导致手术延期或取消，同时解除家长对患儿全身麻醉的顾虑。评估内容参见中华医学会麻醉学分会制定的《日间手术麻醉专家共识》。

（四）手术预约排程

手术预约排程是手术室资源调配控制的关键环节：

1.核对患儿信息及检查结果，确保患儿符合日间手术准入条件。

2.熟悉医师手术计划。

3.知晓手术间功能安排，以保障手术资源有效利用。

4.启动日间手术优先排程。

5.信息录入准确。

6.认真进行审核，保证手术排程准确。

（五）入院前宣教

健康教育能降低外科手术对患儿、患儿家属带来的心理应激反应，缩短手术患儿的住院时间．节省费用，减轻患儿术后疼痛、缓解患儿家属焦虑等。内容包括但不限于：

1.手术及麻醉方式、可能出现的并发症及解决方案。

2.根据患儿喂养方式（母乳、牛乳、混合、普食）不同、手术排程情况、告知患儿禁食禁饮方案。

3.告知入院时间、住院地点、手术时间、医疗文书资料的准备、患儿自身的准备、家属陪伴等相关内容。

4.教育方式：纸质资料、口头教育、视频教育、互联网+新媒体等，原则是采用患儿及家属易接受、效果好的方式。

（六）术前再评估

入院后术前再评估是保证患儿符合小儿外科日间手术条件的重要步骤。

术前再评估与门诊患儿选择是两个独立的过程，要起到互相验证、互相补充的效果。

（七）手术及手术室管理

小儿外科需要使用抗生素的日间手术病种较少，一般不放置胃管和尿管。

在手术过程中，手术医师要根据患者手术的具体情况再次判断是否符合日间手术的标准：如出现意外情况时应及时处理，不应追求日间手术流程而忽视手术的安全性：手术操作要以微创外科、精准外科理念为原则。减少手术创伤，如非必要不放置引流管。

（八）麻醉方式

小儿外科日间手术均选择全身麻醉，考虑到术后镇痛的需求，可辅助骶管、腹壁神经阻滞浸润、切口浸润麻醉。

1.麻醉前禁食水时间

清水2小时、母乳4小时、奶粉/牛乳6小时、固体食物8小时。

2.麻醉药物选择

麻醉药物的选择原则是起效快、作用时间短，镇痛镇静效果好，对心肺功能影响轻微，恶心呕吐等不良反应少。由于手术时间较短，应尽量选用短效的非去极化肌松药物。建议预防性应用预防恶心呕吐的药物。

3.术中监测

除常规监测项目外，腹腔镜手术时建议监测呼气末CO_2。

4.气道管理

可根据患者的基本情况及手术方式选择气管插管或喉罩。应关注术中气道压力增高和碳酸血症对机体的影响。

（九）术后不良反应管理

1.疼痛管理

术后疼痛是导致患者延迟出院的重要因素，尤其是儿童患者对疼痛的敏感性明显异于成人，因此有效地镇痛可减轻患儿哭闹，打消家长对24小时内出院的抵触情绪。处理儿童疼痛中，最重要的就是对于疼痛的评估。由于婴幼儿受到语言能力的限制，儿童疼痛的主诉中也含有强烈的感情因素，所以儿童疼痛的评估较成人更加困难。因此，强调儿童疼痛评估应在熟悉各项评估技术与指标的基础上，多次评估。儿童疼痛评估也应考虑到焦虑及恐惧对于评定结果的影响。临床评估可以借助各种量表，倘若各项积分之和≥6分就需要考虑镇痛。

（1）婴儿（1岁以内）。婴儿也是存在痛觉的，疼痛时其哭声、面部表情、躯体活动和心率都会发生改变。研究发现婴儿面部表情与疼痛的关系是最密切的，需要重点关注。婴儿疼痛症状包括但不限于：拒奶、皱眉、挤眼、撅嘴、下颌抖动等。国际通用的CRIES量表适用于1岁内的小婴儿（表4–3–1）。

表 4–3–1 CRIES 评分法

	0分	1分	2分
啼哭	无	高声哭、可安抚	高声哭、不可安抚
维持SpO_2>95%是否需要吸氧	否	FiO_2<30%	FiO_2>30%
心率、血压变化	无变化	上升<20%	上升≥20%
表情	无	做鬼脸、扭歪	做鬼脸、咕哝
睡眠	安静入睡	间断苏醒	经常苏醒

（2）幼儿期（1~3岁）。目前4岁以下小儿疼痛的评估多采用简单的行为学评估，通过测量疼痛相关的行为学表现或者对由患儿父母或监护人提供的疼痛的叙述进行评估，然后计算其积分，该年龄段推荐FLACC 评分法（表4–3–2）。

表 4-3-2 FLACC 评分法

	0分	1分	2分
面部	表情自然或微笑	偶尔皱眉、面部扭歪、表情淡漠	经常下颌颤抖或紧咬
肢体	自然体位、放松	不自然、紧张、不安静	踢腿或腿部僵直不动
活动	静卧、活动自如	局促不安、来回动	身体屈曲、僵直或急扭
哭闹	不哭	呻吟、呜咽、偶诉	持续大声器、经常抱怨
安慰	无须安慰	轻拍可安慰	很难安慰

（3）学龄前期（3~7岁）。主要的量表包括CHEOPS 评分法（表4-3-3）或PPPM（术后疼痛家长评估量表，适用于1~12岁患者）。CHEOPS 评分法尤其对于4~7 岁，甚至是 0~7 岁的儿童都有良好的可信度和可靠性。

表 4-3-3 CHEOPS 评分法

	0分	1分	2分	3分
哭闹		无	呻吟、哽咽	尖叫
面部	微笑	镇静	有疼痛或其他语言表达	
语言	无痛苦	无抱怨、非疼痛	紧张颤抖	
躯体		松弛无反应	抚摸、按压或局部紧张	
伤口触摸		无特殊	踢腿或腿部僵直不动	
腿部		正常		

（4）视觉模拟评分法（Visualanaloguescales，VAS）和数字等级评定量表（Numericalratingscale，NRS）。VAS评定是一条长100 mm的标尺，一端标示“无痛”，另一端标示“最剧烈的疼痛”，患者根据疼痛的强度标定相应的位置。一般用于8岁以上儿童。NRS是用0 ~ 10数字的刻度标示出不同程度的疼痛强度等级，“0”为无痛，“10”为最剧烈

疼痛，4以下为轻度痛，4~7为中度痛，7以上为重度痛。适用于8岁及以上儿童，是临床最常用也是最简单的疼痛评估方法之一。

2.疼痛处理

（1）儿童疼痛处理应该包括但不限于非药物疗法，如情感支持、精神抚慰、心理干预等非药物手段。心理手段包括分散注意力、做游戏、心理教育、催眠、生物反馈、意象导引等，其中意象导引、分散注意力和催眠最有效。

（2）在排除外科情况的基础上，疼痛的治疗选择原则上以口服药物为主，建议使用非甾体类抗炎药（NSAIDs），此类药常用于小儿的轻、中度疼痛，最常用的是布洛芬（美林）、对乙酰氨基酚（泰诺林）。

（3）小儿外科日间手术由于创伤较小，疼痛强度一般较低，上述镇痛手段通常可以起到较好的效果，一般不需要自控镇痛泵。另外，术中局部采用中长效局麻药进行局部注射，也是非常有效的术后镇痛手段。

3.预防术后腹胀、恶心、呕吐

术后恶心、呕吐是延长日间手术患者住院时间的另一大因素，会影响患儿早期恢复进食、伤口愈合、延迟术后出院。儿童手术后引发恶心、呕吐的因素多为麻醉后遗反应，一般程度均较轻。需要高度警惕的是，儿童呕吐有误吸导致窒息风险，需要提前告知家属警惕。

4.切口及敷料

儿童在麻醉苏醒期容易出现躁动、哭闹等，导致手术切口敷料脱落，切口外露。儿童自我保护意识差，甚至出现自行抓挠伤口的情况。主要防范措施包括：术毕采用牢靠敷料固定；返回病房后及时查看敷料并交代家长注意保护切口敷料；病房护士巡视中观察敷料周边有无渗出和血迹，有无新鲜湿分泌物等；必要时及时更换敷料。

（十）术后护理

①密切观察患儿精神状况和生命体征变化；②患儿清醒后可采取自由舒适体位；③麻醉完全清醒后2小时可尽早恢复流质饮食。建议以每次30 ml开始，分阶段逐步增量的原则；④鼓励家长抱卧或者患者早期下床，进行循序渐进的活动；⑤培训患儿家长正确认识疼痛，及时反馈，必要时及时遵医嘱进行干预。

（十一）术后应急预案

日间手术的术后应急预案是为了紧急处理患者住院期间发生的突发状况，保证患者的医疗安全。

术后患儿有过敏反应、疼痛不能耐受、误吸、呼吸困难等风险，尤其是儿童呕吐可因误吸而危及生命。需按此预案处置：①出现误吸时：立即患儿侧卧，拍背，吸痰管及时吸取口腔分泌物；②同时通知小儿外科住院总和麻醉科值班医生赶往床旁，准备气管插管的急救物质；③若情况无缓解，应及时通知主刀医师或助手查看患者，评估病情，予以相应的处置。

若患者24小时内病情不允许出院，由日间手术中心负责人协调，主刀医师安排患儿转入小儿外科专科病房进一步处理。

（十二）出院标准及出院前评估

出院评估工作在决定患者出院前2～3小时进行，标准：①患儿生命体征平稳，意识清楚，精神反应良好；②疼痛可耐受或通过口服药得到控制；③无手术相关并发症，如切口出血，腹部异常体征等；④无发热、恶心和呕吐；⑤骨折取出内固定者，复查X线片未见内固定残留或骨折征象。

（十三）出院康复指导和出院患者随访

医护联合制定出院后康复指导的项目及内容，专业护士对出院患者进行病情记录及康复指导，内容包括出院后饮食、活动、服药指导、异常情况报告、复诊提示等。可建议患儿家长联系社区医生上门进行术后病情随访和康复指导。

应特别告知患者出院后的出院医嘱，建议术后1周门诊复查，以便及时了解伤口愈合情况和核实病理学检查结果等。在出院证明书上注明紧急联系的病房值班电话，如出现相关并发症（如切口出血、再骨折等）及时与日间手术中心联系，或到急诊室就诊。

日间中心于术后1天、7天和30天主动对患儿家长常规进行随访。随访时如患者出现异常情况，随访人员应做如下处理：

（1）指导患者或家属做简单的处理或救治。

（2）告知患者门诊就诊流程，急诊就诊流程或直接通知急诊科处治患者，必要时及时收入院治疗。

（3）报告日间手术中心负责人，参与协调和沟通。

四、小儿外科日间手术质量与安全管理

以三级以下非胃肠道手术为主要部分的儿外日间手术病种，其并发症发生率不高，但因患儿住院时间短，家属心理预期高，一旦出现意外后果严重，极可能出现医疗纠纷事件。因此，开展小儿外科日间手术必须严格实行医疗质量与安全管理。

（一）小儿外科日间手术临床路径建立和应用

客观而言，凡是适合开展小儿外科日间手术的病种都能建立标准化、规范化和程序化的疾病诊治计划，即临床路径。因此，

开展小儿外科日间手术时应建立和运用好临床路径模式，使患者从门诊到出院的全部医疗过程均按照统一的标准化、程序化诊疗模式进行。

（二）小儿外科日间手术医疗质量与安全评估指标

如同成人外科模式，小儿外科采用的医疗质量与安全评估指标也通常包括：日间手术床位比例、平均入院等待时间、患者接受术前麻醉评估比例、爽约率、当日取消手术率、手术和麻醉不良事件的发生率、日间手术室使用率、延迟出院率、非计划再入院率和急诊就诊率、非计划再手术率、围手术期相关并发症（伤口出血、感染等）发生率、术后30天内死亡率、并发症发生率、患者满意度、日间手术费用等。

（向波　黄一东　杨晓东）

第四节　泌尿外科日间手术管理规范

日间手术具有快捷、安全、床位周转快、医疗资源利用率高、住院时间短及费用相对较少等优点，有效地改善医疗资源紧张所致的患者就医体验，减少对患者日常生活和工作的影响，开展泌尿外科日间手术具有可观的卫生经济学价值。华西医院泌尿外科日间手术主要包括经尿道膀胱肿瘤电切术、经尿道输尿管镜碎石取石术、经膀胱镜输尿管插管术、精索静脉曲张高位结扎术、睾丸鞘膜翻转术、尿道扩张术、包皮环扎术、尿道口息肉切除术、阴茎囊肿切除术、阴茎硬结切除术、睾丸切除术、尿道口成形术、肾囊肿去顶减压术、女性压力性尿失禁尿道中段悬吊术（TVT，TVTO）等术式。

目前泌尿日间手术缺乏规范、统一的流程，不利于手术的效果评价、质量控制和进一步推广。为规范运行流程，夯实医疗安全和质量基础，现联合相关领域的专家，结合文献和国内实际情况，讨论制定了本规范。

一、泌尿外科日间手术的设施建设

开展日间手术的条件与传统住院手术室一致。手术医师、麻醉医师、手术室护士及相关人员应具备相应资质，获得医院及相关部门授权。泌尿外科日间手术设施应充分考虑患者、医师、工作人员各自的需求，功能上应包含综合服务区（接待服务台、出入院办理、医护工作站、患者及家属等候区、日间手术预约区）、日间手术室和日间手术病房，各家医院可根据手术开展实际情况建设泌尿外科日间手术设施，实施集中管理或分散管理模式。

二、泌尿外科日间手术的组织管理

（一）团队建设

日间手术团队是开展日间手术的基础，需由医疗质量管理部、泌尿外科、麻醉科、手术室、护理部、门诊部、财务部及信息中心等相关领域的专家共同组成。其中门诊、病房医师筛选患者、开具术前检查单、告知日间手术特点、术前谈话、做好手术标识、手术记录、术后评估、病历书写、病情观察、出院评估及健康指导；ASA分级＜Ⅲ级）、向患者及家属沟通麻醉方式的选择、麻醉实施、疼痛管理；护理人员进行预约排程、健康教育、术前指导、围手术期护理以及出院指导和出院后随访等；门诊为泌尿外科日间门诊护士开设独立诊间提供相应的服务；财务部为泌尿外科日间手术患者提供出入院手续办量绿色通道；

信息中心开通门诊诊间护理单元床位查询及手术排程系统等；管理团队制定日间手术运行规则，关注日间手术的运行状态，发现问题并及时协调处理。

医院应设立日间手术管理委员会并制定工作职责，该委员会在医院授权下定期组织各成员召开例会，研究日间手术各项重大管理决策及协调各相关部门的配合。

（二）准入制度

泌尿外科日间手术患者住院时间短、各种程序简约化，常规流程的改变势必增加医疗风险。准入制度的建立是降低日间手术风险和保障医疗安全与质量的重要措施。泌尿日间手术准入制度包括手术病种准入、患者准入和手术医师准入、日间护士准入。

1.手术病种准入

泌尿外科日间手术应选择对机体生理功能干扰小、手术风险低、手术时间短（一般不超过2小时）、预计出血量少、术后并发症少、术后疼痛程度轻及术后24小时可出院的病种和手术方式。

2.患者准入

参见本节泌尿外科日间手术的实施中的“患者选择标准”，女性患者应避开月经期。

3. 手术医师准入

开展日间手术的医师必须经医院日间手术管理委员会审批和授权开展相应等级的日间手术，至少每2年对医师进行一次技术能力再评价与再授权，实行手术医师资质动态化管理。手术医师准入标准（详见第二章第二节）。

4. 日间护士准入

（1）日间门诊护士准入标准：在泌尿外科工作5年及以上，熟悉泌尿外科各亚专业疾病的诊治及护理；沟通能力及服务意识强；通过岗前培训，具有初步判断检查报告的能力，熟悉门诊各项检查的检查区域、检查流程、交费流程，以方便对患者进行指导，掌握日间手术的预约排程等。

（2）日间病房护士准入标准：在泌尿外科工作2年及以上，熟悉泌尿外科各亚专业疾病的诊治及护理；沟通能力良好，服务意识强；对费用的报销有一定知晓；对患者出院指征及安全性判断有一定的经验；通过岗前培训，熟悉泌尿外科日间手术的运作模式，熟悉泌尿外科日间手术的出入院流程，熟悉泌尿外科日间手术的门诊费用报销范围及程序等。

（三）运行流程及管理

泌尿外科日间手术的运行流程包括：①科室确定不同日间手术病种的准入标准，根据病种制定不同病种的术前检查项目包；②在门诊设立专门的泌尿外科日间手术入院准备处，负责门诊患者检查指导，床位安排及完成日间手术患者的协调工作和健康教育；③病房设立日间手术床位，配置相应的医生和护士负责日间手术患者的管理；④日间手术患者的病历按24小时出入院病历进行书写。

医生开具日间手术入院证及术前检查后，日间门诊护士指导患者完成各项检查，初筛各项检查结果后与医生联系，确定手术时间，指导患者办理入院，做好术前的健康宣教，并通知病房预备手术当天的床位；麻醉门诊做好患者麻醉风险评估；日间病房护士负责接待日间患者，安排其入院并再次行入院宣教及术前准备，如术前评估、更衣、输液等术前工作；术后严密观察患者病情，协助医生做好出院评估及出院宣教工作。日间门诊护士在术后1~3天、7天和30天对患者进行电话回访，回访内容包括：术后饮食、睡眠、伤口及满意度等。

泌尿外科日间手术运行过程中需要医院内部多个部门的支持和配合，需要制定相关的各项工作制度和各个岗位的工作职责。同时定期组织相关人员进行学习，畅通各个岗位的交流沟通渠道，对实际工作中发现的问题及时沟通、及时解决。

（四）运行状态分析、效益评价和患者满意度调查

对日间手术的业务量、医疗资源的使用效率及医疗费用开支情况等进行分析，以了解日间手术的运行状态，并进一步评价日间手术的社会效益和经济效益，及时发现和解决运行过程中出现的问题。

患者满意度调查可以促进日间手术运行流程的改善，一般委托第三方机构进行，调查内容包括就医过程满意度、治疗效果满意度、医护人员服务态度满意度、医患沟通和出院指导满意度等。

三、泌尿外科日间手术的实施

（一）患者选择标准

选择患者时除了要满足手术适应证外，还需考虑手术的禁忌证，无严重合并疾病、ASA分级＜Ⅲ级等，同时还要符合日间手术运行流程的要求。泌尿外科开展日间手术主要有以下病种，各个医院可根据自身实际情况，增加或者选择一部分病种开展日间手。

1. 经尿道膀胱肿瘤电切术

适用于非肌层浸润性膀胱肿瘤患者，无严重心脑血管及肺部疾病，凝血功能无明显异常，无急性膀胱炎，无脊柱、骨盆及下肢畸形、能耐受膀胱截石位，无尿道狭窄或尿道狭窄经扩张后可置入电切镜的患者。

2. 经尿道输尿管镜碎石取石术

适用于输尿管中下段结石以及体外冲击波碎石术（ESWL）失败后的输尿管上段结石、结石并发可疑的尿路上皮肿瘤、X线阴性的输尿管结石、停留时间长的嵌顿性结石而ESWL碎石困难的患者，无明显心肺

功能异常、无未控制的泌尿道感染、未合并严重的尿道狭窄、无严重髋关节畸形、可耐受膀胱截石位的患者。

3. 经膀胱镜输尿管插管术（单侧）

输尿管狭窄、输尿管结石引起梗阻或肾结石拟行经尿道输尿管软镜碎石的患者；能耐受膀胱截石位、无急性期泌尿系感染、无心肺功能明显异常的患者。

4. 精索静脉曲张高位结扎术

适用于有严重症状，保守治疗无效、有睾丸生精功能障碍，伴有睾丸萎缩，引起不育、同时伴有腹股沟疝或鞘膜积液的患者；保守治疗无效者；无腹腔感染和盆腔开放手术并广泛粘连病史者；无凝血功能障碍者；无严重心肺功能及凝血功能异常的患者。

5. 睾丸鞘膜翻转术（成人）

适用于成人患有交通性鞘膜积液或较大的睾丸鞘膜积液，有临床症状、影响生活质量或有无法自行吸收的较大鞘膜积液的患者；阴囊内容物无化脓性疾病，阴囊无湿疹等皮肤病的患者；无严重合并疾病，重要脏器功能无明显异常的患者。

6. 尿道扩张术

适用于预防和治疗炎症性、外伤性及尿道手术后的尿道狭窄的患者；还可作为治疗慢性前列腺炎、慢性尿道炎、轻度膀胱颈等疾病的措施之一；探测尿道或膀胱内有无结石或金属性异物的作用；无急性尿道炎、急性前列腺炎的患者；未合并可疑的尿道肿瘤的患者；尿道损伤的患者。

7. 尿道口息肉（肉阜）切除术

适用于尿道口息肉（肉阜）、无严重出血性疾病、无严重合并疾病、重要脏器功能无明显异常、ASA分级＜Ⅲ级的患者。

8. 阴茎囊肿切除术

适用于明确诊断、排除恶性肿瘤，尿道口囊肿排尿困难，近1周内无外生殖器炎症者；无合并其他尿道畸形者；无全麻手术禁忌证者。

9. 阴茎硬结切除术

适用于阴茎硬结病的患者，无严重出血性疾病、无严重合并疾病、重要脏器功能无明显异常、ASA分级＜Ⅲ级的患者。

10. 睾丸切除术

适用于睾丸肿瘤；因其他原因造成睾丸严重损害无法保留者以及其他疾病需做去势治疗者，也可施行睾丸切除术；睾丸肿瘤或阴囊内其他恶性肿瘤；成人高位隐睾并睾丸萎缩或不能下降固定于阴囊内者；严重睾丸损伤、精索扭转或其他原因造成睾丸组织坏死，经手术探查无法保留者；能耐受手术，无明显的心肺及凝血功能异常；无睾丸内容物急性期感染未控制者。

11. 尿道口成形术

尿道外口狭窄扩张无效或外口切开术后尿道口狭窄者；近一周内未发生包皮阴茎头炎症者；无合并其他尿道畸形；无全麻手术禁忌。

12.肾囊肿去顶减压术

适用于有疼痛症状或心理压力者；囊肿大于4 cm或有压迫梗阻影像学改变者；有继发性出血或怀疑癌变者。

（二）术前检查

泌尿外科日间手术的术前检查项目应根据不同病种制定检查包，大部分病种术前检查包是相同的，部分病种可能有差异，包括血常规、生化1+4、血型、输血全套、凝血常规、胸部X线、心电图和泌尿系彩超等。所有的术前检查要求在预定手术日期前的一周内完成，以保证检查结果的准确性和时效性。如果检查结果有异常或患者病情发生变化，需进一步安排针对性检查或复查能反映病情变化的相关项目。

（三）术前麻醉评估

泌尿外科日间手术前必须进行正规的术前麻醉评估，设立日间麻醉门诊，评估患者病情，包括心肺功能、基础疾病、用药情况、过敏史、麻醉用药史、电解质情况，筛选适合实施日间手术的患者，决定麻醉方式及麻醉药物用量以保证患者的安全，避免因评估及准备不足导致手术延期或取消，同时减轻患者对手术麻醉的焦虑。评估内容参见中华医学会麻醉学分会制定的《日间手术麻醉专家共识》和《成人日间手术加速康复外科麻醉管理专家共识》。

（四）手术预约排程

手术预约排程是手术室资源调配控制的关键环节，达到医疗资源（床位、手术间、医生、麻醉医生、护理）的高效利用：①核对患者信息及检查结果，确保患者符合日间手术准入条件；②熟悉医师手术计划；③知晓手术间功能安排，以保障手术资源有效利用；④启动日间手术优先排程，日间手术申请；⑤信息录入准确；⑥认真进行审核，保证手术排程准确。

（五）入院前宣教

日间手术健康教育能引导和促使患者树立健康意识，养成健康的生活方式和行为习惯，减低和消除危害健康的因素，减轻对手术的未知与恐惧，利于术后快速康复，内容包括：①手术及麻醉方式、手术过程、手术时长、注意事项及可能出现的并发症及解决方案；②指导术前正确服用药物，保证手术顺利进行；③告知禁食禁饮方案；④告知入院时间及地点、手术时间、医疗文书资料的准备、患者自身的准备、家属陪伴等相关内容；⑤教育方式主要有纸质资料、口头教育、视频教育等，原则是采用患者易接受、效果好的方式。

（六）术前再评估

入院后术前再评估是保证患者符合泌尿外科日间手术条件的重要步骤，能有效降低患者围手术期风险、相关并发症发生率与死亡率，术前再评估和门诊的患者选择是两个独立的过程，要起到互相验证、互相补充的效果。

（七）手术管理

在手术过程中，手术医师根据患者的具体情况再次判断是否符合日间手术的标准：术中如出现严重粘连、泌尿系统损伤、出血难以控制等意外情况时应及时处理，不应追求日间手术流程而忽视手术的安全性；手术操作要以微创外科、精准外科理念为原则，减少手术创伤。所有参与日间手术过程的人员，均要熟悉日间手术的操作规范，手术过程中需要用到的物品均需术前充分准备。

（八）麻醉方式

泌尿外科日间手术麻醉方式以全身麻醉为主，考虑到术后镇痛的需求，可辅助穿刺孔浸润麻醉。麻醉药物选择：原则是尽量选择起效快、作用时间短，镇痛镇静效果好的药物，对患者心肺功能影响轻微，使术后患者麻醉复苏快，发生恶心呕吐等不良反应少。

（九）术后护理

①密切观察病情变化并给予有效的处理；②清醒后体位可采取半卧位或舒适体位，鼓励术后早期经口进饮进食；③指导患者术后进行循序渐进的活动，鼓励早期下床活动；④指导患者正确认识疼痛，学会疼痛视觉模拟评分（VAS）方法，当VAS评分≥4分时，遵医嘱进行干预；⑤指导患者及家属，提高其自我护理能力。

（十）术后不良反应管理

有研究发现日间泌尿外科手术在术后并发症和再入院方面是安全的，需做好相关并发症的管理。

1.出血的管理

密切观察伤口局部有无丰满及张力高、疼痛，观察伤口渗血、渗液情况；观察各引流管引流液颜色、性状、量，保持引流通畅；若患者脉搏增快，血压下降，尿量减少，引流液为鲜红色，引流量由少变多等，应及时通知医生，积极处理；静脉补充液体或输血治疗；保守治疗无效者应及时再次手术。

2.恶心呕吐的管理

恶心呕吐会增加术后误吸的风险，还有可能诱发迷走兴奋，导致心动过缓、低血压，延缓患者出院，降低满意度。因此避免术后恶心呕吐极为重要。对于有发生术后恶心呕吐中度风险的患者，应采用1～2种干预措施进行预防；对于高风险患者，需采用联合治疗（≥2种干预措施）和（或）多形式预防。

3.疼痛管理

术后疼痛是延迟患者康复的主要因素，有效地镇痛可促进患者早期康复。可采用视觉模拟评分、数字等级评分、语言等级评分及疼痛脸谱进行疼痛程度评估，若术后的疼痛评分超过4分，应组成多学科疼痛管理团队进行治疗，疼痛的治疗选择原则以三阶梯镇痛方案进行。

4.伤口管理

保持伤口敷料清洁干燥，严格无菌技术操作，预防伤口感染，观察体温、白细胞数量是否增高或伤口分泌物是否增加，伤口有无红肿、疼痛、异味等。若感染发生，应遵医嘱使用抗生素，反复发热者需进行血培养及伤口分泌物培养，根据药敏结果使用抗生素。

5.输尿管支架管（双J管）的管理

指导患者适宜活动，多饮水，避免上举、用力扭腰及突然下蹲。双J管的移位或脱落，可出现血尿、膀胱刺激症状、腰痛、尿失禁等症状，可给予止血及解痉治疗，必要时调整双J管的位置或重置。

（十一）术后应急预案

术后应急预案是为了紧急处理患者住院期间发生的突发状况，保证患者的医疗安全。术后患者麻醉后出院评分系统评分≤8分或有过敏反应、疼痛不耐受、呼吸困难等，尤其是术后出现腹痛、腹胀、腹部压痛及反跳痛、血尿、出血、高热、心率加快和低血压等现象时，应警惕膀胱破裂、TUR综合征、感染和出血的发生，需按此预案处置：①立即通知主刀医师或助手查看患者，评估病情，予以相应的处置；②若患者24 小时内病情不允许出院，由主刀医师安排患者转入传统住院病房进一步观察治疗；③报告日间手术中心负责人协调处理。

（十二）出院标准及出院前评估

出院标准：①患者生命体征平稳，意识清楚，有清楚认知；②疼痛可耐受或通过口服药得到控制；③无出血及感染的症状和体征，无发热、血尿、伤口渗血；④正常步行，有出院医嘱；⑤患者与家属做好了出院准备并有成人家属陪护出院。评估工作在决定患者出院前进行。

（十三）出院康复指导和出院患者随访

医护联合制定出院后康复指导的项目及内容，病房日间护士对出院患者进行病情记录及康复指导，包括出院后饮食、活动指导、伤口护理指导、并发症的预防、复诊计划等，可采用社区一体化联动服务，多渠道宣传康复活动相关知识。

1.出院前心理辅导

疏导患者及家属负性情绪，增加对出院康复指导的认知，保证出院后患者的正确护理。

2.饮食、活动指导

针对患者病情制定出院后饮食、活动指导要点，遵循适宜、适量、循序渐进的原则，可发放出院康复指导宣传手册，方便患者及家属阅读。

3.伤口护理指导

指导伤口观察的要点，如有红肿、渗血、渗液、疼痛等异常情况，及时处理；建议患者定期到医疗卫生机构更换伤口敷料。

4.并发症的预防

指导出院后病情变化的观察要点，出院后出现发热、伤口出血及疼痛、血尿、双J管脱落或移位等症状，及时与日间手术团队联系或到急诊室就诊。

5.复诊计划

出院后2～4周在门诊复查。

出院后随访既能解除患者术后的后顾之忧，也能预防和及时发现可能出现的术后并发症，提高患者生活质量，增加患者满意度。电话随访在国内外被证明是简单而有效地随访方式，需配备专职随访医护人员，24小时为患者服务，于术后1~3天、7天和30天对患者进行电话随访，将患者的病情变化或康复情况详细记录。随访时如患者出现异常情况，应做如下处理：①指导患者或家属做简单的处理或救治；②告知患者到急诊就诊或通知急诊科处治患者，必要时收入院；③报告日间手术团队负责人，参与协调和沟通。

四、泌尿外科日间手术质量与安全管理

质量安全管理是全面改进医疗服务和患者医疗效果的重要组成

部分，能确保患者和医护人员所遇到的问题能迅速发现并及时得到解决，保障日间手术安全、有效、健康发展。为保障日间手术质量和安全，医院及泌尿外科建立了以临床路径为指南的标准化流程、严格的手术准入制度、严格的患者准入制度和术前谈话制度、严格的出院评估制度、主治医生负责制和缜密的观察随访计划、高素质的泌尿日间手术加速康复团队以及应急预案。

（一）泌尿外科日间手术临床路径建立和应用

临床路径是通过科学的过程管理方法，建立标准化、规范化和程序化的疾病诊治计划，一定程度上能提高医疗安全。因此，开展泌尿外科日间手术时应建立和运用临床路径，使患者从门诊到出院的全部医疗过程均按照统一的程序化诊疗模式进行。

（二）泌尿外科日间手术医疗质量与安全评估指标

医疗质量与安全评估是实施医疗质量与安全管理的有效手段，能保障日间手术安全并实现医疗质量与安全的持续改进。国际日间手术学会确定的日间手术效能的指标有入院、过程、结果、效果、安全、患者满意度、投入产出比等。国内采用的主要评价指标包括医疗质量安全指标（术后并发症发生率、延迟出院率、非计划再手术率，出院30天内非计划再就诊率、出院30天内非计划再入院率等）、投入产出指标（日间手术总量、半日手术占比、日间手术占择期手术比例、床占比、床日效益等）、手术效率指标（爽约率、手术当日取消率、平均手术时间）、患者体验指标（住院费用、住院等待时间、患者满意度调查、患者生活能力恢复时间等），进一步评价泌尿内科日间手术的运行状态和社会经济效益，在不断反馈、总结过程中持续提高运营管理效能。

对于泌尿外科日间手术，还应对临床路径变异率、意外前列腺癌及膀胱癌发现率、泌尿系统相关并发症（肾、输尿管损伤和出血、严重感染）发生率等进行分析评估，以对医院和医师进行医疗质量与安全的客观评价。

（三）病历管理

泌尿外科日间手术在24小时内需完成入院、术前谈话签字、麻醉、手术、复苏、术后谈话和出院手续等程序，在保障医疗文书质量前提下应尽可能简化医疗文书的书写工作。可参照《住院病历书写基本规范》《日间手术病历书写规范专家共识》出入院记录书写格式，由医务部、病案管理部和医疗质控部门联合设计程序化日间手术病历。日间手术病历尽管简化，但仍是患者整个治疗过程的客观和真实的记录，具备法律效应，医护人员应当及时进行病历书写和管理。

（刘　玲　奉　琴）

第五节　血管外科日间手术管理规范

目前血管外科开展的日间手术主要有下肢静脉曲张的微创手术、血管瘤硬化剂注射术。日间手术具有缩短平均住院日、降低医疗费用、加速患者康复等优点，能够有效地提高医疗资源的利用率。日间手术模式下的血管外科手术以下肢静脉曲张微创手术为主，其主要适应证是原发性下肢静脉曲张，这是我国的常见病、多发病，因此，开展血管外科日间手术具有可观的社会经济价值。

以日间手术的方式实施血管外科手术对手术、麻醉及围手术期管理提出了更高的要求。但国内外均缺乏规范、统一的流程，不利于日间手术的效果评价、质量控制和进一步推广。虽然目前血管外科日间手术主要以下肢静脉曲张的微创手术为主，但今后可能逐步开展四肢动静脉介入治疗、颈胸腹血管疾病微创治疗等更多术式。在此背景下，结合文献和实践经验，以原发性下肢静脉曲张的微创治疗为代表制定本规范，旨在为血管外科日间手术的规范化、标准化流程的建立提供参考。

一、血管外科日间手术的设施建设

各医院可根据实际情况建设血管外科日间手术设施，为患者提供方便、快捷、高效、安全的医疗服务和就医环境。血管外科日间手术设施功能上与综合日间手术中心相同，应包含综合服务区（接待服务台、出入院办理、患者及家属等候区）、日间手术区和日间手术病房护理单元。设计过程中应充分考虑患者、医师、工作人员各自的需求。

根据医院的实际情况建立血管外科日间手术设施，在建设过程中需要整合患者、医师、工作人员的需求。

二、血管外科日间手术的组织管理

（一）团队建设

日间手术团队是开展日间手术的基础。医院应设立日间手术管理委员会并制定工作职责，该委员会在医院授权下定期组织各成员召开例会。研究日间手术各项重大管理决策及协调各相关部门的配合。日间专科团队是由血管外科医师、麻醉医师、护理人员、日间手术管理者共同组成多学科、多部门的日间手术团队，其中医师的工作涵盖了门诊、病房、手术、麻醉和社区等，护士的工作包括预约排程、健康教育、病房护理、手术室护理和术后随访等。日间手术中心的管理团队由科主任和科护士长组成，负责管理协调、制定日间手术的管理规范、进行实时动态的管理，及时地发现问题并积极地协调处理。各专科负责学科的建设与发展。

组建由外科医师、麻醉医师、护理人员、日间手术管理者参加的日间手术团队；日间手术中心的管理团队由“医、护、麻、管”共同组成，负责日间手术的日常管理；医院应建立日间手术管理委员会负责研究日间手术各项重大管理决策及协调各相关部门的配合。

（二）准入制度

血管外科日间手术患者在院时间短、周转速度快、各种程序简约化，常规流程的改变势必增加医疗风险。准入制度的建立是降低日间手术风险的重要措施。血管外科日间手术准入制度包括手术准入、患者准入和手术医师准入。

1.手术准入

血管外科日间手术应选择对机体生理功能干扰小、手术风险不高、手术时间短（一般不超过2小时）、预计出血量少、术后并发症少、术后疼痛程度轻及呕吐发生率低、术后24小时可出院的病种和手术方式。目前以下肢静脉曲张的微创治疗为代表，以后随着手术、麻醉技术进步和经验积累，可按以上原则选择更多术式，经医院日间手术管理委员会审批后开展。

2.患者准入

参见本节“患者选择标准”。

3.手术医师准入

开展日间手术的医师必须经医院日间手术管理委员会审批和授权开展相应等级的日间手术，至少每2年对医师进行一次技术能力再评价与再授权，实行手术医师资质动态化管理。手术医师准入标准：①具备高年资主治医师以上职称；②熟练掌握血管外科相应手术技术，且经验丰富（如主刀下肢静脉曲张的微创治疗手术>200例），能处理相关并发症和各种应急情况；③具有良好的医患沟通能力；④遵守日间手术各项管理制度。

为了保证医疗质量和安全，开展血管外科日间手术时要建立并严格实施手术准入、患者准入和手术医师准入制度。

（三）运行模式

国内日间手术有2种运行模式：①分散收治、集中管理；②集中收治、集中管理。目前华西医院以集中收治、集中管理的中心式为主。各医院可根据自身的组织架构和实际运营情况进行选择。在日间手术开展的初期，可根据医院的实际运行情况建立激励机制以推动日间手术开展。

各医院可根据医院的组织架构和实际运营情况，确定血管外科日间手术的运行模式，推荐集中收治、集中管理模式，同时建立激励机制。

（四）运行流程及管理

血管外科日间手术的运行流程包括外科门诊、麻醉门诊、手术预约、术前宣教、入院手术、术后观察、出院及术后随访等步骤。

血管外科日间手术运行过程中需要医院内部多个部门的支持和配合，团队成员来自多学科、多部门，工作上也分为多种岗位。因此，需要制定相关的各项工作制度和各个岗位的工作职责，同时定期组织相关人员进行学习，畅通各个岗位的交流沟通渠道，对实际工作中发现的问题及时沟通、及时解决。

血管外科日间手术的运行流程一般包括外科门诊、麻醉门诊、手术预约、术前宣教、入院手术、术后观察、出院及术后随访等，要制定相关的工作制度和岗位职责以加强管理。

（五）运行状态分析、效益评价和患者满意度调查

对日间手术的业务量、医疗资源的使用效率及医疗费用开支情况等进行分析，以了解日间手术的运行状态，并进一步评价日间手术的社会效益和经济效益，及时发现和解决运行过程中出现的问题。

患者满意度调查可以促进日间手术运行流程的改善。一般委托第三方机构进行，调查内容包括就医过程满意度、治疗效果满意度、医护人员服务态度满意度、医患沟通和出院指导满意度等。

对血管外科日间手术的运行状态及效益进行跟踪、评价，定期通过第三方机构进行患者满意度调查，可及时发现和解决运行过程中出现的问题。

三、血管外科日间手术的实施

（一）患者选择标准

选择患者时除了要满足手术适应证外，还需考虑手术的禁忌证，如近一月内无下肢静脉炎及下肢溃疡发作病史、无严重合并疾病、ASA分级≤Ⅲ级等，同时还要符合日间手术运行流程的要求。

华西医院日间下肢静脉曲张微创治疗的适应证是原发性下肢静脉曲张，包括有症状的大隐静脉曲张、小隐静脉曲张及下肢其余浅静脉曲张等。日间下肢静脉曲张的微创治疗的禁忌证包括伴有急性期的静脉炎或者活动性静脉性溃疡，ASA分级＞Ⅲ级。此外，还要求患者出院后有成年人陪护等。

血管外科日间手术的适应证和禁忌证与传统住院手术基本一致，可根据医院的技术实力制定患者选择标准，同时要符合日间手术运行流程的要求。

（二）术前检查

血管外科日间手术的术前检查项目应根据患者病情、麻醉方法制定，包括血常规、血型、传染病指标（乙肝、丙肝、梅毒、艾滋病）、凝血功能、肝肾功能、肿瘤标志物、胸部X线、心电图和腹部静脉及下肢静脉超声等。所有的术前检查要求在预定手术日期前的

2周内完成，以保证检查结果的准确性和时效性。如果检查后有异常发现或患者病情发生变化，需进一步安排针对性检查（如下肢静脉造影或下肢静脉三维重建扫描等）或复查能反映病情变化的相关项目。

血管外科日间手术的术前检查项目与传统住院手术一致，要求在预定手术日期前的2周内完成。如果检查后有异常发现，需进一步针对性安排检查或复查。

（三）术前麻醉评估

血管外科日间手术前必须进行正规的术前麻醉评估。鼓励建立麻醉评估门诊，以保证患者的安全，避免因评估及准备不足导致手术延期或取消造成的医疗资源浪费，同时减轻患者对手术麻醉的焦虑。评估内容参见中华医学会麻醉学分会制定的《日间手术麻醉专家共识》。

建立麻醉评估门诊对血管外科日间手术患者进行正规的术前评估。

（四）手术预约排程

手术预约排程是手术室资源调配控制的关键环节：①核对患者信息及检查结果，确保患者符合日间手术准入条件；②熟悉医师手术计划；③知晓手术间功能安排，以保障手术资源有效利用；④启动日间手术优先排程；⑤信息录入准确；⑥认真进行审核，保证手术排程准确。规范手术排程，有效利用手术室资源，确保手术运转效率。

（五）入院前宣教

健康教育能降低外科手术对患者带来的心理应激反应、缩短手术患者的住院时间、节省费用、减轻患者焦虑和术后疼痛等。其内容包括：①手术及麻醉方式、可能出现的并发症及解决方案；②服药患者的停药计划，如降糖药物术前停药、吸烟患者术前4周戒烟；③告知患者禁食禁饮方案；④告知入院时间、住院地点、手术时间、医疗文书资料的准备、患者自身的准备、家属陪伴等相关内容。教育方式有发放纸质资料、口头教育、视频教育等，原则是采用患者易接受、效果好的方式。常规化健康教育可减轻负性应激，提高患者依从性。

（六）术前再评估

入院后术前再评估是保证患者符合血管外科日间手术条件的重要步骤，术前再评估和门诊的患者选择是两个独立的过程，要起到互相验证、互相补充的效果。

手术当日入院后对患者进行再评估，再次判断是否符合日间手术标准。

（七）手术及手术室管理

根据国家卫生和计划生育委员会抗菌药物分级管理制度，日间的下肢静脉曲张的微创治疗方式一般都不用抗生素。血管外科日间手术一般不放置尿管。

在手术过程中，手术医师要根据患者手术的具体情况再次判断是否符合日间手术的标准。术中如出现血管严重粘连、股静脉损伤、意外静脉内肿物、出血难以控制等意外情况时应及时扩大切口，或者由射频治疗方式改为传统治疗方式等形式进行处理，不应追求日间手术而忽视手术的安全性。手术操作要以微创外科、精准外科理念为原则，减少手术创伤。

所有参与日间手术过程的人员，均要熟悉日间手术的操作规范。手术过程中需要用到的物品均需术前充分准备。

术中出现意外情况要及时扩大切口或者由射频治疗方式改为传统治疗方式等形式进行处理，以保证手术安全；手术操作要以微创、精准为原则，减少手术创伤。

（八）麻醉方式

血管外科日间手术住院时间短，如果行微创的高位结扎加点式剥脱术麻醉方式以全身麻醉为主。考虑到术后镇痛的需求，可辅助切口浸润麻醉，如果行射频治疗可考虑局部麻醉进行手术治疗。

麻醉药物选择：全身麻醉药物的选择原则是起效快、作用时间短、镇痛镇静效果好。对心肺功能影响轻微，恶心呕吐等不良反应少。血管外科日间手术需要全麻的方式形成良好的术中肌松，但由于手术时间较短，应尽量选用短效的非去极化肌松药物。建议预防性应用预防恶心呕吐的药物。

如行全麻推荐使用起效快、麻醉镇痛效果佳、能提供更优手术条件并促进患者尽早恢复的麻醉药物；气道管理可根据患者的基本情况和手术方式选择气管插管或喉罩。

（九）术后不良反应管理

1.疼痛管理

术后由静脉炎或者血肿所导致的疼痛是导致患者延迟出院的主要因素，有效地镇痛可促进患者康复。如术后的疼痛评分超过3分，应组成多学科疼痛管理团队进行治疗。血管外科日间手术由于创伤较小、疼痛强度低，上述镇痛手段通常可以起到较好的效果，一般不需要自控镇痛、按需镇痛。

2.预防术后恶心呕吐

全麻术后恶心呕吐是延长日间手术患者住院时间的第二大因素，严重的术后恶心呕会影响患者进食、伤口愈合、延迟术后出院。导致术后恶心呕吐的因素很多，对于有发生术后恶心呕吐中度风险的患者，应采用1~2种干预措施进行预防；对于高风险患者，需采用联合治疗（≥2种干预措施）和（或）多形式治疗预防。

多学科疼痛管理团队对制定患者个体化的术后多模式镇痛方案，根据疼痛严重程度及对治疗的反应等选择具体的镇痛方式和药物。对于术后恶心呕吐高风险的患者，采用联合治疗和（或）多形式治疗预防。

术后下肢肿胀、静脉炎的处理：下肢静脉曲张的微创术后出现肿胀、静脉炎的症状，可考虑抬高肢体，口服地奥司明、迈之灵，外用喜辽妥来缓解症状。

（十）术后护理

①密切观察病情变化并给予有效地处理；②患者清醒后可抬高肢体，鼓励术后早期活动脚踝；③鼓励射频患者早期下床活动，指导患者在术后进行循序渐进的活动；④培训和教育家属，提高患者及家属的自我护理技能。

对患者进行严密细致的护理，指导患者早期脚踝活动、早期下床活动，尤其是射频患者。

（十一）术后应急预案

日间手术的术后应急预案是为了紧急处理患者住院期间发生的突发状况，保证患者的医疗安全。术后患者麻醉后出院评分系统评分≤8分或有过敏反应、疼痛不能耐受、呼吸困难等，尤其是术后出现下肢明显肿胀、腹股沟处大量渗血等现象时，应警惕下肢深静脉血栓形成的发生，需按此预案处置：①通知主刀医师或助手查看患者，评估病情，予以相应的处置；②若患者24小时内病情不允许出院，由主刀医师安排患者转入专科病房进一步观察处理；③报告日间手术中心负责人协调处理。

建立和实施血管外科日间手术后应急预案可有效保障患者医疗安全。

（十二）出院标准及出院前评估

出院标准：①患者生命体征平稳，意识清楚，有清楚认知；②疼痛可耐受或通过口服药得到控制；③无明显下肢深静脉血栓症状，无发热、恶心和呕吐；④可正常饮食，有出院医嘱；⑤患者与家属做好了出院准备并有成人家属陪护出院。在患者出院前完成评估工作。

严格对照标准进行出院前评估，达到标准后准予出院。

（十三）出院康复指导和出院患者随访

医护联合制定出院后康复指导的项目及内容，专业护士对出院患者进行病情记录及康复指导，内容包括出院后饮食、活动、服药指导、异常情况报告、复诊提示等，采用社区一体化联动服务，多渠道宣传康复活动相关知识。

应特别告知患者出院后1～2周在门诊复查，核实病理学检查结果，如有异常及时处理，如出院后出现下肢严重静脉炎、深静脉血栓形成等症状，及时与日间手术中心联系或到急诊室就诊。

出院后随访既能解除患者术后的后顾之忧，也能预防和及时发现可能出现的术后并发症，增加患者满意度。电话随访在国内外被证明是简单而有效地随访方式。日间手术中心应成立专门的随访中心，建立完善的随访制度，并配备专职随访医护人员24 小时为患者服务，将患者的病情变化或康复情况详细记录。于术后第2天、第7天和第30天对患者进行随访。随访时如患者出现异常情况，随访人员应根据患者实际情况做如下处理：①指导患者或家属做简单的处理或救治；②告知患者到急诊就诊或通知急诊科处治患者，必要时收入院；③报告日间手术中心负责人，参与协调和沟通。

出院时进行康复指导，提高自我护理能力，促进出院后康复。建立随访制度，定期对出院患者进行随访，以提高医疗质量与安全性，提升患者满意度。

四、血管外科日间手术质量与安全管理

以原发性下肢静脉曲张为主要适应证的下肢静脉曲张的微创手术方式中高位结扎+点式剥脱的并发症发生率为5%～8%，射频治疗的并发症发生率为0.5%~1%，虽然不高，但后果严重，可能影响患者健康和生活质量。因此，开展血管外科日间手术必须严格实行医疗质量与安全管理。

（一）血管外科日间手术临床路径建立和应用

临床路径是通过科学的过程管理方法，建立标准化、规范化和程序化的疾病诊治计划，一定程度上能提高医疗安全。因此，开展血管外科日间手术时应建立和运用临床路径，使患者从门诊到出院的全部医疗过程均按照统一的程序化诊疗模式进行。

建立和应用血管外科日间手术临床路径，使手术流程标准化、规范化，提高医疗安全。

（二）血管外科日间手术医疗质量与安全评估指标

医疗质量与安全评估是实施医疗质量与安全管理的有效手段。可及时发现和解决问题，保障日间手术安全并实现医疗质量与安全的持续改进。国际日间手术学会确定的日间手术效能的指标有纳入、入院、过程、结果、效果、安全、患者满意度、投入产出比等。华西医院采用的评估指标通常包括平均入院等待时间、患者接受术前麻醉评估比例、爽约率、当日取消手术率、手术和麻醉不良事件的发生率、日间手术室使用率、延迟出院率、非计划再入院率、非计划再手术率、并发症发生率、患者满意度、日间手术费用等。对于血管外科日间手术而言，还应对临床路径变异率、意外静脉内肿物发现率、血管

相关并发症（深静脉血栓形成、伤口感染、静脉炎）发生率、日间手术占择期手术的比例等进行分析评估，以进行医疗质量与安全的客观评价。

选用日间手术质量与安全评估指标对血管外科日间手术进行质量安全评估，可有效推进医疗质量与安全的持续改进。

（三）病历管理

血管外科日间手术在24 小时内需完成入院、术前谈话签字、麻醉、手术、复苏、术后谈话和离院手续等程序，在保障医疗文书质量前提下应尽可能简化医疗文书的书写工作。可参照《住院病历书写基本规范》书写24 小时出入院记录。

纳入临床路径管理、制定程序化表格式日间手术病历以简化病历的书写。

（赵继春　马玉奎　吴洲鹏）

第六节　甲状腺外科日间手术管理规范

一、概述

甲状腺疾病是临床的常见病。流行病学调查显示，近年来我国甲状腺疾病的患病率明显增加，城市社区居民甲状腺结节的患病率达18.6%，其中包括良性结节和甲状腺癌，而甲状腺癌的发病率以每年4.5%的速度上升，成为近 20 年来发病率上升速度最快的实体肿瘤。在甲状腺疾病患者中，需要手术治疗的患者人数也逐年增加。随着医改的深入，尽管我国医疗卫生事业的发展取得了长足的进步，但优质医疗资源仍然比较紧缺，看病难、入院难仍然是目前较为棘手的问题，为了缓解供需矛盾，缩短入院等候时间，日间手术这种医疗模式应运而生且需求日益增加。

甲状腺切除术有喉返神经损伤或术后出血风险，这可能会影响气道导致窒息。甲状旁腺损伤可导致术后症状性低钙血症。由于这些原因，甲状腺切除术后患者通常需要在医院观察2~3天，以确保不会发生严重的并发症。但是单侧喉返神经损伤的患者耐受良好，一般不会出现严重的呼吸困难。且多数喉返神经损伤都是暂时性的，通常会在术后1~3个月内恢复。术后出血，特别是动脉出血，可出现颈部血肿压迫气管导致窒息，需急诊手术清除血肿减压。近期两项大型研究表明甲状腺切除术后出血的发生率只有0.25%~1.0%，并且40%~50%的出血发生在术后6小时内，40%发生在术后7~24小时，10%~20%发生在术后24小时后。患者急需床旁减压血肿治疗的情况并不常见。症状性低钙血症通常发生于术后24~72小时。但是，术后低血钙很少会危及生命，且可以通过口服或静脉补钙加维生素D补充治疗。这些治疗通常可以在门诊进行。

因此，甲状腺切除术后发生严重并发症的发生率很低，且甲状腺手术对患者生理影响较小，术后恢复较快，这些因素使得开展甲状腺日间手术治疗成为可能。近年来，国内外针对某些选择性患者开展甲状腺日间手术，取得了令人满意的结果。华西医院甲状腺外科自2018年6月开展甲状腺日间手术以来，目前已完成甲状腺日间手术500余例，手术时间和术后并发症等主要手术风险指标与住院手术患者之间无明显差异，但日间手术患者的术前等待时间、住院时间和住院费用均明显低于住院手术患者。日间手术模式最大限度地提高了稀缺公共医疗资源的利用效率，简化诊疗流程、减少住院费用、减轻患者的经济及心理负担，提高了医疗服务质量，得到了专科医生及患者的广泛认可。现将华西医院的甲状腺日间手术管理规范介绍如下。

二、日间手术患者纳入排除标准

（一）纳入标准

符合下述条件可实施日间手术：

1. 18岁≤年龄≤55岁。

2. ASA分级为Ⅰ、Ⅱ级，无严重合并疾病，重要脏器功能无明显异常。

3. 原发性甲状旁腺功能亢进，定性定位诊断明确，血钙＜2.8 mmol/L。

4. 甲状腺良性肿瘤,大小不超过6 cm，穿刺证实为良性病变或滤泡性肿瘤，只行腺叶切除或甲状腺全切。

5. 甲状腺乳头状癌（直径≤1 cm），病理证实且彩超图像癌灶未累及甲状腺被膜，只行侧叶切除+单侧中央区淋巴结清扫。

6.体重指数介于18~24 kg/m^2。

（二）排除标准

1.年龄小于18周岁或大于55周岁。

2.无法耐受手术或麻醉、重要脏器功能不全。

3.甲状腺功能亢进、大于6 cm的良性肿瘤或大于1 cm的甲状腺乳头状癌。

4.伴远处转移或颈部淋巴结转移患者。

5.甲状腺髓样癌、低分化或未分化癌。

6.胸骨后甲状腺肿。

7.甲状腺再次手术。

8.合并凝血功能障碍、呼吸暂停综合征等。

三、日间手术医生资质及授权

1. 高年资主治医师或副主任医师。

2.获本院三级或三级以上手术授权。

3.从事甲状腺临床工作三年及三年以上。

4.本人申请，科室管理小组讨论，医教部批准。

四、甲状腺疾病日间手术管理模式实施流程

（一）甲状腺外科门诊

1. 门诊医生根据上述患者纳入标准选择合适患者，介绍日间手术模式。

2. 医生向患者解释日间手术的特点和目的，并回答相关问题。

3. 开入院证（住院医疗单元为中心日间病房，标注日间手术及手术医生，拟行手术日期）。

4. 开术前常规检查。

5. 患者持入院证到入院服务中心预约登记（专人护士负责）。

（二）日间手术预约登记处

1. 预约手术时间并通知手术医生。

2. 嘱患者完成术前检查后持检查报告于麻醉科门诊行术前麻醉评估，签订麻醉同意书。

3. 健康教育：入院介绍、甲状腺日间手术的特点、手术前的注意事项。

4. 嘱患者术前8小时禁食禁饮。

（三）日间手术病房

1.手术前2天通知患者办理入院，并将患者信息输入等待区（不签床，不计任何费用），手术医生组向患者交代病情，签署手术同意书等相关文书；手术前1天排程手术。

2.患者手术当日到病房；护士查对相关资料，完成入院评估，安排床位；测生命体征。

3.护士行入院宣教，根据医嘱建立静脉通道。

4.通知手术医生患者到达，并查看患者。

5.主要护理工作：①介绍病房环境及设施；②告之手术相关注意事项；③告之医院及病房相关规章制度；④完成入院护理评估：⑤健康宣教及心理护理；⑥执行术前医嘱。

（四）日间手术室

1. 按预定计划，常规完成甲状腺日间手术。

2. 书写手术记录。

（五）日间手术病房（手术当日术后）

1.日间管床医生开术后医嘱。

2.手术医生告诉患者及家属手术的情况及术后注意事项。

3.手术医生和日间管床医生及护士交代术后注意事项。

（六）日间手术病房（术后第一日）

1.手术医生上午查房，护士完成治疗护理。

2.医生准备出院病情证明，交代离院有关事宜，护士行出院健康教育指导，给予书面出院健康指导资料书，协助办理出院手续，整理完成24小时出入院记录（患者和医生必须都签字）及相关病历资料。

3.手术医生下午或次日上午签署病历；医疗组长对病历质量负责。

4.术后主要护理工作：①观察生命体征、专科病情观察及麻醉副作用；②心理及生活护理；③指导患者进行术后拆线及早期活动；④健康教育及专科护理指导。

5.特殊情况患者按相应预案处置。

（七）注意事项

1.术后患者出现任何异常，立即通知病房值班医生；如值班医生不能处理或有任何问题，请立即通知病房住院总，必要时通知手术医生本人。

2.如患者无法在24小时出院，需退出临床路径，转入专科病房，完成相应医疗文书。

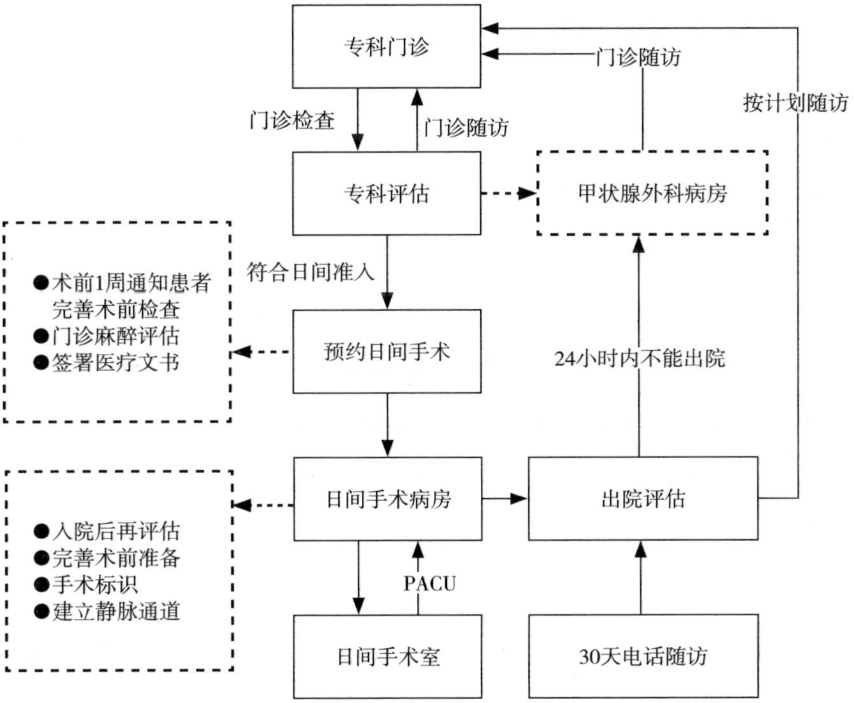

图4－6－1　甲状腺疾病日间手术管理模式实施流程图

五、甲状腺日间手术常见并发症及处理

（一）术后出血

若患者术后引流管出现引流液颜色较深伴引流量大（每小时超过50 ml），应评估患者是否有呼吸困难、颈部肿胀，若有此类情况应床旁立即拆开伤口吸出颈部瘀血，保证气道通畅并吸氧，联系急诊手术室止血手术。

若患者生命体征平稳，无呼吸困难、颈部肿胀，则加用巴曲亭静脉及肌注各一支，颈部制动，检查引流管是否通畅，观察血压有无改变等。若无缓解，则应联系急诊手术止血，若有好转则继续观察。

（二）声嘶

可予以甲强龙40 mg 静滴缓解神经水肿，病程记录需分析声嘶原因（术中神经是否有损伤、术后喉返神经水肿等），同时出院带药予以营养神经治疗。

（三）手足、口周麻木

一般单侧甲状腺切除术后不会出现甲状旁腺功能低下，若出现手足麻木可详细询问是否为双手或双足对称性麻木，有无口周麻木，有无手足抽搐。若为手足对称性麻木甚至伴口周麻木，应立即急查血钙水平，并予以葡萄糖酸钙20 ml静滴，根据血钙水平再决定是否继续补钙。

（四）尿潴留

常规不安置尿管。若术后出现尿频尿急应首先考虑尿潴留，叩诊膀胱是否肿大，若考虑尿潴留可予以热敷下腹部，若效果不佳或叩诊膀胱明显胀大，建议安置尿管，第二天拔除。

（五）头晕头痛

应排除有无眩晕，若是，请耳鼻喉会诊。有无血压升高，必要时降压。有无肢体活动障碍、言语神志不清等，必要时请神经内科急会诊。颈椎周围肌肉僵硬可引起颈部及头部疼痛，可予以按摩等康复指导。

（六）恶心呕吐

若不伴随肢体活动障碍、神志言语不清等，可予以止吐治疗，如肌注甲氧氯普胺一支（有乳腺癌病史禁用）。

（七）伤口疼痛

若伤口明显疼痛，需止痛治疗。如静注特耐或肌注曲马多。

（八）咽喉疼痛

术后较常见咽喉疼痛，可予以外购咽喉含片，疼痛明显则予以非甾体类止痛药。

（九）睡眠障碍

如术后夜间入睡困难可给予安定等口服。

六、甲状腺日间手术患者宣教

（一）院前宣教

日间手术就是术前检查评估和麻醉评估在门诊完成，住院当日手术，术后第一天出院的快速康复工作模式。院前宣教主要由门诊医师及日间手术预约处负责。宣教内容主要包括：①日间手术与常规手术的异同；②手术方式、围手术期相关并发症及相应的处理；③术前相关检查及签署医疗文书的时间、地点；④医保报销相关政策；⑤术前相关准备：麻醉评估；禁食禁饮时间；术前应戒烟戒酒，注意保暖，防止感冒；做好心理准备，消除紧张焦虑心理，保持愉快心情接受手术；高血压患者按常规早上吃降压药等。

（二）手术日宣教

主要宣教内容包括：①术前着装：更换清洁的病员服，取下眼镜、耳环、戒指、项链、活动性假牙、发夹等金属物品，女性整理头发，男性修剪胡须；贵重物品交与家属保管；②术后体位：术后全麻清醒后取半卧位，有利于呼吸和引流；术后当天应卧床休息，少讲话，避免剧烈咳嗽、呕吐及转动颈部，以预防伤口出血；③术后饮食：术后2小时内应禁食，禁饮，2小时后可饮温凉水，无呛咳恶心呕吐可进食温凉流质饮食，以避免颈部血管扩张造成出血及减轻因吞咽引起的疼痛，若出现误咽呛咳应及时报告医护人员，在医护人员的指导下进食；术后当天进食量不宜过多，以防呕吐，第二日起，可根据病员自己需要进食，宜进食营养丰富，清淡易消化的平衡膳食，多吃蔬菜、水果、瘦肉等，多饮水，保持大小便通畅；④术后活动：在医护人员的指导下完成漱口及其他治疗措施，应注意排痰和深呼吸，颈部可轻微活动，活动双下肢，以预防肺部感染、肺不张、尿路感染及下肢静脉血栓等并发症的发生；⑤尤其交代，如有以下异常情况请及时通知医护人员：a.伤口有大量新鲜血液渗出或引流管短时间内引流出大量鲜红色液体；b.呼吸急促，烦躁不安，患者诉颈部有压迫感，呼吸困难；c.颈部迅速肿胀，颈围明显增粗；切口周围有瘀斑并迅速扩大。

（三）出院宣教

主要宣教内容：①术后活动：术后次日可下床活动，应注意循序渐进，避免晕倒和跌倒，老年患者、体质虚弱、高血压及心脑血管患者应特别注意；回家后注意生活规律，休息与活动相结合；伤口愈合后，可做点头、仰头和左右旋转颈部活动，应每天练习，预防颈部功能受限；②伤口处理：保持伤口敷料的清洁干燥，遵医嘱拔管及拆线，如带管出院请在家测量引流量；出院后发现伤口出现红肿、疼痛、渗血渗液等请及时到医院就诊；③根据医嘱定期复查，门诊随诊。

（四）日间患者出院告知单

1.出院后3天换药，术后5~6天拆线。

2.术后1周到门诊病理科取病理报告，甲状腺专科门诊看结果。

3.术后1月查甲状腺功能（TSH、FT_3、FT_4、PTH、Ca^{2+}），甲状腺专科门诊看结果。

4.术后2周逐步做“米”字运动，术后3周到康复科评估有无肩颈功能障碍。

5.出院后若有颈部突然肿胀等情况应立即去附近医院急诊就诊。

6.出院后如有不适及时就诊。

七、甲状腺日间手术患者出院后随访

（一）随访方式

日间手术传统的随访方式包括与患者面对面的随访形式，即门诊随访、上门访视。电话随访可以节约随访时间和费用，在开展日间手术的过程中，提供术后电话随访服务非常重要。目前，华西医院日间甲状腺疾病手术主要采用电话随访与门诊随访相结合的方式。随着智能手机的普及，以及4G、5G通信技术的发展，越来越多患者可以通过手机APP等在线随访方式得到方便、快捷、持续、可及的康复指导支持，早期发现并发症，联系社区医生及时处理，收集质量监测数据，提高患者就诊满意度。在患者出院前获得其知情同意，通过采用结构化问卷的方式，明确有针对性的问题能有效地为日间手术病房提供信息反馈。随访问卷的内容包括伤口疼痛，出院后恶心、呕吐、出血、咽喉疼痛等并发症情况、依从性以及满意度调查。

（二）随访时间安排

日间甲状腺术后患者随访一般为术后第1、3、7、14、30天，随访内容除了术后常见的疼痛、恶心、呕吐和出血外，还有一些专科可能出现的并发症，如有异常情况（出血、非计划再就诊、非计划再住院等）可增加随访次数及时了解患者病情变化及转归。肿瘤等特殊疾病患者，根据病情需要定期门诊随访。

（三）随访内容

术后随访内容详见表4–6–1、表4–6–2、表4–6–3。

1.术后身体情况

表 4–6–1　术后身体情况记录表

	术后第1天	术后第3天	术后第7天	术后第14天
伤口出血	□	□	□	□
伤口疼痛	□	□	□	□
恶心呕吐	□	□	□	□
发热	□	□	□	□
心悸	□	□	□	□
手足口周麻木	□	□	□	□
咽喉疼痛	□	□	□	□
伤口愈合	□	□	□	□
大小便	□	□	□	□
睡眠	□	□	□	□

2.离院后依从性

表 4–6–2 离院后依从性记录表

	术后第1天	术后第3天	术后第7天	术后第14天
遵医嘱服药	□	□	□	□
遵从活动情况	□	□	□	□

3.出院后满意度调查（术后第30天）

表 4–6–3 出院后落单度调查表

1.您对日间手术模式的就医过程是否满意?
2.您对所接触的医务人员（医师、护士、麻醉医师）的服务态度是否满意?
3.您对所接触的医务人员（医师、护士、麻醉医师）与您或家属的沟通是否满意?
4.你对本次手术治疗的效果是否满意?
5.您有什么建议或意见?

4.并发症时处置

随访过程中发现患者出现与手术相关并发症，随访人员应做如下处理：①随访人员指导患者或家属做简单的处理或救治；②告知患者到急诊就诊或通知急诊科处治患者，必要时收入住院；③联系主刀医生或者专科病房住院总处置患者；④报告日间手术中心负责人，参与协调和沟通，同时做好相应记录。

（李志辉 王小飞 李志超 叶艳）

第七节 胸腔镜肺癌切除术日间手术管理规范

一、概述

日间手术有节约医疗资源、加快床位周转、降低院内感染等诸多优势，日间手术模式在发达国家已经非常成熟，占择期手术的70%~80%。我国日间手术近年来也得到了迅猛的发展，随着外科微创技术日益进步成熟，与ERAS理念相互融合发展，让患者经历更小的应激创伤和更低的手术风险、更快的恢复。近年来胸腔镜技术和肺康复训练的完善，这让胸腔镜肺癌日间手术从技术和操作上成为可能。

二、胸腔镜肺癌日间手术环境设施与手术室要求

日间手术开展的前提是患者的医疗质量与医疗服务相比传统住院手术并无削减，它的实施依赖于围手术期流程的优化与资源的高效的利用，使患者的手术治疗计划提前至门诊开始，检查的前移和护理的转接。故与传统住院的胸腔镜肺癌手术的设施环境与手术室要求相同，但可在原有的基础上进行改造，提升患者的就医体验。

（一）门诊及预约处

对于胸腔镜肺癌日间手术的患者，门诊检查和手术预约方面与住院患者相同，均需经过专科医生的门诊评估，完成相应的术前检查和麻醉评估合格后方可进行手术预约，以上流程均在门诊部完成。日间手术预约可纳入住院手术预约一同管理，拟开展医疗机构也可结合自身实际情况考虑是否成立单独的日间手术中心部门或科室进行专项管

理。日间肺癌手术的术前检查与要求与传统住院手术无异，但需遵循为患者提供便捷、质优与安全的医疗服务的原则，开展初期的设计规划流程应尽量避免因评估、检查和预约手术而频繁的往返于院内各部门，降低患者对于日间手术便捷性体验的好感，一站式服务争取让患者“只跑一次”。

（二）中心式日间手术住院病房

1.综合服务区

综合服务区是患者办理出入院、家属等候和收费结算的区域。综合服务区接待台必须能够容纳所需的现代化办公设备，包括办理出入院的护士工作站、收费室等，办理出入院的区域最好与住院工作的区域有一定的空间间隙，以免人员拥挤和嘈杂的环境影响当日手术的患者和工作人员。护士站主要完成患者咨询、评估、出入院登记、收费等功能。等候区域可设置多排舒适的座椅，为患者提供一定的私人空间，并在区域内设置播放手术相关科普视频的电视、水吧等便民设施等，营造平和与轻松的氛围，尽可能地舒缓患者的焦虑紧张情绪。

2.病房

日间手术病房尽可能设计在与日间手术室同一楼层，缩短术后患者返回病房途中缺乏密切监护的时间。病房的大小与床位数根据开展的单位实际情况而定，可根据不同的手术类型设计房间类型，例如单人间、双人间、3人间、4人间等。病房分布于医护工作区域四周，为医护人员提供较好的观察视野，便于医护人员的监测与操作。病房能保护每位患者的隐私，多人间可通过围帘、隔板或屏风等限定个人领域空间。每张观察床位配备完善的床头设施，应设有中央供氧、中央吸引、中央呼叫对讲和床头照明系统，病房内各类监护仪器（心电监护仪、血压检测仪等）、抢救的配置需与住院专科病房一致，这也是日间手术病房所必须满足的条件。除了对于硬件设施的要求之外，日间手术病房作为综合式的病房也需有自身的特点要求，例如病房环境需布置得舒适居家、增加儿童辅助安慰性玩具等来舒缓患者短暂医疗照护期间的紧张、焦虑情绪，更好地术后康复。其他详细内容还可参见本书第三章第二节“日间手术病房护理管理规范”。

3.手术室

根据《综合医院建筑设计规范》（JGJ49-88）、《医院洁净手术部建筑设计规范》（GB50333-2002）等相关规范要求建设设计，严格划分为限制区、半限制区和非限制区，尽量做到隔离，避免交叉感染。设计包括洁净走廊、洁净库房、麻醉准备、刷手间、污物走道、清洗间、值班室、治疗室、处置室、护士站、医生休息室、男女更衣室等。可参见本书第三章第四节“日间手术手术室管理规范”。

三、肺癌日间手术的组织管理

（一）团队建设

日间手术模式的特点是住院时间短、床位周转快，涉及的科室和人员较多，各科室和医护人员既有明确分工又有密切合作，充分发挥团队的作用。日间肺癌手术的团队是由医生、护士、麻醉师、康复师、营养师和管理者共同组成的，各个科室术业有专攻、各司其职地发挥专业的优势，最大限度使患者获益。

（二）医师准入制度

基本要求除本书第二章第二节提及的以外，行日间肺癌胸腔镜手术的医生需通过胸外科科室主任的同意，并获得华西医院日间手术委员会的授权，具有独立胸腔镜手术资格，具有200例以上胸腔镜肺结节切除手术经验。

四、肺癌日间手术实施

（一）患者选择标准

肺癌日间手术患者需满足以下纳入排除标准，纳入标准：①年龄＜60岁；②肺部结节小于3 cm；心肺功能无明显受损；ASA分级≤Ⅱ级。排除标准：合并肺炎；吸烟指数≥400年支；合并慢性阻塞性肺疾病、哮喘；出凝血功能障碍；合并严重心脑血管疾病；多发肺结节考虑肺内转移或有远处转移；放化疗、靶向治疗后；各种原因导致胸膜增厚，怀疑胸腔重度粘连。

患者选择标准并非一成不变，不同医院可根据自身情况综合考虑，随着肺癌日间手术经验的积累，手术适应人群范围会相应扩大，但要以保障患者安全为首要原则。

（二）术前检查

胸腔镜肺癌日间手术患者术前检查与传统住院手术应一致，包括血常规，血生化，术前凝血常规，输血前全套，血型，肺功能，心电图，头、胸、上腹部普通CT。多发结节或者既往肿瘤史患者必要时可完善PET-CT检查。所有检查应在术前2周内完成，以保证检查结果的时效性和准确性。如有异常结果，专科医生需要进一步检查评估，以明确患者是否能进入日间手术流程。

（三）术前麻醉评估

胸腔镜肺癌日间手术麻醉评估是保证患者安全的重要保障，麻醉评估需要在麻醉门诊完成，在减轻患者对焦虑的同时，提前做好术前麻醉准备工作，例如支气管双腔插管不同型号的准备，精确计算镇痛药物用量等。具体评估内容参见《日间手术麻醉专家共识》。

（四）手术预约排程

患者完成术前检查和麻醉评估后，需在手术预约处完成手术排程预约。工作人员应完成以下工作：核对并检查患者术前检查结果是否完善或异常；与专科医师核对手术患者信息，确保无漏排、错排。合理安排手术排程，确保手术室资源高效地使用。

（五）术前宣教

术前宣教包括通识教育、疾病相关知识、用药指导、心理指导等，重点是教会患者呼吸训练器的使用。可通过口头讲解、发放健康教育资料、演示文稿宣教、线上或线下播放视频和微信公众号等方式进行，目的是使患者和家属对疾病认识更加深入，后续的治疗更加积极地配合医护人员，高度参与到加速康复项目中，促进术后康复。

（六）术前再评估

完成术前检查后，专科医师需要再次评估患者是否符合手术条件。术前再次评估是保障手术必要性和准确性的重要步骤，评估内容如下：肺结节是否明显缩小、增大；头、胸、腹CT是否有其他明显异常情况；血液学检查结果是否存在明显异常，输血前全套异常者将影响手术排序；心肺功能检查结果是否存在异常；拟定手术方式。

（七）手术流程

胸腔镜肺癌日间手术与普通病房手术无明显区别，肺叶、肺段、楔形切除皆可完成。手术方法应以缩短手术时间为主要考虑因素（当前主要是3孔单向式肺叶/段切除），其中肺段切除时，段间平面用切割缝合器进行。左侧必须清扫第5、6、7、8、9、10组淋巴结，右侧清扫第2、3、4、7、8、9、10 组淋巴结。

手术过程中，手术医师需要根据手术情况再次判断患者是否符合日间化管理。术中如遇到患者胸腔闭锁或胸膜重度粘连、大出血、胸膜转移、中转开胸、严重肺漏气等情况，患者术后应转归普通病房或者重症监护室，以保障患者安全为原则。

（八）麻醉管理

胸腔镜肺癌日间手术麻醉方式为静吸复合全身麻醉，使用支气管双腔插管，一般情况下均可以插左侧双腔管，在降低插管难度同时有利于获得术侧良好的肺塌陷状态。麻醉药物原则上选择作用时间短、起效迅速、消除快、无蓄积的药物。胸腔镜肺癌日间手术需要良好的肌松效果，避免膈肌运动影响手术快速精准操作，应选用短效非去极化肌松药物。术中常规应用预防恶心呕吐的药物，如糖皮质激素、5-HT_3受体拮抗剂等。

术中除常规麻醉监测外，还需监测呼气末二氧化碳分压，推荐使用脑电双频指数监测麻醉深度，有助于控制麻醉用药，术后加快患者清醒。

单肺通气下，相较于传统机械通气潮气量（8~10 ml/kg），高频低潮气量（4~6 ml/kg）通气可以减少单肺通气肺损伤，同时根据患者个体情况保持呼气末正压通气压力水平为5~10 cm H_2O*，可使单肺通气达到传统潮气量通气相同的氧合水平。

五、疼痛管理

胸腔镜肺癌日间手术患者围术期采用多模式镇痛，优先选择副作用小效果好的镇痛药物，尽可能减少阿片类药物用量。

---

* 1 cmH_2O=0.1 kPa。

术前采用超前镇痛策略，进入手术室前静脉注射帕瑞昔布钠，磺胺过敏者静脉注射氟比洛芬酯，非甾体抗炎药使用禁忌者，口服氨酚羟考酮片。术中采用区域肋间神经阻滞麻醉镇痛法，使用罗帕卡因、地塞米松等混合制剂，胸腔镜直视下将镇痛药液注射于壁层胸膜和肋间内肌之间的间隙，在手术切口周围进行广泛肋间神经阻滞（涉及第2~10肋间）。术后返回病房按时按量使用NSAIDs药物，同时使用芬太尼透皮贴剂贴于术侧锁骨中线第二肋间。如VAS 3~6分，可使用地佐辛补救镇痛，VAS≥7分则请麻醉科会诊处理。术后2~7天可按需使用NSAIDs药物缓解疼痛。

六、术后管理

（一）管道管理

1.引流管管理

胸腔引流管使用18F硅胶球囊尿管，见图4-7-1，从主操作孔置入（术侧3或4肋间）后，向球囊中注入15 ml生理盐水后将球囊外拉贴紧胸壁（见图4-7-2），接三腔水封引流瓶，不用负压吸引。18F引流管管

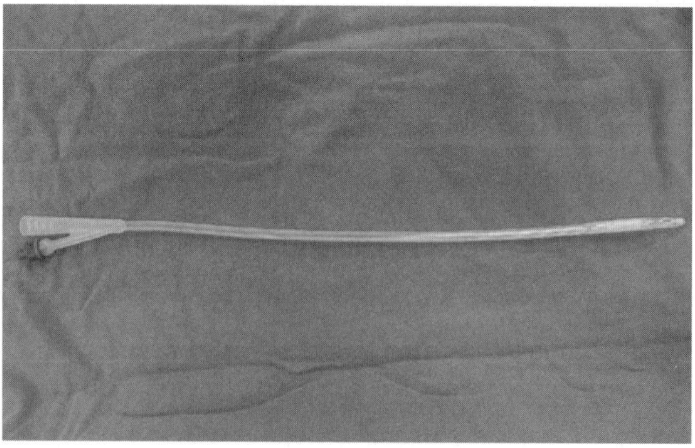

图4-7-1　18F硅胶球囊尿管

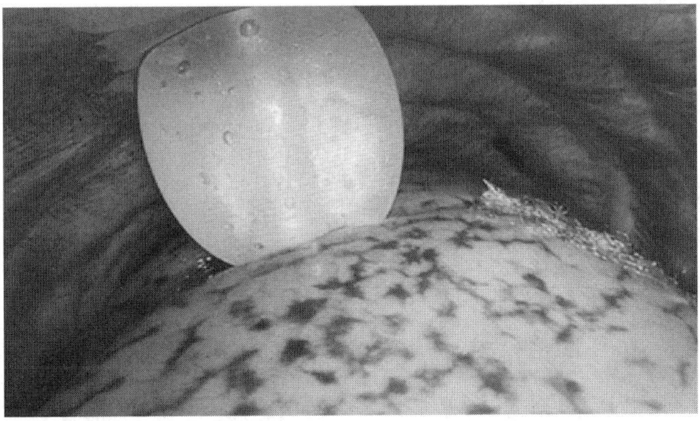

图4-7-2　引流管置入胸腔水囊充盈状态

径可以满足引流气体和液体，无须留预置线和缝线固定，可减轻患者引流管伤口疼痛，且不影响切口愈合。

患者返回病房3～4小时后，鼓励下床活动或坐位休息，指导辅助患者咳嗽，并完成胸片检查。图4-7-3为日间胸腔镜右肺上叶切除术后6 小时患者胸片，未见明显积气、积液、肺不张等。若患者咳嗽

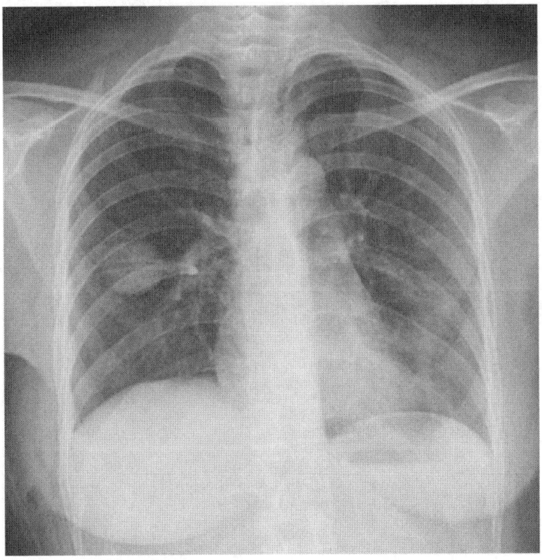

图4-7-3　日间胸腔镜右肺上叶切除术后6 小时患者胸片

无明显漏气，复查胸腔无明显积气、积液，无肺不张，则床旁拔除引流管。咳嗽有较明显漏气、肺复张欠佳则需延迟拔管，必要时负压吸引，术后第1天基本可顺利拔管，必要时可转入普通病房继续治疗。

2.尿管管理

所有患者均不常规留置尿管，术前宣教告知患者不安置尿管事宜，缓解患者紧张情绪，并解释若术后排尿困难可采取的措施。患者入手术室前需排空膀胱，手术尽可能优化操作流程，节约手术时间，适当限制液体入量。术后回病房，鼓励患者下床自行排尿。若患者自觉排尿困难时，可采用毛巾热敷下腹膀胱区、温水冲洗外阴、听流水声等方式诱导患者排尿，诱导排尿无效，膀胱充盈明显可导尿处理。

（二）饮食管理

患者至少在术前2小时禁止摄入无渣液体，术前8小时禁食固体食物。术后使用中链甘油三酯（medium-chain triglycerides，MCT）食谱（患者出院3天内继续按照MCT食谱饮食）。患者术后返回病房2小时，神志清楚后口服100 ml温开水，术后3～4小时口服开胃流质饮食250 ml，术后4～6小时口服50 g营养粉，兑温水250 ml，术后当日可适当食用易消化食物。术后第1天，营养科配送MCT饮食，即主食为白馒头、稀饭、白米饭、面条等未加油脂主食，蔬菜水果可自由替换，蛋白质食物可选择豆腐、鸡胸肉、低脂鱼肉、虾仁、脱脂奶等，不能进食高脂肉类、汤类。

（三）术后应急预案

应急预案是保障日间手术患者住院期间和出院后医疗安全的必要前提，它既能缩减医疗风险，也能减轻医患双方的心理负担。住院期间胸腔镜肺癌日间手术患者出现任何不适的症状或体征，如呼吸困难、胸闷、心慌等症状，查体扪及胸壁切口周围皮下捻发感、呼吸音减弱等体征，日间手术病房医生查看评估患者后立即进行对症处理，如处置困难，应请示日间病房住院总并且立刻通知主刀医师或其团队医生查看患者，再次评估病情后及时地给予相应处治。如遇危及患者生命安全的情况应立即进行抢救，处理过程中同时报告主刀医生和日间手术中心负责人进行协调安排，并根据患者病情计划出院、转科或是转社区医院继续治疗。住院期间如出现医院感染、突发公卫生事件等则按照医院院感委员会和国家制定的预案处置。

出院后患者若出现不适的症状或体征，可致电我中心24小时随访电话进行咨询，随访人员指导患者或家属做简单的处理或救治。若急症危及患者生命，则立即于附近医疗机构急诊就诊，必要时收入住院。以上情况亦需报告日间手术中心负责人，参与协调和沟通。

（四）出院标准及出院前评估

患者出院前需医生进行严格的全面评估，采用PADS评分量表进行评估。PADS评分包括血压和脉搏、活动能力、恶心呕吐、出血和疼痛，每项评分分别为0、1和2分，相加后总分满分为10，只有患者总评分大于等于9分可准予患者离院。若患者出现病情变化，未达到出院标准则考虑转科住院继续治疗，或根据实际情况按应急预案处理。

（五）出院后管理和随访

日间手术模式最大特点是患者手术治疗至出院缩短至24小时的新型医疗服务模式，这一新型服务模式具有高效整合医疗资源、提高资源使用效率，缓解医疗资源供需矛盾等诸多优点，在欧美等发达国家已经成为主要的手术模式，同时也意味着日间手术患者在医院期间得到的医疗照护较少，特别是患者接受手术治疗出院后于家中康复，照护者医疗专业知识的缺乏容易导致对患者术后并发症观察的疏漏。此外，因我国的出院后延续性医疗服务模式的不完善，亦可增加日间手术的医疗风险。由此可见，完善的术后管理和随访体系是保证日间手术医疗安全的重要前提。

患者出院前均复查胸部 X 线正侧位片显示胸腔无明显积气、积液，专科医生严密评估后于床旁拔除胸腔引流管出院。出院后患者可拨打我科 24 小时随访电话进行咨询、反馈、建议等。若需继续住院观察的患者可转至社区医院进一步观察或治疗。术后2 周可拆线，或视伤口或引流管情况延迟拆线。术后 1 个月需复查胸部 X 线，并携带术后病理报告于胸外科门诊复诊。告知患者若出现寒战或发热（体温超过 38.5℃）、胸闷气紧、心率增快、心慌、大汗淋漓、皮下气肿进行性加重、切口局部红肿加剧、切口异味分泌物等立即于附近就诊，或致电我科24小时随访电话启动绿色通道和应急预案。术后分别于第 2、3和30天进行术后电话随访。除经典传统的电话随访，在此基础上增加连接互联网的智能移动通信设备形成独具特色的多模式个性化的随访，如社交沟通应用程序、互联网公众号、移动APP等应用于日间手术患者的随访。由于可发送图片或视频文件的功能使患者的沟通交流更直观与简洁，与传统电话随访相比，患者的接受程度和应答率更高。综合运用以上方式进行随访，使术后随访覆盖更全面。

（车国卫　蒋丽莎　周坤　董映显）

第八节　乳腺癌日间手术管理规范

中国是人口大国，乳腺癌是我国女性发病率第一的恶性肿瘤。面对庞大的乳腺癌群体，看病难、住院难已经是我国大型医院不得不面对的难题。由于医疗资源限制，只能从提高床位的利用率和周转率入手，充分利用有限的医疗资源，最大限度缓解就医矛盾。当前乳腺外科日间手术的开展主要包括乳腺微创手术、乳腺纤维腺瘤、乳腺导管内肿瘤、男性乳腺发育等良性疾病及因化疗等原因需要植入或取出化疗泵，并获得了良好的效果。那么是否能在保证患者安全情况下，同样开展乳腺癌的日间手术呢？这需要一个规范化的管理模式和优秀团队的有力支持。规范开展乳腺癌日间手术可缩短患者术前等待时间、住院时间，降低医疗费用，减轻患者由于长期住院和环境变化带来的精神压力和经济负担，同时使更多患者能够尽早得到治疗，有利于高效地利用有限的医疗卫生资源，提高医院的社会及经济效益，减缓医疗费用增长对医疗保险资金的压力。

乳腺癌日间手术模式在欧美国家已经开展20余年，然而目前国内实施乳腺癌日间手术的医院及相关文献报道却寥寥无几。我院日间手术中心通过与乳腺外科共同合作，于2020年初开始开展乳腺癌日间手术至今已开展手术近100例，包括以下术式：保乳、乳房全切、乳房重建（假体/自体）+前哨淋巴结活检/腋窝淋巴结清扫。日间乳腺癌手术患者满意度高、住院时间短、术后恢复快、医疗费用低、并发症发生率低。在此背景下，我们结合自身经验、现有文献和国内实际情况，制定乳腺癌日间手术的管理规范，旨在为乳腺癌日间手术的规范化、标准化流程的建立提供参考。

一、乳腺癌日间手术的设施建设

各家医院可根据实际情况建设乳腺癌日间手术设施，为患者提供方便、快捷、高效、安全的医疗服务和就医环境。乳腺癌日间手术设施功能上应包含综合服务区（接待服务台、出入院办理、患者及家属等候区）、日间手术室和日间手术病房。设计过程中应充分考虑患者、医师、工作人员各自的需求。

二、乳腺癌日间手术的组织管理

（一）团队建设

日间手术团队是开展日间手术的基础。首先应组建由乳腺外科医师、麻醉医师、护理人员、日间手术管理者共同组成多学科、多部门的日间手术团队，其中医师的工作分为门诊、病房、手术、麻醉和社区等，护士的工作包括预约排程、健康教育、病房护理、手术室护理和术后随访等。管理团队需制定日间手术运行规则，随时关注日间手术的运行状态，发现问题并及时协调处理。日间手术中心主任和护士长负责日常管理和总体协调。

（二）准入制度

乳腺癌日间手术患者由于在院时间短、周转速度快，常规流程的改变势必一定程度上增加了潜在医疗风险。准入制度的建立是降低日间手术风险、保证日间手术安全运行的重要措施。乳腺癌日间手术准入制度包括手术准入、患者准入和手术医师准入。

1.手术准入

乳腺癌日间手术应选择手术方式相对简单、风险低、手术时间短（一般不超过2小时）、预计出血量少、术后并发症少、术后疼痛程度轻及恶心、呕吐发生率低、术后24小时可出院的手术方式。例如：乳腺保乳/全切+前哨淋巴结活检/腋窝淋巴结清扫。随着日间乳腺癌手术流程的熟悉及优化，日间病房、手术室及麻醉配合度的提高，同时结合主刀医生技术水平，可按以上原则选择更多术式，经医院日间手术管理委员会审批后开展。我院乳腺癌日间手术在前期顺利开展乳腺癌一般手术方式的基础上，也逐渐开展较高难度的手术术式，如乳腺癌假体/自体重建手术，除日间病房、手术室及麻醉的配合度要求更高以外，日间乳腺癌重建手术的患者准入标准也更加严格。

2.患者准入

请详见本节乳腺癌日间手术的实施中“患者选择标准”。

3.手术医师准入

开展日间手术的医师必须经医院日间手术管理委员会审批和授权开展相应等级的日间手术，至少每2年对医师进行一次技术能力再评价与再授权，实行手术医师资质动态化管理。手术医师具体准入标准（详见第二章第二节）。

三、乳腺癌日间手术的实施

（一）患者选择标准

1. 乳腺癌日间手术适应证

乳腺癌日间手术的适应证为经穿刺病理确诊为乳腺癌患者，但因为日间手术周转快，住院时间短，为保证患者围手术期安全，一般规定年龄为18~70岁，且无严重合并疾病，重要脏器功能无明显异常，ASA分级≤Ⅱ级，同时要符合日间手术运行流程的要求，患者24小时出院后有成年人陪护。

针对拟行重建手术的乳腺癌患者建议选择更年轻、恢复能力更强的患者，一般选择年龄为18~45岁，无严重合并疾病的患者。对拟行自体重建患者，建议选择体型较瘦，乳房偏小的患者，以减少创伤，缩短手术时间，减少术后并发症发生，利于日间手术的顺利开展。

2. 乳腺癌日间手术禁忌证

乳腺癌日间手术患者的禁忌证：①有凝血机制障碍及出血倾向；②妊娠期乳腺癌；③多发肺结节考虑肺内转移或有远处转移；④严重心肺功能障碍及不能耐受全身麻醉；⑤手术方式复杂、手术风险高、手术创伤大、手术时间长的患者，例如需要植皮、扩大根治（内乳淋巴结清扫）、锁骨上淋巴结清扫、自体重建（个体化选择）、假体联合自体重建等；⑥合并其他内科基础疾病，有全麻手术禁忌证。

（二）术前检查

外科医生在门诊根据手术指征和患者选择标准选择合适患者并开具入院证，向患者解释日间手术的特点和目的，并回答相关问题；确认入院及手术时间；根据患者病情开具各项入院前检查，一般包括：血常规、血型、传染病指标（乙肝、丙肝、梅毒、艾滋病）、凝血功能、肝肾功能、电解质、肿瘤标志物、性激素、心电图、胸部CT、腹部彩超（或腹部CT）、妇科彩超、心脏彩超（新辅助化疗患者）、乳腺彩超、乳腺X线、乳腺增强MRI（必要时）、乳腺穿刺病理报告、SPECT全身骨显像（必要时）等。所有的术前检查要求在预定手术日期前的2周内完成，以保证检查结果的准确性和时效性。如果检查后有异常发现或患者病情发生变化，需进一步安排针对性检查或复查能反映病情变化的相关项目，并对患者是否适合日间手术进行再次评估。

（三）术前麻醉评估

为保障乳腺癌日间手术患者安全及手术顺利开展，患者必须进行规范的术前麻醉评估。有的医院手术当日早晨行麻醉评估，可能由于评估及准备不足导致手术延期或取消，进一步引起床位空置、手术排程减少而造成医疗资源浪费。鼓励有条件的医院开设麻醉评估门诊，在保证患者安全的同时降低术前取消率；术前充分的麻醉评估与沟通，也减轻患者对手术麻醉的焦虑。评估内容参见中华医学会麻醉学分会制定的《日间手术麻醉专家共识》。

（四）术前主刀医师评估及决定手术方案

因为乳腺癌手术方式的多样性及多选择性，与患者及家属沟通及手术签字时间较长，为了保证入院当天手术准时开台及良好的衔接，主刀医师或助手一般提前安排（术前3~5天）术前签字，并对患者的术前检查进行核查及评估，对患者是否适合日间手术进行再次评估，同时向患者进行初步的宣教，以利于日间手术的顺利开展。

（五）手术预约排程

手术预约排程是手术室资源调配控制的关键环节，拟行日间手术乳腺癌切除的患者，在完成所有术前检查，术前麻醉评估通过后，携带检查资料及麻醉评估单到日间手术预约处进行手术预排程：①预约处医务人员核查患者术前相关检查资料，核对患者信息及检查结果，确保患者符合日间手术准入条件，有问题及时联系主刀医生；②健康教育：入院介绍、乳腺癌手术方式选择及特点、乳腺癌手术前的注意事项；③预约手术时间并通知手术医生及相关科室；④在手术日的前一天下午，再次电话确认患者手术时间，避免因月经来潮、术前因内科疾病而口服抗凝药停药时间不足等，降低当日手术取消率，造成手术资源浪费。

（六）入院前宣教

在患者进行手术预约排程时进行入院前宣教，健康宣教能降低外科手术对患者带来的心理应激反应，缩短手术患者的住院时间，节省费用，减轻患者焦虑和术后疼痛等。让患者对整个住院流程有更清楚的认知。主要内容包括：①乳腺癌手术方式及麻醉方式、可能出现的并发症及解决方案；②合并其他疾病正在口服药物治疗的用药计划，如抗栓药、降压药等，吸烟者应戒烟，预防术后肺部感染；③告知患者禁食禁饮方案及时间；④告知入院时间、住院地点、手术时间、医疗文书资料的准备、患者自身的准备、家属陪伴等相关内容；⑤宣教方式：纸质资料、口头教育、视频教育等，原则是采用患者易接受、效果好的方式。

（七）术前再评估

患者手术当日到病房，护士查对相关资料，详细完成入院评估，再次准确评估是否符合乳腺癌日间手术标准，进行入院宣教、术前护理评估、静脉通道建立等术前准备。手术组医生术晨先到病房为今日拟手术患者做好术前准备，如术前手术部位标识、术中带药，针对行前哨淋巴结活检的患者，需核素联合亚甲蓝的双示踪，手术当天由日间病房医生负责下医嘱联系核医学注射核素并等待手术。

（八）手术及手术室管理

患者进入手术室后，麻醉医生、手术医生及手术室护士，分别在麻醉实施前、手术开始前、患者离开手术室前，共同对患者身份、手术部位和手术方式等内容进行手术安全核查。麻醉及护理事项遵循日间手术及乳腺癌住院手术标准。乳腺癌日间手术总体时间不长于2小时，术中不常规放置尿管。乳腺癌手术是I类切口，不需使用抗生素，对于假体重建患者手术开始前0.5小时输注抗生素。

所有参与日间手术过程的人员，均需熟悉日间手术的操作规范，手术过程中需要用到的物品均需术前充分准备。

（九）麻醉

麻醉药物尽量选择起效快、作用时间短、镇痛镇静效果好、对心肺功能影响轻微、使患者术后苏醒快，以及恶心呕吐等不良反应少的药物。乳腺癌日间手术患者尤其是需要清扫腋窝淋巴结的患者，需要良好的术中肌松，为保证手术顺利、安全、有效地进行，麻醉医师应尽量选用合适的肌松药物。建议预防性应用预防恶心呕吐的药物。

（十）术后不良反应管理

1.疼痛管理

乳腺全切患者，因为术中切断了支配乳房区域感觉深面来源的肋间神经穿支，所以针对乳房全切患者，可不常规镇痛。对于保乳及重建患者上述镇痛手段通常可以起到较好的效果。一般不需要自控镇痛，根据患者术后疼痛评分，按需镇痛。

2.预防术后恶心呕吐

术后恶心呕吐是延长日间手术患者住院时间的第二大因素，严重的术后恶心呕会影响患者进食、伤口愈合、延迟术后出院。影响术后恶心呕吐的因素很多，对于有发生术后恶心呕吐中度风险的患者，应采用1～2种干预措施进行预防；对于高风险患者，需采用联合治疗（≥2种干预措施）和（或）多形式治疗预防。

3.术后上肢胀痛及水肿的处理

行淋巴结清扫的患者术后会感觉患侧上肢不同程度胀痛不适，这是与清扫腋窝淋巴结时肋间臂神经损伤有一定关系，必要时可予口服止痛药对症处理。术后患肢水肿是由于清扫腋窝淋巴结引起上肢淋巴结回流障碍导致的淋巴水肿，进行患肢功能锻炼可取得一定预防及减轻水肿效果，根据水肿程度可建议穿弹力袖套、气压治疗等对症处理，必要时康复科进一步诊治。

（十一）术后护理

日间乳腺癌术后患者除适当补液及必要时适当镇痛外，一般无特殊处理，但术后护理非常重要：①患者清醒后体位可采取半卧位或自由舒适体位，鼓励术后早期经口进饮进食；②指导患者进行乳腺癌术后患肢康复操锻炼，患者麻醉清醒后即可开始，早期进行干预有利于减轻患肢水肿、促进伤口早期愈合；③鼓励患者早期下床活动，指导患者在术后进行循序渐进的活动，主要包括下肢的主动或被动运动，以防止静脉血栓发生；④教育患者正确认识疼痛，学会疼痛视觉模拟评分（VAS）方法，当VAS评分≥4分时，遵医嘱进行干预；⑤严密观察患者引流情况，教育患者及家属如何进行引流管护理、记录及引流性状的观察；⑥心理管理，日间乳腺癌手术患者可能面临更加突出的心理应激问题，特别是对乳腺全切患者，可提供相关义乳的知识，消除其术后的自卑心理，同时指导家属配合医护员对患者进行安慰；⑦培训和教育家属，提高患者及家属的自我护理技能；并通过观看视频、科室微信公众平台的相关知识，强化记忆。

（十二）术后应急预案

日间手术的术后应急预案是为了紧急处理患者住院期间发生的突发状况，保证患者的医疗安全。术后患者麻醉后出院评分系统评分≤8分或有过敏反应、疼痛不能耐受、呼吸困难、出血等，需按此预案处置：①通知主刀医师或助手查看患者，评估病情，予以相应的处置；②若患者24 小时内病情不允许出院，由主刀医师安排患者转入专科病房进一步观察处理；③报告日间手术中心负责人协调处理。

（十三）出院标准及出院前评估

出院标准：①患者生命体征平稳，意识清楚，有清楚认知；②疼痛可耐受或通过口服药得到控制；③伤口敷料干燥，引流颜色及量正常；④正常步行，有出院医嘱；⑤患者与家属做好了出院准备并有成人家属陪护出院。也可依据新加坡中央医院制定的日间手术患者出院评分标准的相关资料作为乳腺癌日间手术患者出院标准的参考：出院总评分≥9 分，有成年家属陪同即可出院；出院总评分≤8 分，视患者病情转专科病房继续观察治疗。

（十四）出院康复指导和出院患者随访

日间乳腺癌患者在院观察时间短，术后并发症主要由患者及家属密切观察及定时的术后随访，且乳腺癌患者术后（尤其行腋窝淋巴结清扫）功能锻炼对其生活质量恢复非常关键，假体重建患者嘱患者术后进行按摩有利于恢复乳腺自然的外形及获得较好的手感，故对患者及家属的出院宣教及指导尤其重要。乳腺癌是全身性疾病，手术完成后，常需要根据术后病理结果制定后续下一步治疗方案，例如化疗、放疗及内分泌治疗等，因此要保证每一位乳腺癌患者术后的复诊。医护联合制定出院后注意事项，康复指导的项目及内容（包括纸质版、电子版、视频宣教），专业护士对出院患者进行病情记录及康复指导，内容包括：①出院后出现以下异常情况需及时与日间病房联系或尽快于医院急诊科就诊：乏力、心跳加快、心慌、出冷汗；切口局部疼痛、红肿加剧、伤口出现带异味的分泌物；寒战或发热，体温>38.5℃；引流颜色变为暗红色或鲜红色；②交代出院后换药、更换引流管、拆线及拔管时间，伤口观察；③指导患者及家属做好引流管护理、引流液颜色及量的观察、记录；④出院时预约主刀医生的复诊号，嘱术后及时复诊，核实病理学检查结果，制定下一步治疗方案；⑤指导每一位乳腺癌患者术后功能锻炼的步骤及注意事项。

出院后定期随访既能解除患者术后的后顾之忧，也能预防和及时发现可能出现的术后并发症，增加患者满意度，提高患者安全性。电话随访在国内外被证明是简单而有效地随访方式。日间手术中心应成立专门的随访中心，建立完善的随访制度，并配备专职随访医护人员。24小时为患者服务，将患者的病情变化或康复情况详细记录。于术后第1天、第3天、第7天、第14天和第30天对患者进行定期随访，特殊情况增加随访频次。随访内容包括饮食情况、大小便情况、睡眠情况、心理情况、引流情况、伤口愈合情况、上肢功能锻炼、疼痛、满意度、并发症、是否门诊复诊等。随访时如患者出现异常情况，随访人员应做如下处理：①指导患者或家属做简单的处理或救治；②告知患者到急诊就诊请专科住院总急诊会诊，必要时收入院；③报告日间手术中心负责人，参与协调和沟通；④做好非计划再就诊、非计划再入院、非计划再手术、特殊情况急诊就诊的记录。

四、乳腺癌日间手术质量与安全管理

自20世纪90年代初提出日间手术以来，小儿外科、眼科、耳鼻咽喉科等一些二、三级手术广泛开展，但乳腺癌外科日间手术至今还没有全面普及，很大程度上是因为患者出院的安全性指导和门诊复诊流程的不完善、伤口及引流的情况得不到有效的观察、患者出院后得不到配套的社区服务等。因此，开展乳腺癌日间手术必须制定有效的手术、麻醉、出院等相关标准及应急管理制度，严格实行医疗质量与安全管理。

（一）乳腺癌日间手术临床路径建立和应用

临床路径是通过科学的管理方法，建立标准化、规范化和程序化的疾病诊治计划，一定程度上能提高医疗安全。因此，开展乳腺癌日间手术时应建立和运用临床路径，使患者从门诊到出院的全部医疗过程均按照统一的程序化诊疗模式进行，减少变异，规范管理，保障乳腺癌日间手术患者整个日间手术全流程的医疗质量与安全。

（二）乳腺癌日间手术医疗质量与安全评估指标

医疗质量与安全评估是实施医疗质量与安全管理的有效手段。可及时发现和解决问题，保障乳腺癌日间手术安全并实现医疗质量与安全的持续改进。

国际上认可的日间手术效能指标有纳入、入院、过程、效果、安全、患者满意度等。国内采用的评估指标通常包括术后并发症发生率、延迟出院率、非计划再手术率，出院30天内非计划再就诊率、出院30天内非计划再入院率等、投入产出指标（日间手术总量、日间手术占择期手术比例、日间手术床占比、床日效益等）、手术效率指标（爽约率、手术当日取消率、平均手术时间）、患者体验指标（住院费用、住院等待时间、患者满意度调查、患者生活能力恢复时间等）。对于乳腺癌日间手术还应对临床路径变异率、乳腺癌术后相关并发症（出血、淋巴漏）发生率等进行分析评估，以对医院和医师进行医疗质量与安全的客观评价。进一步评价乳腺癌日间手术的运行状态和社会经济效益，在不断反馈、总结过程中持续提高运营管理效能。

（三）医师职责

乳腺癌日间手术患者的住院过程由日间手术病房住院医生和日间手术主刀医生共同协作完成，明确及合理分配医师职责对保障医疗质量非常重要。日间手术病房住院医生职责：①接待新入住患者，及时完成医疗文书；②按临床路径开具日间手术术前术后医嘱；③参与患者术前教育；④协助手术医生指导患者或家属签署手术同意书；⑤协助主刀医生完成术后患者出院评估，并开具出院手续；⑥参与日间手术病房值班，巡查病房，负责解答出院随访患者手术相关问题，若遇严重并发症，与随访人员共同按应急预案协调相关事项。

日间手术主刀医生职责：①严格掌握日间手术适应证，筛查患者，告知患者日间手术的特点；②术前谈话，签署手术同意书等文书；③准时实施手术，实行主刀负责制，要求主治医生亲自主刀；④及时书写手术记录、进行手术后评估并开具术后补充医嘱（临床路径以外的）；⑤术后查看患者，指导病房住院医生做好患者出院评估；⑥患者出院后3天内到病房签署病历，并对病历质量负责；⑦出院随访过程中若出现并发症时，及时处治患者；⑧遵守劳动纪律，准时上下班；⑨不能在日间手术中心做医教部批准日间手术以外的手术。

（杜正贵　刘洋　谢妍妍）

第九节　腹腔镜结肠癌日间手术管理规范

一、概述

结直肠癌（Colorectal Cancer，CRC）是一种常见的致命性疾病，受生活方式、环境和遗传因素共同影响。CRC的发病率和死亡率在世界各地差异明显。全球范围内，CRC的发病率在男性和女性中分别居癌症的第3位和第2位，2015年新发病例165万，死亡病例近83.5万。在美国，CRC的发病率和死亡率都在缓慢而稳步地降低。每年约新增140 250例大肠癌，其中97 220例为结肠癌，其余为直肠癌。美国每年约有50 630人死于CRC，约占所有癌症死亡人数的8%。我国结直肠癌的发病率和病死率均呈上升趋势。2015中国癌症统计数据显示：我国结直肠癌发病率、病死率在全部恶性肿瘤中均位居第5位，其中新发病例37.6万，死亡病例19.1万。其中，城市地区远高于农村，且结肠癌的发病率上升显著，多数患者发现时已属于中晚期。

自1991年Jaboes报道首例腹腔镜结肠切除术以来，腹腔镜结直肠手术在全世界被广泛开展。国内首例腹腔镜乙状结肠癌根治术由郑民华教授于1993年成功开展。2006年美国国立综合癌症网络（NCCN）发布的《结肠癌临床实践指南》已推荐腹腔镜技术用于结肠癌根治术，确立了腹腔镜技术在结肠癌手术中的地位。多项临床研究证实，与开放性结肠切除术相比，腹腔镜结肠切除术治疗结肠癌的患者恢复更快，且对复发和生存情况无不利影响。因此，经验丰富的外科医生掌握先进的腹腔镜结肠切除技术，对既往未接受过广泛腹腔手术且无并发症的局限性结肠癌患者进行腹腔镜辅助结肠切除术是值得推荐的。

以日间手术的方式实施腹腔镜结直肠癌手术对于缩短患者手术等待时间、降低医疗费用和促进患者快速康复具有推动作用和临床应用价值，但是对围手术期管理、手术操作、麻醉技术、术后延续性护理等提出了更高的要求。目前国外对于腹腔镜结直肠癌的日间手术也只有零星报道，国内尚未见报道。鉴于腹腔镜直肠癌手术难度较大，术后并发症发生率较高等因素暂未列入华西医院日间手术项目。腹腔镜结肠癌日间手术在华西医院已平稳开展，但国内外均缺乏规范、统一的流程，不利于日间手术的效果评价、质量控制和进一步推广。因此相关领域的专家结合文献和国内及我院实际情况制定此规范，以保障患者安全和腹腔镜结肠癌日间手术的健康发展。

二、腹腔镜结肠癌日间手术的设施建设

日间手术中心的规划设计是工程学与卫生学控制措施的有效结合，医疗工艺上要做到合理区分人和物以及清洁和污染区域的流线，功能房间组合上尽量保证使用者路径便捷，利于工作开展，相关专业的设计则要以利于使用者使用和确保手术安全为原则。日间手术室的面积要根据手术室的级别、相适应的手术范围所需要的设备、人员数量来确定。如面积过大则初期投资和运行费用都会很大，面积过小则不能合理安置医疗设备，难以适应手术操作的需要。各医院可根据实际情况建设腹腔镜结肠癌日间手术设施，为患者提供方便、快捷、高效、安全的医疗服务和就医环境。根据医院的实际情况建立腹腔镜结肠癌日间手术设施，在建设过程中需要整合患者、医

师、工作人员的需求，如手术室面积、高清腹腔镜、腹腔镜吻合器、超声刀等设施设备的配置。

三、腹腔镜结肠癌日间手术的组织管理

（一）团队建设

日间手术团队是开展日间手术的基础。首先应组建由外科医师、麻醉医师、护理人员、日间手术管理者共同组成多学科、多部门的日间手术团队，其中医师的工作包括门诊、病房、手术、麻醉和社区等，护士的工作包括预约排程、健康教育、病房护理、手术室护理和术后随访等。管理团队需制定日间手术运行规则。随时关注日间手术的运行状态，发现问题并及时协调处理。由日间手术中心主任和护士长负责日常管理。医院应设立日间手术管理委员会并制定工作职责，该委员会在医院授权下定期组织各成员召开例会。研究日间手术各项重大管理决策及协调各相关部门的配合。

（二）准入制度

腹腔镜结肠癌日间手术患者在院时间短、周转速度快，各种程序简约化。常规流程的改变势必增加医疗风险，准入制度的建立是降低日间手术风险的重要措施。腹腔镜结肠癌日间手术准入制度包括手术准入、患者准入和手术医师准入。

1.手术准入

目前手术以腹腔镜结肠癌根治术（包括腹腔镜右半结肠根治术、腹腔镜左半结肠根治术、腹腔镜横结肠根治术、腹腔镜乙状结肠根治术）为代表，以后随着手术、麻醉技术进步和经验积累，可按以上原则选择更多术式，经医院日间手术管理委员会审批后开展。

2.患者准入

①结肠癌诊断明确，可行腹腔镜结肠癌根治术者，术前诊断分期为Ⅰ、Ⅱ和可切除的Ⅲ期结肠癌；②年龄＜65岁；③近一月内无发热及急性腹痛发作病史；④无严重合并疾病，重要脏器功能无明显异常，ASA分级＜Ⅲ级；⑤术中不需要肠镜进行肿瘤定位或已定位。

3.手术医师准入

（1）应经过相关专业规范培训，临床经验丰富。

（2）高年资主治医师以上职称。

（3）取得相应手术资格授权。

（4）手术质量高，并发症少或负性指标少。

（5）医患沟通能力强，具备危重患者识别和处置能力。

（6）良好的医德医风。

（7）熟悉开展病种的临床路径，能实施后期医嘱维护。

（三）运行流程及管理

腹腔镜结肠癌日间手术的运行流程包括外科门诊、麻醉门诊、手术预约、术前宣教、入院手术、术后观察、出院及术后随访等步骤。

腹腔镜结肠癌日间手术的实施依赖于完善的临床路径管理，运行过程中需要医院内部多个部门的支持和配合，团队成员来自多学科、多部门，工作上也分为多种岗位。因此，需要制定相关的各项工作制度和各个岗位的工作职责。同时定期组织相关人员进行学习，畅通各个岗位的交流沟通渠道，对实际工作中发现的问题及时沟通、及时解决。

四、腹腔镜结肠癌日间手术的实施

（一）患者选择标准

选择患者时除了要满足手术适应证（见本节第二部分中准入制度

中的患者准入）外，还需考虑腹腔镜结肠癌手术的绝对禁忌证和相对禁忌证，如肿瘤广泛浸润周围组织、结肠癌急症手术（如急性梗阻、穿孔等）、妊娠期、不能耐受CO_2气腹等，同时还要符合日间手术运行流程的要求，还要求患者24小时出院后有成年人陪护和固定住所等。

（二）术前检查

腹腔镜结肠癌日间手术的术前检查项目应根据患者病情、麻醉方法制定，包括血常规、血型、传染病指标（乙肝、丙肝、梅毒、艾滋病）、凝血功能、肝肾功能、肿瘤标志物、胸腹部CT、心电图、肠镜检查报告及病理结果等。所有的术前检查要求在预定手术日期前的3周内完成，以保证检查结果的准确性和时效性。如果检查后有异常发现或患者病情发生变化，需进一步安排针对性检查（如磁共振等）或复查能反映病情变化的相关项目。

（三）术前麻醉评估

腹腔镜结肠癌日间手术前必须进行正规的术前麻醉评估。鼓励建立麻醉评估门诊，以保证患者的安全，并避免因评估及准备不足导致手术延期或取消，同时减轻患者对手术麻醉的焦虑。评估内容参见中华医学会麻醉学分会制定的《日间手术麻醉专家共识》。

（四）手术预约排程

手术预约排程是手术室资源调配控制的关键环节：①核对患者信息及检查结果，确保患者符合日间手术准入条件；②熟悉医师手术计划；③知晓手术间功能安排，以保障手术资源有效利用；④启动日间手术优先排程；⑤信息录入准确；⑥认真进行审核，保证手术排程准确。

（五）入院前宣教

健康教育能降低外科手术对患者带来的心理应激反应，缩短手术患者的住院时间。节省费用，减轻患者焦虑和术后疼痛等。内容包括：

①手术及麻醉方式、可能出现的并发症及解决方案；②服药患者的用药计划，如降糖药、降压药、抗栓药物；③告知患者禁食禁饮和肠道准备方案；④告知入院时间、住院地点、手术时间、医疗文书资料的准备、患者自身的准备、家属陪伴等相关内容；⑤教育方式：纸质资料、口头教育、视频教育等，原则是采用患者易接受、效果好的方式。

（六）术前再评估

入院后术前再评估是保证患者符合腹腔镜结肠癌日间手术条件的重要步骤，术前再评估和门诊的患者选择是两个独立的过程，要起到互相验证、互相补充的效果。术前需再次评估患者是否有肿瘤引起肠梗阻、出血等征象，及患者的一般身体状况。

（七）手术及手术室管理

抗生素一般在手术开始前0.5小时输注完毕，术后使用不超过24 小时。腹腔镜结肠癌日间手术一般不放置胃管，常规留置尿管和引流管。

在手术过程中，手术医师要根据患者手术的具体情况再次判断是否符合日间手术的标准：术中如出现严重粘连、腹腔广泛转移、出血难以控制、术中发现腹腔镜下肿瘤不能切除或切缘不可靠者，应及时中转开腹手术，不应追求日间手术效益而忽视手术的安全性。手术操作要以微创外科、精准外科理念为原则，减少手术创伤。

与开腹手术相同：结肠癌切缘距离肿瘤≥10 cm；肿瘤原发灶、肠系膜及区域淋巴结一并切除；结肠癌根治术推荐遵循完整结肠系膜切除（Complete Mesocolic Excision，CME）原则。术中操作推荐无瘤原则：先于静脉和动脉根部结扎，同时清扫淋巴结，然后分离、切除标本。术中操作轻柔，应用锐性分离，少用钝性分离，尽量做到不直接接触肿瘤以防止肿瘤细胞扩散和局部种植。建议术后冲洗腹腔，取出标本时应注意保护切口，防止切口处肿瘤细胞种植。

所有参与日间手术过程的人员，均要熟悉日间手术的操作规范。

手术过程中需要用到的物品均需术前充分准备。

（八）麻醉方式

腹腔镜结肠癌日间手术术中使用气腹、住院时间短，麻醉方式以全身麻醉为主。考虑到术后镇痛的需求，可辅助穿刺孔浸润麻醉。

1.麻醉药物选择

麻醉药物的选择原则是起效快、作用时间短、镇痛镇静效果好、对心肺功能影响轻微、恶心呕吐等不良反应少的麻醉药物。腹腔镜结肠癌日间手术需要良好的术中肌松，可预防性应用防恶心呕吐的药物。

2.术中监测

除常规监测项目外，腹腔镜手术时监测呼气末CO_2。

3.气道管理

可根据患者的基本情况及手术方式选择气管插管。应关注腹腔镜结肠癌日间手术术中气道压力增高和碳酸血症对机体的影响。

（九）术后不良反应管理

1.疼痛管理

术后疼痛是导致患者延迟出院的主要因素，有效地镇痛可促进患者康复，应组成多学科疼痛管理团队。

在排除外科情况的基础上，疼痛的治疗选择原则上以静脉用药、局部镇痛为主。非甾体类抗炎药物被美国及欧洲多个国家推荐为基础用药，若无禁忌证应首选非阿片类药物，推荐使用选择性环氧化酶-2（COX-2）抑制剂作为首选用药。

华西医院腹腔镜结肠癌日间手术的镇痛宣教和方案为：

（1）教会患者正确使用疼痛量表（数字评分法），评估患者的疼痛阈值（留置针置入时评估）。

（2）进手术室前静脉推注特耐40 mg，磺胺过敏者静脉推注凯纷

50 mg，NSAIDS禁忌者口服泰勒宁1片。

（3）术毕1%盐酸罗哌卡因20 ml切口浸润，浸润层次为腹膜前脂肪层及皮下。洗手护士提醒和督促医生完成以上用药。

（4）静脉推注第一剂特耐6 小时后静脉注射第二剂特耐40 mg（过敏者或禁忌者同前）；术后VAS评分≥4分补救治疗：地佐辛5 mg静脉/肌内注射，半小时后再次评估疼痛分数。VAS 评分≥7分请疼痛科会诊处理。

2.预防术后恶心呕吐

术后恶心呕吐是延长日间手术患者住院时间的第二大因素，严重的术后恶心呕吐会影响患者进食、伤口愈合、延迟术后出院。影响术后恶心呕吐的因素很多，对于有发生术后恶心呕吐中度风险的患者，应采用1～2种干预措施进行预防；对于高风险患者，需采用联合治疗和（或）多形式治疗预防。

华西医院腹腔镜结肠癌日间手术的宣教和方案为：

（1）术前筛选PONV高危人群（Apfel简易评分法），PONV高危因素为：女性，有PONV或晕动病史，非吸烟患者，预计使用阿片类镇痛药。4个因素中有2个及以上因素属于中高危人群，在病历上做标注。

（2）诱导后静脉输注地塞米松5 mg和纳布啡0.1mg/kg，术毕结束前30分钟$5HT_3$受体拮抗剂预防恶心呕吐。PONV高危人群应全程静脉麻醉，避免吸入麻醉。

（3）若出现PONV应及时处理，给予甲氧氯普胺10 mg肌注或欧贝8 mg加生理盐水100 ml静滴，延长禁食时间，并适当补液。

3.术后并发症的处理

腹腔镜结肠癌早期的并发症有吻合口出血、腹腔内出血、肠瘘、输尿管损伤、肠梗阻、切口感染等。这些并发症可通过术前积极准备、术中精细操作来预防和避免其发生。若术后出现相关并发症应积极处理，保障患者生命安全，尽量降低并发症造成的危害。术后出现并发症的患者经专科评估后转入住院部继续治疗，同时退出日间临床路径。

（十）术后护理

1.密切观察病情变化并给予有效地处理。

2.患者清醒后体位可采取沙滩位或自由舒适体位，鼓励术后早期经口进水，胃肠道功能逐渐恢复后早期进食。

3.鼓励患者早期活动，指导患者在术后进行循序渐进的活动，预防深静脉血栓的形成。

4.教育患者正确认识疼痛，学会疼痛视觉模拟评分（VAS）方法，当VAS评分≥3分时，遵医嘱进行干预。

5.培训和教育家属，提高患者及家属的自我护理技能。

（十一）术后应急预案

日间手术的术后应急预案是为了紧急处理患者住院期间发生的突发状况，保证患者的医疗安全。术后患者麻醉后出院评分系统评分≤8分或有过敏反应、疼痛不能耐受、呼吸困难、严重并发症等，尤其是术后出现腹痛、腹胀、腹部压痛及反跳痛、高热、心率加快和低血压等现象时，应警惕肠瘘和腹腔内出血的发生，需按此预案处置：①通知主刀医师或助手查看患者，评估病情，予以相应的处置；②若患者24 小时内病情不允许出院，由主刀医师安排患者转入专科病房或社区医院进一步观察处理；③报告日间手术中心负责人协调处理。

（十二）出院标准及出院前评估

出院标准：①患者生命体征平稳，意识清楚，有清楚认知；②疼痛可耐受或通过口服药物得到控制；③无腹部症状和体征，无发热、恶心和呕吐；④有相应出院医嘱和后续治疗方案；⑤患者与家属做好了出院准备并有成人家属陪护出院；⑥若患者达到出日间手术中心标准，但胃肠道功能尚未恢复，需要继续肠外营养支持者，可转入联盟医院或社区医院继续治疗。

（十三）出院康复指导和出院患者随访

应特别告知患者追踪病理结果，出院后1～2周在门诊复查；出院后出现腹痛、发热、便血等症状，及时到急诊室就诊或与日间手术中心联系。

日间手术中心应成立专门的随访中心。建立完善的随访制度，并配备专职随访医护人员。24 小时为患者服务，将患者的病情变化或康复情况详细记录。于术后第1～3 天、7 天和30 天对患者进行随访。随访时如患者出现异常情况，随访人员应做如下处理：①指导患者或家属做简单的处理或救治，通知主刀医生协助处理；②告知患者到急诊就诊或通知急诊科处治患者，必要时收入院；③报告日间手术中心负责人，参与协调和沟通。

五、腹腔镜结肠癌日间手术质量与安全管理

腹腔镜结肠癌根治术的并发症发生率和开腹手术相比差异没有统计学意义，其发生率虽然不高，但后果严重，可能影响患者终身的健康和生活质量。因此，开展腹腔镜结肠癌日间手术必须严格实行医疗质量与安全管理。

（一）腹腔镜结肠癌日间手术临床路径建立和应用

临床路径是通过科学的过程管理方法，建立标准化、规范化和程序化的疾病诊治计划，一定程度上能提高医疗安全。因此，开展腹腔镜结肠癌日间手术时应建立和运用临床路径，使患者从门诊到出院的全

部医疗过程均按照统一的程序化诊疗模式进行。

（二）腹腔镜结肠癌日间手术医疗质量与安全评估指标

国内采用的评估指标通常包括腹腔镜结肠癌日间手术总量、术后患者并发症发生率、术30天内死亡率、延迟出院率、术后30天内非计划再住院率、术后30天内非计划再就诊率、手术部位错误、手术过程中异物遗留发生率、用药错误发生率、医院内跌倒/坠床发生率、手术部位感染发生率、入院前麻醉评估完成率、爽约率、手术当日取消率、手术室使用率、准时开台率、平均手术时间、住院平均费用、住院平均等待时间、患者满意度、患者生活能力恢复时间等。

对于腹腔镜结肠癌日间手术还应对临床路径变异率、腹腔镜中转开腹率、腹腔镜结肠癌日间化比例、床日效益等进行分析评估。

（宋应寒　王自强　魏明天）

第十节　消化内科日间手术管理规范

一、概述

随着日间手术在我国大型三甲医院的大力推行，标准化、规范化的日间手术管理，不断助力于社会医疗资源最大化利用，进一步提升我国医疗服务质量。为适应当前新的社会卫生经济形势下日益增长的医疗卫生需求，消化内科以其拥有内镜治疗的优势成为首批开展日间手术的内科科室之一，现已开展术式术种主要包括：经内镜消化道息肉切除术、贲门失弛缓症扩张术、食管狭窄扩张术等。消化内科日间手术顺利开展至今，很大程度上缩短了患者院外待床周期和平均住院日，减少医疗费用支出、降低院内感染率。作为一种新型医疗服务模式，提高了床位等医疗资源的利用效率，有效缓解了医疗资源供需矛盾，带来了良好的社会经济效益。

经过不断的探索与实践，消化内科始终秉承以患者为中心的服务理念，在不断地创新、总结临床实践过程中，逐步实现日间手术管理精细化、质量与安全发展常态化的管理目标。安全、高效地开展消化内镜日间手术，对日间手术团队建设、运行管理模式、围手术期精细化管理等方面提出了更高的要求。目前国内外尚缺乏统一、规范的消化内科日间手术管理共识，不利于日间手术质量与安全管理评价。在此背景下，结合消化内科相关领域文献、专家共识指南和国内日间手术开展等实际情况，以经内镜消化道息肉切除术、贲门失弛缓症扩张术、食管狭窄扩张术为例制定本规范，旨在为消化内科日间手术规范化、标准化、精细化的流程管理提供参考。

二、消化内科日间手术的设施建设

各医院可根据实际情况完善消化内科日间手术设施，为患者提供方便、快捷、高效、安全的医疗服务和就医环境。消化内科日间手术设施功能上应包含综合服务区（接待服务台、出入院办理、患者及家属等候区）、消化内镜诊疗室和日间病房护理单元，其中消化内镜诊疗室包括术前准备室、内镜手术区、麻醉复苏区，有满足消化内镜诊疗工作需要的内镜设备、相关器械及耗材，配备心电监护仪、除颤仪、呼吸机等急救设备和急诊药品，同时需具备单独的消化内镜清洗消毒房间、内镜清洗消毒灭菌设施，符合医院感染要求。设计过程中应充分考虑患者、医师、工作人员各自的需求。

三、消化内科日间手术的组织管理

（一）团队建设

日间手术团队是开展日间手术的人员基础，以组建由消化内镜医师、消化内科医疗组长、麻醉医师、护理人员、日间手术管理者为核心的多学科、多部门的日间手术团队。其中医师的职能包括患者准入、病房日常管理、麻醉评估与实施、手术实施、术后病情观察及出院评估等，护士的职责包括手术预约排程、健康教育、病房及手术室护理、术后随访等。管理团队需制定日间手术运行规则，密切关注日间手术的运行状态，协调和衔接各环节突发情况，发现问题并及时妥善处理。

（二）准入制度

消化内科日间手术应在24小时内完成，患者在院时间较普通住院病房显著缩短。为保障患者高效、安全地完成日间手术，保障医疗安全、稳定日常运行，建立规范化、标准化的日间手术流程，严格规范消化内科日间手术相关准入标准至关重要。消化内科日间手术准入制度包括术种术式准入、患者准入和手术医师准入。

1.术种术式准入

日间手术病种的选择应以住院部已经开展的、成熟的术式为主，这类术式应该是治疗该病种的标准手术，手术效果确切、流程安全，手术程序标准化，便于统一管理，一般遵循以下几个原则：①术后出血风险小；②术后气道损伤风险小；③能快速恢复饮食；④术后疼痛可用口服药缓解；⑤不需要特殊术后护理；⑥手术时间不超过120分钟；⑦术后24小时内可离院；⑧有临床路径，数据显示手术负性指标（非计划再次手术、手术并发症）发生率较低。

基于以上原则，目前消化内科主要开展以下日间手术术种术式：经内镜消化道息肉切除术、贲门失弛缓症扩张术、食管狭窄扩张术等。①消化道息肉泛指来源于黏膜上皮、隆起于黏膜表面，向腔内突出的赘生物，主要包括胃息肉、结直肠息肉。经内镜切除是治疗消化道息肉的主要方法，具有创伤小、手术风险小、术后并发症及不良反应发生率低等临床优势，适合开展日间手术；②贲门失弛缓症，是由于食管贲门部的神经肌肉功能障碍所致的食管下端括约肌弛缓不全，食物无法顺利通过而滞留，从而逐渐使食管张力、蠕动减低并食管扩张的一种疾病。由随着微创观念的深入，内镜下贲门扩张术得到广泛应用并取得一定进展，该手术具有手术时间短、手术安全性高、临床症状缓解显著等临床特点，适合开展日间手术；③食管狭窄可因先天性食管狭窄导致，也可继发于食管肿瘤、食管动力障碍、食管癌术后吻合口狭窄、食管炎或食管烧伤所致瘢痕性狭窄等，内镜下食管扩张术是治疗良性食管狭窄的首选方式，具有创伤小、安全性高、并发症少等特征，适合开展日间手术。随着微创手术、麻醉技术的进步，经手术医生申请、医院日间手术管理委员会审批，可按以上原则开展更多三级、四级消化内科微创手术。

2.患者准入

参见本节消化内科日间手术的实施中“患者选择标准”。

3.手术医师准入

开展日间手术的医师必须经医院日间手术管理委员会审批和授权开展相应等级的日间手术，至少每2年对医师进行一次技术能力再评价与再授权，实行手术医师资质动态化管理。开展消化内镜日间手术的医师准入标准：①取得《医师执业证书》，执业范围为与开展消化内镜诊疗工作相适应的临床专业；②经过消化内镜诊疗技术系统培训、考核合格，具有开展三级及以上消化内镜手术资格；③有5年以上消化系统疾病诊疗工作经验，目前从事消化系统疾病诊疗工作，累计参与完成消化内镜诊疗病例不少于200例。

（三） 管理模式

日间手术中心模式是国外医疗机构开展日间手术的主要模式，通常是集手术预约处、日间手术室、日间病房、术后随访服务平台为一体的独立医疗中心。我国日间手术管理模式主要包括以下三种模式：①集中收治、集中管理；②分散收治、集中管理；③分散收治、分散管理。华西医院消化内科日间手术采用“集中收治、集中管理”模式，集中管理有利于患者接受标准化临床路径管理，最大限度实现日间手术一体化全程管理，为日间手术患者提供同质化医疗服务。

（四） 运行流程及管理

消化内科日间手术的运行流程包括消化内科门诊、麻醉门诊、日间手术预约、术前宣教、入院手术、术后观察、出院后随访等环节，需医院内多学科、多部门共同配合完成的一体化管理流程。日间手术团队成员各司其职、明确职能分工，加强各部门交流沟通，及时发现、妥善处理日间手术日常运行过程中的问题与矛盾。

消化内科日间手术的有序运行需首先由消化内科专科门诊根据术种术式、患者纳入、排除标准等明确入院指征，于门诊完善术前检查、术前麻醉评估、开具日间手术中心入院证；患者于日间手术预约处，经医患双方共同确定择期手术日期，并由护理人员开展入院前健康教育。入院后建立标准化日间手术临床路径，为患者实施日间手术。术后经住院观察、出院评估后于当日或24小时内出院，若发生术后并发症或无法达到出院标准，则启动应急预案，将患者转入专科病房继续治疗或经“医院-社区”一体化双向转诊机制，下转联盟医院或相应社区卫生服务中心观察、治疗。出院后定期由日间手术中心专人电话回访，制定门诊复诊、随访计划，见图4–10–1。

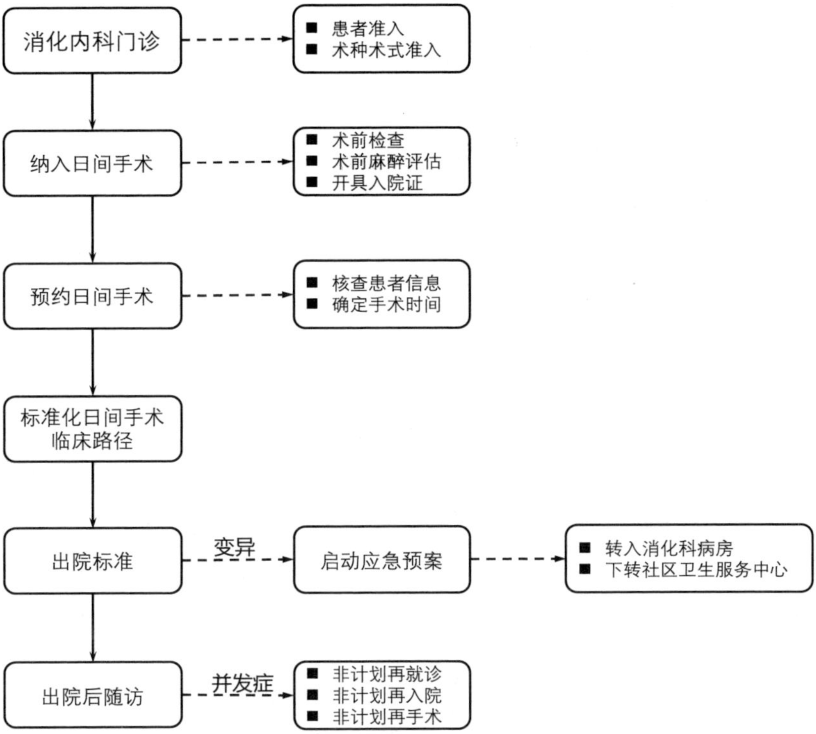

图4–10–1　消化内科日间手术运行流程

（五）运行状态分析、效益评价

综合运用关键绩效指标法、分层分析法等研究方法，采用定性与定量评价相结合的原则，立足于多维度、多层次、多指标综合评价方式，定期对消化内科日间手术的业务总量、医疗服务质量评价、医疗资源管理效率等方面进行分析，其中主要评价指标包括医疗质量安全指标（术后并发症发生率、延迟出院率、非计划再手术率，出院30天内非计划再就诊率、出院30天内非计划再入院率等）、投入产出指标（消化日间手术总量、半日手术占比、日间手术占择期手术比例、床占比、床日效益等）、手术效率指标（爽约率、手术当日取消率、平均手术时间）、患者体验指标（住院费用、住院等待时间、患者满意度调查、患者生活能力恢复时间等），进一步评价消化内科日间手术的运行状态和社会经济效益，在不断反馈、总结过程中持续提高运营管理效能。

四、消化内科日间手术的实施

（一）患者选择标准

1. 经内镜消化道息肉切除术

（1）患者纳入标准：①消化内镜报告提示胃息肉或结直肠息肉直径≤1.5 cm；②患者年龄14~80岁；③ASA分级＜Ⅲ级，无严重心、肺疾病，其他重要脏器功能无明显异常。

（2）患者排除标准：①近期发生的心肌梗死或不稳定型心绞痛；②合并支气管哮喘、活动性消化道出血者；③使用抗栓药物在围手术期未按规定停药者；④无法配合内镜检查者。

2. 经内镜消化道息肉切除半日手术

为不断适应日益增长的医疗服务需求，半日手术作为一种全新的管理模式应运而生。半日手术定义为患者入院、手术、出院在当日内完成，术后观察2～3小时，经评估符合出院标准后于当日出院。将一部分预估手术时间短、手术风险小、术后并发症发生率低、能快速恢复经口饮食的消化道息肉患者按照半日手术管理，并执行相应半日手术临床路径。

（1）患者纳入标准：①消化内镜报告提示胃息肉或结直肠息肉直径≤1 cm且息肉数目≤5个；②患者年龄14~80岁；③ASA分级＜Ⅲ级，无严重心、肺疾病，其他重要脏器功能无明显异常。

（2）患者排除标准：①近期发生的心肌梗死或不稳定型心绞痛；

②合并支气管哮喘、活动性消化道出血者；③使用抗栓药物在围手术期未按规定停药者；④无法配合内镜检查者。

3. 贲门失弛缓症扩张术

（1）患者纳入标准：①内镜或食管造影诊断贲门失弛缓症，药物治疗效果欠佳者；②患者年龄14~80岁；③无严重心、肺疾病，其他重要脏器功能无明显异常。

（2）患者排除标准：①近期发生的心肌梗死或不稳定型心绞痛；②合并支气管哮喘、活动性消化道出血者；③存在咽部、颈部畸形，或较大胸腔动脉瘤、食团嵌塞者；④无法配合内镜检查者。

4. 食管狭窄扩张术

（1）患者纳入标准：①内镜或食管造影诊断食管狭窄，包括食管术后吻合口狭窄（食管术后≥8周）、食管ESD术后狭窄、食管炎性/烧伤后/放疗后狭窄等食管良性狭窄，药物治疗效果欠佳者；②患者年龄14~80岁；③ASA分级＜Ⅲ级，无严重心、肺疾病，其他重要脏器功能无明显异常。

（2）患者排除标准：①近期发生的心肌梗死或不稳定型心绞痛；②合并支气管哮喘、活动性消化道出血者；③合并食管瘘或食管穿孔者；④存在咽部、颈部畸形，或较大胸腔动脉瘤、食团嵌塞者；⑤无法配合内镜检查者。

（二）术前检查

消化内科日间手术的术前检查项目应包括血常规、心电图、输血前全套（乙肝标志物、丙肝标志物、梅毒、艾滋病）、凝血功能等。所有的术前检查要求在门诊于预定手术日期前的2周内完成，以保证检查结果的准确性和时效性。如果相关检查提示异常结果或患者病情发生变化，需进一步检查或治疗后重新评估入院，必要时与相关学科医师共同制定术前准备方案并选择合适的手术时机。

（三） 术前麻醉评估

除贲门失弛缓症扩张术采用清醒镇痛的非全麻手术方式外，对于消化道息肉切除术（包括半日手术）、食管狭窄扩张术，充分的术前麻醉评估是保障患者安全必不可少的环节，日间手术因其高度规范化、流程化的特性，需术前预留充分的时间进行术前麻醉评估，排除麻醉禁忌证，避免因评估或准备不足导致手术延期或取消，影响手术效率，同时也可减轻患者对手术麻醉的焦虑。因此，建立专门的术前麻醉评估门诊（Anesthesia Preoperative Evaluation Clinic，APEC）具有重要意义。拟行全麻的消化日间手术患者，术前需到麻醉门诊就诊，麻醉医师应与患者进行面对面直接沟通和评估，评估内容主要包括病史、体格检查、辅助检查，尤其要注意辨别出患者术中可能出现的特殊麻醉问题，包括困难气道、恶性高热易感者、过敏体质、肥胖症、血液系统疾病、心脏病、呼吸系统疾病及胃食管反流性疾病等。

（四） 手术预约排程

消化内科日间手术预约排程工作主要包含：①再次核对患者信息及术前检查结果，确保患者及术种术式符合日间手术准入条件；②熟悉医师手术计划，知晓内镜治疗间功能安排，以保障手术资源有效利用；③信息录入准确，反复审核，提前与消化内镜中心沟通协调并预留治疗间，保证日间手术排程的准确性和精细化；④启动日间手术优先排程。

（五） 入院前宣教

消化内科日间手术入院前宣教内容包括：①详细介绍疾病特点，交代手术及麻醉方式，术后常见的并发症及解决方案；②介绍日间手术的特点和优势，明确入院日期、手术时间、住院地点、计划出院日期、出院评估及必要时会启动的应急预案，围绕以术种为中心，向患者说明相关疾病诊疗计划、出院后随访计划等事宜；③根据术种术式特点，重视围手术期药物管理，如合并高血压、冠心病的结肠多发息肉患者，长期服用降压药、抗栓药，拟入院行内镜下结肠息肉切除术，需告知患者，术前停药及术后重启时间；④告知患者禁食禁饮方案，结直肠息肉患者需对术前肠道准备方案进行充分宣教；⑤医疗文书资料、患者住院期间生活用品、家属陪伴等相关内容准备工作。

（六）手术及手术室管理

在内镜手术过程中，手术医师根据患者术中具体情况再次判断是否符合患者准入制度及日间手术标准，明确有无手术禁忌证，如贲门弛缓症患者术中发现食管腔内大量食物潴留，予胃肠减压并终止手术，保证患者医疗安全；或术中判断胃肠道病变大小（如直径>1.5 cm）、病变类型（如间质瘤、肿瘤性病变）与术前报告不符，或需更高级别手术术式如内镜黏膜下剥离术、内镜黏膜下隧道肿瘤切除术，甚至需外科手术处理，应严格遵照日间手术准入制度，将患者转入消化内科住院病房进一步治疗。

（七）麻醉方式

全身麻醉是消化内科日间手术应用最广泛的麻醉方法，经内镜消化道息肉切除术（包括半日手术）、食管狭窄扩张术原则上均采用全身麻醉方式。贲门失弛缓扩张术因贲门括约肌弛缓障碍等临床特点，术中反流误吸风险高，采用清醒镇痛的非全身麻醉方式，即通过静脉给药，轻度抑制中枢神经系统，减轻患者焦虑及恐惧心理，提高痛阈，但仍保持神志清楚及完整的吞咽、咳嗽等保护性反射，并可保证医师与患者的交流，使患者能配合医师完成内镜下治疗。

1. 麻醉药物选择

麻醉药物选择原则是起效迅速、作用时间短、镇痛镇静效果好、可控性强、对心肺功能影响轻微、无明显不良反应和不适感。临床上，丙泊酚、依托咪酯、瑞芬太尼等全麻药物具有起效快、作用时间短、恢复迅速、无药物蓄积等优点，适用于消化日间手术。其中丙泊酚能减少术后恶心、呕吐，苏醒质量高，已成为日间手术目前应用最广泛的静脉麻醉药。清醒镇静镇痛药物一般选择使用小剂量咪达唑仑、芬太尼、异丙酚等，可保证患者气道通畅无须干预，有足够的自主呼吸，心血管系统能保持稳定。肌松剂使用应根据手术情况选择，消化日间手术目前仅涉及手术时间短、手术范围浅表的二级、三级手术，一般不需要使用肌松药。

2. 术中监测

常规监测项目包括实时心电图、动态血压、血氧饱和度，条件允许时还可进行神经肌肉功能及麻醉深度监测。

（八）术后不良反应管理

1. 消化道出血

内镜下胃、肠息肉切除术后消化道出血（Post-polypectomy Bleeding，PPB），按照出血发生时间可分为即刻出血（Immediate Post-polypectomy Bleeding，IPPB）、延迟出血（Delayed Post-polypectomy Bleeding，DPPB）， 即刻出血通常与息肉大小、位置和形态学相关；延迟出血是指术后24小时后出现的呕血、便血，通常发生于术后5~7日，发生时间从数小时至4周后不等，可能始于覆盖血管的焦痂脱落。一旦发生术后消化道出血，须联系主刀医生查看患者并评估出血严重程度，除液体复苏、止血药物外，病情需要时可通过绿色通道转入消化内科住院病房或安排急诊内镜下止血治疗。

2. 疼痛

术后疼痛是于贲门失弛缓扩张术及食管狭窄扩张术后最常见的不良反应，也是导致患者延迟出院的主要因素，有效地镇痛管理可促进患者康复。术后应及时评估疼痛程度，必要时可组建多学科疼痛管理团队进行镇痛治疗。疼痛评估方法包括视觉模拟评分法。原则上术后建议采用以口服、局部镇痛为主，联合使用非甾体抗炎药，但NSAIDs可能加重消化内镜手术后胃肠道黏膜损害，具有潜在消化道出血风险，故优先推荐肌内注射或静脉输注药物镇痛。

3. 恶心、呕吐

术后恶心、呕吐是消化内镜手术常见的不良反应之一。严重的术后恶心、呕吐将影响患者恢复进食、伤口愈合，可导致电解质紊乱，术后延迟出院等。术后恶心、呕吐常常发生在术后24小时内，一旦发生，需积极寻找术后恶心、呕吐的原因，如应用止血药物后、麻醉药物后或与手术相关等，必要时采用药物止吐。

（九）术后护理

1.术后予一级护理、短暂禁食禁饮，术后常规予预防出血处理，上消化道手术患者加用抑酸药物，密切观察患者症状及生命体征变化，有无胸痛、腹痛、呕血、黑便、便血等不适。

2.术后2小时可少量进水，术后4小时逐渐开放冷流质饮食，鼓励患者术后早期经口进饮进食。

3.鼓励患者早期下床适当活动，避免负重或剧烈运动。

4.指导患者正确认识疼痛，学会疼痛模拟评分。

5.培训和教育家属，提高患者及家属自我护理和居家恢复的技能。

（十）术后应急预案

日间手术术后应急预案是针对患者住院期间及出院后居家恢复过程中可能出现的突发状况和紧急情况，保证患者的医疗安全。如患者术后出现发热、胸痛、腹痛、呕血或便血等，或伴腹部压痛及反跳痛、心率加快、低血压等现象，应警惕消化道穿孔、出血，需按此预案处置：①通知主刀医师或消化科住院总查看患者，评估病情，予以相应的处治；②若患者在院24 小时内无法达到出院标准，由主刀医师安排患者转入消化科病房进一步治疗或下转相应社区卫生服务中心进一步观察；③报告日间手术中心负责人协调处理。

（十一）出院标准及出院前评估

出院标准：①患者生命体征平稳，神志清楚，精神良好；②疼痛可耐受或药物镇痛后得到控制；③无明显胸腹部症状和体征，无发热、恶心或呕吐，无呕血、黑便或便血；④术后活动能力无明显受限、步态平稳，可生活自理；⑤患者与家属做好了出院准备，一定程度上能够居家自我护理。

（十二）出院康复指导和出院患者随访

医护联合制定出院后康复指导的项目及内容，专业护士对出院患者进行病情记录及个体化康复指导，内容包括出院后饮食、活动、服药指导、异常情况报告、复诊提示等，采用社区一体化联动服务，多渠道宣传康复活动相关知识。

应特别告知患者出院后1～2周于消化专科门诊复诊，提醒消化道息肉患者应及时领取病理学检查结果，如有异常及时处理；出院后出现胸痛、腹痛、发热、消化道出血等症状，及时与日间手术中心联系或到就近医院急诊就诊。

出院后随访能一定程度上缓解日间手术患者术后焦虑情绪，指导患者及家属预防或及时发现可能出现的术后并发症，增加患者满意度。电话随访是院外随访主要的方式，日间手术中心通过搭建专门的日间手术术后随访平台，配备专职随访医护人员，分别于术后24小时、术后5~7天、术后30天电话随访患者了解院外康复情况、有无发生术后并发症，并指导门诊复诊、调查日间手术满意度等工作。随访人员可指导患者或家属做简单的处理或救治，如遇紧急情况需告知患者于急诊就诊，同时积极联系急诊科、消化内科及时查看患者，必要时收入院进一步治疗。保持上报途径畅通，主动报告日间手术中心负责人，参与协调和沟通。

五、消化内科日间手术质量与安全管理

日间手术医疗质量与安全管理是保障消化内科日间手术顺利开展、患者医疗安全的重要前提，通过建立多学科的日间手术管理团队，建立日间病房与消化内科良好的协调与激励机制，健全日间手术医疗质量与安全评估指标，制定日间手术运行系列规范，夯实消化内科日间手术质量与安全基础。

（一）消化内科日间手术临床路径建立和应用

临床路径是通过建立标准化、规范化和程序化的疾病诊治计划，以循证医学证据和指南为指导来规范疾病管理的方法。消化内科日间手术临床路径针对特定术种，是规范医生诊疗、控制医疗成本、利于医院统筹管理的有效途径。

（二）消化内科日间手术医疗质量与安全评估指标

医疗质量与安全评估是实施医疗质量与安全管理的有效手段，通过不断的实践与反馈，可保障日间手术安全并实现医疗质量与安全的持续改进。消化内镜日间手术医疗质量安全指标主要包括术后并发症发生

率（疼痛、消化道出血、消化道穿孔等）、延迟出院率、非计划再手术率、临床路径变异率、出院30天内非计划再就诊率、出院后30天内非计划再入院率等。

（雷甜甜　杨锦林）

第十一节　妇产科日间手术管理规范

妇产科日间手术原则上是指妇产科择期手术患者入院、手术、出院在24小时之内完成。国内外文献从社会、经济效益及节约患者开支等多方面进行过评价均是受益的，现正逐步成为妇产科的创新诊疗服务模式。随着先进、规范和符合国情的管理模式的建立，微创和EDAS理念的临床实践，及麻醉和麻醉复苏技术的日渐成熟，妇产科的部分宫腔镜、腹腔镜择期手术正由传统住院手术模式向日间手术模式转变。目前妇产科日间手术纳入的均为术前检查无严重合并症、手术时间短、术后并发症少、大出血风险小、无呼吸道梗阻及无剧烈疼痛等不良反应、可术后短暂观察后办理出院的择期宫腔镜手术或腹腔镜手术等（成都地区现已批准的病种见表4-11-1），及部分因不孕行宫腔镜和腹腔镜联合手术的患者。为保证妇产科日间模式的安全、可行、高效，对日间手术、麻醉、围手术期管理和随访制度等也需提出更高更细化的要求。根据国家卫健委与人社部联合下发的《关于印发开展三级医院日间手术试点工作方案的通知》〔国卫医函（2016）306号〕文件精神，结合国内外研究数据和妇产科临床实际情况，特梳理出相关的工作制度和标准化流程，制定本管理规范，以改进日间手术的效果评价和质量控制，为妇产科日间手术的推广提供参考。

表 4-11-1　妇产科日间手术（成都地区医保纳入报销的病种）

病种	手术名称
1. 子宫内膜息肉	经宫腔镜子宫内膜息肉摘除
2. 异常子宫出血	经宫腔镜子宫内膜剥离术（内膜电切术）
3. 子宫内粘连	经宫腔镜子盆腔粘连分离术
4. 子宫黏膜下平滑肌瘤	经宫腔镜子宫肌瘤切除术
5. 子宫浆膜下平滑肌瘤	经腹腔镜子宫肌瘤剔除术
6. 畸胎瘤	经腹腔镜卵巢囊肿剔除术
7. 输卵管妊娠	经腹腔镜输卵管切除术

一、妇产科日间手术的设施建设和组织管理

（一）设施建设

开展日间手术的医疗机构应具备手术所需基本医疗条件及24小时应急抢救体系，相关场所内必须配备除颤仪、困难气道抢救车等抢救设备。各家医院可根据实际情况建设妇产科日间手术设施，功能上应包含病员中心区、日间手术区（宫腔镜、腹腔镜和开腹手术设备等）和日间手术病房护理单元。设立专用的日间手术的随诊电话。

（二）组织架构

随着日间手术规模的扩大，医院层面可设置日间手术管理委员会或工作组，制定重大管理决策；同时设置日间手术中心主任和日间病房护士长，负责日间手术病房的全面管理和制定日间手术运行制度和流程，联合专科负责人一起随时关注、发现问题并及时协调处理各种运行时的问题。

（三）管理模式

目前国内尚无妇产科日间手术管理模式的共识，主要采用的是医院内的日间手术中心（也可称为日间诊疗部），华西第二医院日间诊疗部管理模式为："集中管理、分散收治"和"集中管理、集中收治"模式。这种集中分散并行管理模式即多科患者可集中在日间手术中心，也可在专科分散入院，但患者从预约入院、手术安排、术后护理以及随访为一体化管理模式，例如宫腔镜日间手术患者的可收治于日间病房、妇科病房或生殖内分泌科病房完成。同时医院建立激励机制来推动日间手术的开展。

（四）管理制度和运行流程

管理制度和运行流程由日间手术管理委员会或工作组（包括医疗相关职能部门、日间手术中心主任、护士长、专科负责人和科室管理小组等）共同制定：

1.日间手术管理制度。开展妇产科日间诊疗服务应严格实施临床路径管理，无临床路径不进入日间手术。根据病种制定规范的临床路径后，报医务部审核，由信息管理部嵌入HIS系统，供相关科室使用，例如输卵管妊娠临床路径、异常子宫出血临床路径等，使患者从门诊到出院的医疗过程均按统一的程序化诊疗模式进行，提高医疗安全。医院鼓励各级医务人员不断提高医疗技术水平，在日间诊疗服务收治病种上有所突破，对新添的术式继续进行手术流程的再造及管理模式优化。

2.确立妇产科日间手术术前常规准备、手术医生和麻醉医生的准入制度，病种收治指征、患者入院和离院标准等基本制度以及病历书写制度等。同时通过建立相关部门的岗位职责来加强管理。规范化管理可加大对患者的关注度，减轻其术前应激状况，满足患者身心舒适要求，提高患者和家属满意度。

3.日间手术运行流程包括：妇产科门诊、麻醉门诊、手术预约、入院手续、住院当天（术前宣教、评估、术前准备、入院手术、离院评估、出院手续、出院结算等）、出院后随访及满意度调查等，需制定多环节、多部门的各项制度，并能联通互知。

（五）团队建设

1.组建由妇产科医师、麻醉医师、护理人员、日间手术管理者等共同组成的多学科、多部门的日间手术团队，负责日间手术的日常管理和运行。

2.日间手术中心、病房日间小组、各医疗职能部门、检验科、医学影像部门、信息、后勤装备等多部门组成的专业工作团队对日间手术进行综合打造。

3.妇产科科室固定专人（高年资主治及以上职称医生）带领医疗组负责日间手术病房的运行和临床具体工作。病房配备固定医疗人员负责日间手术患者的入院预约、入院评估、术前及术后管理、出院评估等。麻醉科也由专门团队负责日间手术的门诊、病房、术前和术后评估。护理人员负责预约排程、健康教育、病房、手术室和术后随访等。病员中心协同完成入院预约和出院随访的工作。医生助理或科室秘书的岗位负责科室的文件文书录入工作。

二、妇产科日间手术的具体工作制度

妇产科日间手术为了保障医疗安全，降低手术风险，根据日间诊疗服务的病种，应有严格的准入制度、评估制度及随访制度。

（一）妇产科日间手术的准入制度

1.术式的准入

目前主要术式（成都地区医保局现已批准的）宫腔镜有：子宫内膜剥离术、子宫内膜息肉摘除术、子宫粘连分离术、子宫黏膜下肌瘤电切术；腹腔镜的主要术式：输卵管切除术、卵巢良性囊肿剔除术、子宫浆膜下肌瘤剔除术。华西第二医院正在开展的还有不孕手术（宫腔镜+腹腔镜联合手术）、子宫瘢痕处妊娠清宫术、宫角妊娠清除术等。术式准入需要符合以下标准：①临床诊断明确；第一诊断符合ICD-10疾病编码；②本医疗机构已开展成熟的术式；③手术时间预计不超过2小时；④围手术期出血风险小；⑤气道受损风险小；⑥术后疼痛可用口服药缓解；⑦能快速恢复饮食；⑧不需要特殊术后护理；⑨术后经短暂恢复能够达到出院标准。

2.患者的准入标准

（1）意识清醒，无精神疾病史，围手术期有成人陪伴。

（2）有明确的妇产科手术指征，愿意接受日间手术，对手术方式、麻醉方式理解并认可；有正常沟通能力；能保证复查随访条件者。

（3）患者和家属理解围手术期护理内容，愿意并有能力完成出院后照护。

（4）患者年龄小于 65 岁。

（5）无发热，无外阴及阴道感染，无外阴及生殖道发育畸形，无内外科严重合并症及并发症。

（6）无明显心肺疾病，或基础疾病（高血压、心律失常、呼吸系统慢性疾病、肝肾功能异常者、甲状腺功能亢进症等）近 3 个月病情稳定，经手术和麻醉医师评估后可准入。

（7）宫腔镜手术：影像学提示排除子宫肌瘤恶性变以及子宫内膜病变；为黏膜下肌瘤0型或Ⅰ型，且直径<5 cm；血红蛋白大于等

于80 g/L。

（8）腹腔镜手术：估计病变非恶性，估计无严重盆腹腔粘连、手术时间<2小时，囊肿≤10 cm，肌瘤≤8 cm，肌瘤个数<3个，血红蛋白大于等于80 g/L。

（9）非全麻手术：ASA分级Ⅰ~Ⅱ级，ASA分级Ⅲ级但全身状况稳定3个月以上；全麻手术：ASA分级Ⅰ~Ⅱ级。

3.手术医师的准入制度

（1）合适条件的医生可提出个人申请，经科室及妇产科审批同意，报医务部审核备案，经医院日间手术管理委员会审批和授权开展相应等级的日间手术。医德医风好，遵守日间手术各项管理制度。

（2）职称需要高年资主治以上：聘任主治医师职称 3 年以上，具备相应级别手术资质，获妇产科手术医师分级授权三级以上。

（3）具有较强的医患沟通能力。相关手术操作技能熟练，并已完成一定数量（担任手术者100例或担任第一助手200例以上），对手术适应证及禁忌证把握严格，术中术后并发症处理及决策能力强。

4.麻醉医师的准入制度

见2016年发布的日间手术麻醉专家共识，见附件2。

（二）妇产科日间手术的评估制度、随访制度和具体运行流程

评估时间包括：院前、住院、术中、术后、出院评估和随访。

1.入院环节（院前评估）

妇产科日间手术的适应证和禁忌证应与传统住院手术基本一致，根据医院的技术实力制定患者选择标准，同时符合日间手术运行流程的要求。

（1）妇产科门诊首诊医师评估把握手术指征，进行病种筛选，评估是否符合开展日间手术条件，与患者充分沟通，包括手术方案、备

选方案及预后，完成术前精确评估后开具住院证，并做“日间手术”标记。同时开具门诊检查项目，在病历中写明：检查完成后患者取所有报告看麻醉门诊。术前充分的评估可以减少术后并发症的发生。例如，宫腔镜术前查见阴道炎者应给予局部塞药，手术延后预约，减少术后感染风险。

（2）持入院证到病员中心（或日间中心）进行登记、安排，初估入院时间。入院前1～2天看麻醉门诊（取到所有检查结果后）进行术前评估，判断是否具备日间手术麻醉条件，麻醉门诊评估不合格者，转入专科病房。麻醉医师根据手术方式和患者全身情况制定麻醉方案，可选择全麻、联合硬膜外麻醉及切口局部浸润。双评估合格者才能安排入院。

（3）术前检查项目应根据患者病情、麻醉方式制定，所有术前检查均要求在预定手术日期前的一周内完成，以保证检查结果的准确性和评估的时效性。建议妇产科日间手术的术前检查项目与传统住院手术一致，如果检查后有异常推迟入院或转入专科门诊就诊。

常规检查项目如下：①白带常规（先查，正常再查其他项目）；②血常规、尿常规；③肝肾功能、电解质、血糖、血型、凝血功能；④感染性疾病筛查（乙肝、丙肝、艾滋、梅毒等）；⑤经阴道B超，胸部X线片，心电图；⑥必要时安排针对性检查：LCT或HPV、HCG、肿瘤标志物、CT或磁共振。

（4）手术预约排程。根据日间手术病房及手术室情况统一预排手术，专科病房启动日间手术优先排程，核对信息录入准确，知晓手术间设备安排，保证手术排程精确高效。确认手术日期后，提前一天通知患者入院时间，医生需将日间手术的排程情况提前一天报麻醉科和手术室。

（5）入院前宣教。缓解患者对环境和手术等治疗的陌生和恐惧感。介绍疾病的诊疗过程、通识和健康教育、心理疏导、饮食指导、用药指导及手术注意事项。教育方式：纸质资料、口头教育、视频教育等，减轻负性应激，提高患者依从性。宣教内容还包括：末次月经来潮后不同房入院；月经结束3~7天内尽量安排手术；入院当天手术者，术前禁食禁饮。

2.住院环节（住院评估）

（1）妇产科患者持入院证、医保卡到入院处办理正式入院手续；办理完毕后持入院证、病历和门诊检查结果到病房入院；宫腔镜患者入院时间可安排在手术当天9点或手术前一天下午4点。腹腔镜患者一般为手术当日入院。

（2）术前再次评估患者情况（血压、血糖、有无呼吸道感染等）和专科病情，保证符合日间手术准入标准，术前再评估和门诊的患者选择是两个独立的过程，起验证和补充作用。评估不合格的转入专科病房，完善大病历。

（3）入院后由住院医师完成24小时出入院记录，和签署手术、知情同意书等相关医疗文书。

（4）术前准备：术前8小时禁食，术前2小时禁饮，必要时行备皮、皮试、合血、宫颈阴道消毒等。不再做术前常规肠道准备。宫腔镜术前一天晚上阴道内放置米索前列醇200 μg或宫颈放置海藻棒。联系安排B超，部分患者术中需行B超全程监护。

（5）麻醉方式的选择：①宫腔镜以喉罩通气的全身麻醉为主。腹腔镜麻醉方式考虑到术后镇痛的需求，可辅助穿刺孔浸润麻醉。丙泊酚、瑞芬太尼起效快，恢复迅速，值得临床推广；舒芬太尼对心血管及血流动力学影响轻微，与丙泊酚联合应用可提供良好的镇痛镇静效果；短小日间手术可不使用肌松药，如需要良好的术中肌松，可尽量选用中短效的非去极化肌松药物，为提高患者舒适度，缩短离院时间，建议预防性应用预防恶心呕吐的药物；②术中麻醉监测管理：除常规监测项目外，腹腔镜手术时建议监测呼气末CO_2；关注腹腔镜术中气道压力增高和碳酸血症对机体的影响；关注宫腔镜术中液体吸收量的情况，注意水电解质平衡。

（6）实施手术：①术中注意保温、合理输液，术中要求视野清晰、出血少、止血彻底、手术时间短、无手术并发症，以微创外科、精准外科理念为原则，减少手术创伤，使患者术后能得以迅速恢复。按照抗菌药物分级管理制度，若需要使用预防性抗生素，需在术前30~60分钟给予。宫腔镜一般不放置尿管，腹腔镜在术后尽早取出尿管，尽量不放置引流管；②术中术后根据患者的具体情况再次评估是否符合日间手术的标准，术中如出现严重粘连、脏器损伤、冰冻示恶性、出血多、心脑血管等意外情况时应及时中转开腹处理，不应追求日间手术而忽视手术的安全性。所有参与日间手术过程的人员，均要熟悉日间手术的操作规范，手术过程中需要用到的物品均需术前充分准备。

（7）麻醉医师决定是否送麻醉恢复室，达到麻醉恢复标准后送回病房；术后在麻醉恢复室，宫腔镜患者应达到日间患者离院标准方可返回病房。

（8）建立和实施妇产科日间手术后出现各种异常情况时的应急预案。

（9）围手术期出现以下情况必要时转专科病房治疗：①宫腔镜手术出现子宫穿孔、脏器可疑损伤或损伤、水中毒（TURP综合征）、气体栓塞、心脑血管并发症等；②腹腔镜手术出现血管穿刺伤、气体栓塞、脏器损伤、心脑血管并发症等；③手术困难，中转开腹；④术中冰冻提示恶性病变；⑤麻醉后出院评分系统≤8分或有疼痛不能耐受、呼吸困难等；⑥出现过敏反应；⑦阴道出血多。

（10）术后观察与护理：①进行严密细致的护理，观察患者一般情况、生命体征、有无腹痛、阴道流血量等。酌情镇痛、止吐、补液、维持水电解质平衡治疗，注意不良反应的管理，避免过多液体摄入。宫腔镜患者清醒后可下床活动和正常进食。腹腔镜患者也鼓励术后早期经口进饮进食和下床活动；培训和教育家属，提高患者及家属的自我护理技能；②疼痛是影响术后康复，造成延迟出院的主要原因，术后镇痛越早越好，以口服药物、局部镇痛为主。术后的疼痛评分超过3分，就应治疗，可采用个体化镇痛、预防性镇痛、定时镇痛、多模式镇痛（NSAIDs类药物作为多模式镇痛的基础用药，炎性痛控制应成为围手术期镇痛的必要考虑），减少阿片类药物的使用，妇产科日间手术由于创伤较小，疼痛强度低。上述镇痛手段通常可以起到较好的效果；③针对术后控制恶心呕吐和肠麻痹，多途径地控制比单一使用止吐药（格拉雷琼、地塞米松、甲强龙等）更有效，对于术后恶心呕吐高风险的患者，也采用联合治疗和（或）多形式治疗预防。

3.出院环节（出院标准及评估）

（1）医生依据PADS评分量表，结合患者实际情况完成出院评估，评估工作在患者出院前完成。特别告知妇产科患者：术中送病检者出院7天凭出院记录到病理科取病检报告，门诊咨询。禁盆浴和性生活1个月，术后1月门诊复查。如发热（>37.5℃）、腹痛、阴道出血多急诊就诊，必要时再次入院，由前次手术的治疗组负责诊治和术后随访。需建立有效地联络方式，可指导出院后所需的医疗行为及注意事项。

（2）妇产科日间手术患者出院标准：①患者一般情况良好，体温正常，阴道流血量少，伤口愈合可；②无明显腹部症状和体征，无发热、恶心和呕吐；③疼痛可耐受或通过口服药得到控制；④没有需要住院处理的并发症和（或）合并症；⑤经主管医生评估符合出院条件。

（3）建立完善的随访制度，提升患者满意度。①随访责任人：由病员中心（或日间中心）完成日间手术患者的出院随访。可从信息科提取相关数据，对日间手术患者进行随访。如患者的问题病员中心无法解决，由日间手术病房完成随访，如有需求为患者挂号预约开具绿色通道。②随访频次：出院后第1、7、28天时进行电话随访，根据病情可调整。③随访内容：对出院后饮食、活动、服药指导、异常情况报告、复诊提示等逐一询问和讲解，提高自我护理能力，促进出院后康复。按疾病专科要求随访，医疗服务满意度调查随访。设置随诊电话，确保随诊电话 24 小时开通，开启随诊、转诊绿色通道，鼓励患者到就近的社区医院随诊。

三、妇产科日间手术质量与安全管理

以宫内疾病为主要适应证的宫腔镜，及以子宫或卵巢输卵管良性病变为主要适应证的腹腔镜的并发症发生率为0,1%～2.7%，其发生率虽然不高，但仍有很严重的并发症出现的风险，甚至威胁患者的生命安全。因此，开展妇产科日间手术必须严格实行医疗质量与安全管理。

（一）妇产科日间手术医疗质量与安全评估指标

对于妇产科日间手术，与国内其他外科科室采用的医疗质量与安全评估评估指标基本一致：除了包括入院等待时间、全麻术前麻醉评估比例、爽约率、当日手术取消率、不良事件的发生率、日间手术室使用率、延迟出院率、出院后30 天内非计划再就诊率、出院后30天内非计划再住院率、并发症发生率、患者满意度、日间手术费用等以外，还对临床路径变异率、宫腔镜转腹腔镜或开腹率、意外内膜或卵巢恶性肿瘤发现率、腹腔镜中转开腹率、宫腔镜或腹腔镜相关并发症（子宫穿孔、出血、水中毒、空气栓塞、和腹腔脏器损伤等）发生率、非计划再手术率、日间手术占择期手术的比例等进行分析评估，才能推进日间手术医疗质量与安全的持续改进。

（二）消除传统就医流程的转变和高速运转带来的医疗安全隐患

须更加规范医疗质量和安全的管理，只有严格执行准入制度、手术+麻醉医师双评估制度、多环节质控、优化镇痛、早活动早进食，与加速康复理念完美结合、出院后随访延伸服务管理到位等等，才能保障日间手术的安全性和可行性。

（谭欣 潘小玲）

参考文献

[1] 佚名 . 日间手术麻醉专家共识 [J]. 临床麻醉学杂志 , 2016, 32(10):1017–1022.

[2] 陈孝平 , 汪建平 . 外科学 [M]. 第 8 版 . 人民卫生出版社 , 2013.

[3] 惠延年 . 眼科学 [M]. 第 6 版 . 人民卫生出版社 , 2004.

[4] 解放军医学科学技术委员会眼科学分会 . 我国眼科日间手术流程专家共识 (2018 年)[J]. 中华眼科杂志 , 2018, 54(12):883.

[5] 蒋丽莎 , 马洪升 . 日间手术评价与监控指标初探 [J]. 华西医学 , 2019, 34(02):96–99.

[6] 税章林 , 石应康 , 马洪升 , 等 . 日间手术诊疗模式的实践与本土化的思考 [J]. 中国医院 (4):3.

[7] C, R, Bailey, et al. Guidelines for day–case surgery 2019: Guidelines from the Association of Anaesthetists and the British Association of Day Surgery.[J]. Anaesthesia, 2019.

[8] 马洪升 , 戴燕 . 解除日间手术后顾之忧 [J]. 中国医院院长 , 2013, 6:76–77.

[9] Bjornholdt, K , T, et al. Pain–related unscheduled contact with healthcare services after outpatient surgery[J]. Anaesthesia: Journal of the Association of Anaesthetists of Great Britain and Ireland, 2017, 72(7):870–878.

[10] JIANG Lisha, XIE Xiaolan, DAI Yan, 等 . 四川大学华西医院日间手术入院前管理规范 [J]. 华西医学 , 2019, 34(2):133–136.

[11] 刘小南 , 俞德梁 , 赵青川 , 等 . 关于日间手术模式的研究及应用进展 [J]. 医学

与哲学, 2014(2):56–59.

[12] Eliza, Mi–Ling, Wong, et al. Effectiveness of an educational intervention on levels of pain, anxiety and self–efficacy for patients with musculoskeletal trauma[J]. Journal of Advanced Nursing, 2010.

[13] Schug S A , Chong C . Pain management after ambulatory surgery[J]. Current Opinion in Anaesthesiology, 2009, 22(6):738.

[14] 李志超, 庄磊雪, 马洪升, 等 . 日间手术患者出院管理 [J]. 重庆医学, 2015, 27:3858–3860.

[15] 马洪升, 程南生, 朱涛, 等 . 华西医院日间手术快速康复 (ERAS) 规范 [J]. 中国胸心血管外科临床杂志, 2016, 23(2):104–106.

[16] M. Warr é n Stomberg and M. Segerdahl and N. Rawal and J. Jakobsson and M. Brattwall. Clinical Practice and Routines for Day Surgery in Sweden: Implications for Improvement in Nursing Interventions[J]. Journal of PeriAnesthesia Nursing, 2008.

[17] Warnock F F , Lander J . Pain progression, intensity and outcomes following tonsillectomy[J]. Pain, 1998, 75(1):37–45.

[18] Chung F , Chan V , Ong D . A Post–Anesthetic Discharge Scoring System for home readiness after ambulatory surgery[J]. Journal of Clinical Anesthesia, 1995, 7(8):500.

[19] 马洪升, 余伟萍, 马庆鑫, 等 . 日间手术医疗安全和病人感知调查与分析 [J]. 中国医院管理, 2013, 33(2):38–39.

[20] 刘莹, 刘天婧, 王恩波 . 不同年龄段儿童疼痛评估工具的选择 [J]. 中国疼痛医学杂志, 2012, 18(12) :752–755.

[21] Purcell, Mary, Longard, et al. Parents' experiences managing their child's complicated postoperative recovery[J]. International Journal of Pediatric Otorhinolaryngology, 2018.

[22] 左云霞 . 小儿术后镇痛专家共识 [C]// 中华医学会全国小儿麻醉学术年会暨中欧小儿麻醉交流会 . 2010.

[23] 黄寿奖, 吕成杰, 钱云忠, 等 . 基于加速康复外科理念的日间手术模式治疗小于 1 岁腹股沟斜疝的对比研究 [J]. 临床小儿外科杂志, 2019, 18(4).

[24] 陈浩, 姚琪远 . 腹股沟疝日间手术体系标准建立及常见问题处理 [J]. 中国实用外科杂志, 2017, 37(11):1296–1297.

[25] 金鑫, 王佚, 刘俊宏, 等 . 小儿腹股沟斜疝日间手术与专科住院手术的卫生经济学评价 [J]. 中华小儿外科杂志, 2020, 41(1):69–74.

[26] 王东披，黄文芳，赵佳莲，等．昂丹司琼对日间手术患儿术后恶心呕吐的预防作用研究 [J]. 临床小儿外科杂志，2019, 18(9):757–762.

[27] 中国心胸血管麻醉学会日间手术麻醉分会，中华医学会麻醉分会小儿麻醉学组，祝胜美，等．小儿日间手术麻醉指南 [J]. 中华医学杂志，2019(8):566–570.

[28] 王小成，黄鲁刚，马洪升，等．以小儿隐匿阴茎成形术谈日间手术医疗质量管理 [J]. 中国性科学，2019, 28(7):40–42.

[29] Yu W P , Chen Y , Duan G M , et al. Patients' perceptions of day surgery: A survey study in China surgery[J]. Hong Kong medical journal = Xianggang yi xue za zhi / Hong Kong Academy of Medicine, 2014, 20(2):134–138.

[30] Wolinsky P , Kim S , Quackenbush M . Does insurance status affect continuity of care for ambulatory patients with operative fractures?[J]. Journal of Bone & Joint Surgery American Volume, 2011, 93(7):680–5.

[31] MR Munaf ò , Stevenson J . Selective processing of threat–related cues in day surgery patients and prediction of post–operative pain[J]. British Journal of Health Psychology, 2011, 8(4):439–449.

[32] Yeung Y P , Cheng M S , Ho K L , et al. Day–case inguinal herniotomy in Chinese children: retrospective study[J]. Hong Kong medical journal = Xianggang yi xue za zhi / Hong Kong Academy of Medicine, 2002, 8(4):245–248.

[33] 刘玲，宁宁，马莉．泌尿专科建立日间病房模式及效果探讨 [J]. 华西医学，2012, 4(5):751–752.

[34] 陈奇，董樑，李佳怡，等．上海仁济医院泌尿外科日间手术实践探索 [J]. 中华医院管理杂志，2017, 33(5):349–351.

[35] Suskind A M , Dunn R L , Zhang Y , et al. Ambulatory Surgery Centers and Outpatient Urologic Surgery Among Medicare Beneficiaries[J]. J Urol, 2014, 84(1):57–61.

[36] Xia S , Tong Z , Shi A , et al. Exploration of day–surgery photoselective vaporization of the prostate (PVP) in Chinese population[J]. Lasers in Medical Science, 2020, 35(7):1503–1507.

[37] 袁华娣，张秀来，马戈，等．基于患者安全的日间手术管理体系构建 [J]. 中华医院管理杂志，2017, 33(5):352–354.

[38] 嵇武，刘亚萍，戴玮．我国日间手术开展现状与前景展望 [J]. 中国实用外科杂志，2020, 40(2):84–87.

[39] Lalonde, Genevi è ve. Miller's Anesthesia, Eighth Edition[J]. Canadian Journal of

Anesthesia/Journal canadien d\"anesth é sie, 2015, 62(5):558–559.
[40] 税章林，石应康，马洪升，等．日间手术定义，范畴在我国适用的探讨 [J]. 中国卫生事业管理，2011(S1):63–65.
[41] 任力，郝学超，闵苏．日间手术的实施流程及标准 [J]. 临床麻醉学杂志，2016, 32(10):1023–1026.
[42] Cuvelier G . [Urology and ambulatory surgery][J]. Progr è s en Urologie, 2012, 22(14):898–902.
[43] 俞卫锋．浅谈日间手术模式 [J]. 中华麻醉学杂志，2016, 36(5):513–514.
[44] 马正良，黄宇光，顾小萍，等．成人日间手术加速康复外科麻醉管理专家共识 [J]. 协和医学杂志，2019, 10(6):16–23.
[45] 刘蔚东，张乐．日间手术病历书写规范专家共识 (2019 年)[J]. 中国普通外科杂志，2019(10).
[46] Hebert K J , Joseph J , Boswell T , et al. Enhanced ambulatory male urethral surgery: a pathway to successful outpatient urethroplasty[J]. Translational Andrology and Urology, 2020, 9(1):23–30.
[47] Nason G J , O'Connor E M , O'Neill C , et al. The impact of day of surgery on the length of stay for major urological procedures[J]. Canadian Urological Association journal = Journal de l'Association des urologues du Canada, 2016, 10:11–12.
[48] 李玉涛，沈鹏飞，徐鹏，等．输尿管镜下钬激光碎石术作为日间手术的可行性及安全性研究 [J]. 中华泌尿外科杂志，2013, 34(7):526–529.
[49] 中国研究型医院学会加速康复外科专业委员会，中国日间手术合作联盟．胆道外科日间手术规范化流程专家共识 (2018 版)[J]. 中华外科杂志，2018(5):321–327.
[50] 陆晔峰，林靖怡，冯佳琪，等．日间手术护理管理的研究进展 [J]. 护理研究，2018, 32(10):1499–1503.
[51] 杨洋，马莉．优质护理服务在泌尿专科日间病房的开展与成效 [J]. 华西医学，2013(10):149–151.
[52] 赖力，莫宏，罗媛．手术室实施泌尿外科日间手术模式的探讨 [J]. 解放军护理杂志，2012(22):72–74.
[53] 赵延慧，李晓玲，戴燕，等．日间手术患者延续性护理服务需求调查 [J]. 护理学杂志，2018, 33(9):92–95.
[54] 罗婷，吴安石．日间手术麻醉的管理 [J]. 临床麻醉学杂志，2016(32):1030.
[55] 董映显，朱道君，车国卫，等．肺癌日间手术操作流程与临床应用效果分析

[J]. Chinese Journal of Lung Cancer, 2020, 23(2).

[56] Paez A , Redondo E , Linares A , et al. Adverse events and readmissions after day-case urological surgery[J]. International Braz J Urol Official Journal of the Brazilian Society of Urology, 2007, 33(3):330–338.

[57] 奉琴 , 杨洋 . 医护合作 – 快速康复模式在经输尿管镜钬激光碎石术中的应用及效果评价 [J]. 华西医学 , 2017, 32(12):1914–1916.

[58] Christian, Gratzke, Alexander, et al. EAU Guidelines on the Assessment of Non-neurogenic Male Lower Urinary Tract Symptoms including Benign Prostatic Obstruction – ScienceDirect[J]. European Urology, 2015, 67(6):1099–1109.

[59] Nettleton J , Jelski J , Ahmad A . Reducing readmissions and improving patient experience following urological surgery, through early telephone follow-up[J]. BMJ Open Quality, 2020, 9(2).

[60] 梁伟霞 , 苏丽凤 . 加速康复护理在泌尿外科日间手术管理应用中的效果评价 [J]. 中华泌尿外科杂志 , 2018, 39(0z1):77–78.

[61] 朱玉 , 冯丹 , 王博 , 等 . 日间手术服务质量安全管理标准研究 [J]. 中华医院管理杂志 , 2018, 34(12):989–994.

[62] 杨晓宇 , 王健 , 孟彦 , 等 . 中国日间手术在探索中前行 [J]. 中国卫生经济 , 2020, 39,446(4):21–24.

[63] 于丽华 . 中国日间手术发展的历程与展望 [J]. 中国医院管理 , 2016, 36(6):16–18.

[64] Gavurova B , Khouri S , Korony S . Exploration of Disparities in Regions and Specialized Fields of Day Surgery System[J]. International Journal of Environmental Research and Public Health, 2020, 17(3).

[65] 陈奇 , 董樑 , 李佳怡 , 等 . 上海仁济医院泌尿外科日间手术实践探索 [J]. 中华医院管理杂志 , 2017, 33(5):349–351.

[66] 吴晋垣 . 日间手术室建设模式与要点 [J]. 中国医院建筑与装备 , 2016, (7):25–25.

[67] 郑海砾 . 大型综合医院门诊手术中心 (日间手术中心) 设计初探 [J]. 城市建设理论研究 : 电子版 , 2014, (34):552–553.

[68] 王兴鹏 , 朱新伟 . 日间手术的实践 [M]. 上海交通大学出版社 , 2009.

[69] 叶辉 , 程南生 , 马洪升 , 等 . 日间腹腔镜胆囊切除术的医疗质量管理 [J]. 华西医学 , 2015, 30(5):837–838.

[70] Hofer J , Chung E , Sweitzer B J . Preanesthesia evaluation for ambulatory surgery:

do we make a difference?[J]. Current Opinion in Anaesthesiology, 2013, 26(6):669–676.

[71] Eliza, Mi–Ling, Wong, et al. Effectiveness of an educational intervention on levels of pain, anxiety and self–efficacy for patients with musculoskeletal trauma[J]. Journal of Advanced Nursing, 2010.

[72] Preminger B A , Lemaine V , Sulimanoff I , et al. Preoperative patient education for breast reconstruction: a systematic review of the literature.[J]. Journal of Cancer Education the Official Journal of the American Association for Cancer Education, 2011, 26(2):270–276.

[73] Nicolaides A N , Allegra C , Bergan J , et al. Management of chronic venous disorders of the lower limbs: guidelines according to scientific evidence.[J]. International Angiology, 2008, 27(1):1–59.

[74] 张宇，吴继东．规范慢性静脉疾病的诊断与疗效判定——《慢性下肢静脉疾病诊断与治疗中国专家共识》解读 [J]. 血管与腔内血管外科杂志，2015, 1(1):52–56.

[75] Raffetto J D , Mannello F . Pathophysiology of chronic venous disease[J]. International Angiology A Journal of the International Union of Angiology, 2014, 33(3):212.

[76] Zolotukhin I A , Seliverstov E I , Shevtsov Y N , et al. Prevalence and Risk Factors for Chronic Venous Disease in the General Russian Population[J]. Eur J Vasc Endovasc Surg, 2017:752.

[77] 何静，王军，杨涛．慢性下肢静脉疾病的流行病学研究现状 [J]. 中国血管外科杂志（电子版）, 2018, 10(1):71–78.

[78] 张培华，将米尔．华东四省一市周围血管病调查研究 [J]. 普外临床，1993, 8(3):162–164,138.

[79] Ware J , Snoww K , Kosinski M A , et al. SF–36. Health survey: manual and interpretation guide. Health Assessment Lab, 1993.

[80] Garratt A M , Macdonald L M , Ruta D A , et al. Towards measurement of outcome for patients with varicose veins.[J]. Quality in Health Care, 1993, 2(1):5–10.

[81] Launois R , Henry R M . Construction and validation of a quality of life questionnaire in Chronic Lower Limb Venous Insufficiency (CIVIQ)[J]. Quality Life Res, 1996, 5(6):539–554.

[82] Abenhaim L , Kurz X . The VEINES study (VEnous Insufficiency Epidemiologic and

Economic Study): an international cohort study on chronic venous disorders of the leg. VEINES Group.[J]. Angiology, 1997, 48(1):59.

[83] Padberg, Frank. Evaluation of outcomes in chronic venous disorders of the leg: development of a scientifically rigorous, patient-reported measure of symptoms and quality of life.[J]. Journal of Vascular Surgery, 2003, 37(4):911-912.

[84] VEINES-QOL/Sym questionnaire was a reliable and valid disease-specific quality of life measure for deep venous thrombosis[J]. Journal of Clinical Epidemiology, 2006, 59(10):1056.e1-1056.e4.

[85] Smith J J , Guest M G , Greenhalgh R M , et al. Measuring the quality of life in patients with venous ulcers[J]. Journal of Vascular Surgery, 2000, 31(4):642-649.

[86] Morris L G T , Sikora A G , Tosteson T D , et al. The increasing incidence of thyroid cancer: the influence of access to care.[J]. Thyroid, 2013, 23(7):885-891.

[87] Burkey S H , Heerden J , Thompson G B , et al. Reexploration for symptomatic hematomas after cervical exploration[J]. Surgery, 2002, 130(6):914-920.

[88] Leyre P , Desurmont T , Lacoste L , et al. Does the risk of compressive hematoma after thyroidectomy authorize 1-day surgery?[J]. Langenbecks Arch Surg, 2008, 393(5):733-737.

[89] Mchenry C R . "Same-day" thyroid surgery: an analysis of safety, cost savings, and outcome.[J]. american surgeon, 1997, 63(7):589-590.

[90] Testini M , Nacchiero M , Miniello S , et al. One-day vs standard thyroidectomy. A perspective study of feasibility[J]. Minerva endocrinologica, 2002, 27(3):225-229.

[91] Mishra S K , Sharma A K , Thakur S . Outpatient and short-stay thyroid surgery[J]. Head & Neck, 1991, 14(3):247-248.

[92] Mowschenson P M , Hodin R A . Outpatient thyroid and parathyroid surgery: a prospective study of feasibility, safety, and costs.[J]. Surgery, 1995, 118(6):1053-1054.

[93] 毛林锋，袁正泰，刘序，等．甲状腺日间手术的临床初探 [J]. 中南大学学报：医学版，2016(41):305-312.

[94] 李关平，谭永琼，黄文霞．日间手术模式的实践及经验 [J]. 华西医学，2011(10):1568-1570.

[95] Batchelor T , Rasburn N J , Etienne A B , et al. Guidelines for enhanced recovery after lung surgery: recommendations of the Enhanced Recovery After Surgery (ERAS) Society and the European Society of Thoracic Surgeons (ESTS)[J].

European journal of cardio–thoracic surgery: official journal of the European Association for Cardio–thoracic Surgery, 2018(1):1.

[96] Jiang L , Ma H . From west to east: video–assisted thoracoscopic surgery in Day Surgery Center[J]. Journal of Thoracic Disease, 2020, 12(5):2838–2839.

[97] Liu L , Che G , Qiang P , et al. A new concept of endoscopic lung cancer resection: Single–direction thoracoscopic lobectomy[J]. Surgical Oncology, 2009, 19(2):e71–77.

[98] Lai Y , Wang X , Zhou H , et al. Is it safe and practical to use a Foley catheter as a chest tube for lung cancer patients after lobectomy? A prospective cohort study with 441 cases[J]. International Journal of Surgery, 2018:S1743919118315218–.

[99] Jiang L , Houston R , Li C , et al. Day Surgery Program at West China Hospital: Exploring the Initial Experience[J]. Cureus, 2020, 12(7).

[100] Soper N J . Laparoscopic Cholecystectomy The New 'Gold Standard'?[J]. Archives of Surgery, 1992, 127(8):917.

[101] Schirmer B D , Edge S B , Dix J , et al. Laparoscopic cholecystectomy. Treatment of choice for symptomatic cholelithiasis.[J]. Annals of Surgery, 1991, 213(6):665–676.

[102] Wiesen S M , Unger S W , Barkin J S , et al. Laparoscopic cholecystectomy: The procedure of choice for acute cholecystitis[J]. The American Journal of Gastroenterology, 1993, 88(3):334–337.

[103] Wilson R G , Macintyre I M , Nixon S J , et al. Laparoscopic cholecystectomy as a safe and effective treatment for severe acute cholecystitis.[J]. Bmj British Medical Journal, 1992, 305(6850):394–396.

[104] Rattner D W , Ferguson C , Warshaw A L . Factors associated with successful laparoscopic cholecystectomy for acute cholecystitis.[J]. Annals of Surgery, 1993, 217(3):233.

[105] Johansson M , Thune A , Nelvin L , et al. Randomized clinical trial of open versus laparoscopic cholecystectomy in the treatment of acute cholecystitis.[J]. British Journal of Surgery, 2010, 92(1):44–49.

[106] Surgical treatment of patients with acute cholecystitis: Tokyo Guidelines[J]. Journal of Hepato–Biliary–Pancreatic Surgery, 2007, 14(1):91–97.

[107] 车国卫，刘伦旭，石应康．加速康复外科临床应用现状与思考 [J]. 中国胸心

血管外科临床杂志，2016, 23(3):211–215.

[108] 刘洋，张一敏，王小成，等．四川大学华西医院日间手术出院后管理规范 [J]. 华西医学，2019, 34(2):31–33.

[109] 董映显，朱道君，车国卫，等．肺癌日间手术操作流程与临床应用效果分析 [J]. 中国肺癌杂志，2020, 23(2):77–83.

[110] 蒋丽莎，詹丽莉，沈诚，等．日间手术模式下胸腔镜手术治疗肺结节的安全性分析 [J]. 华西医学，2020, 35(2):34–37.

[111] 车国卫．加速康复外科：肺癌手术日间化现状与策略 [J]. 中国肺癌杂志，2020, 23(1):7–10.

[112] 杜娜，饶志勇，车国卫，等．肺癌术后短期中链甘油三酯饮食临床效果的前瞻性随机研究 [J]. 中国肺癌杂志，2016, 19(12):821–826.

[113] 张磊，王小成，赵晓燕，等．四川大学华西医院日间手术临床路径管理基本规范 [J]. 华西医学，2019, 34(2):44–48.

[114] Jo M , Anna L , Vijay K . Day surgery: implications for general practice[J]. The British journal of general practice : the journal of the Royal College of General Practitioners, 2016, 66(646):232–233.

[115] Mourregot A , Lemanski C , Gutowski M , et al. Day–care for breast cancer: Ambulatory surgery and intra–operative radiation. Techniques and preliminary results of the Centre Val–d'Aurelle – Montpellier[J]. Journal of Visceral Surgery, 2014, 151:S3–S10.

[116] Ojala, J H, Vironen, et al. Feasibility of Day Surgery in Patients With Breast Conservation and Sentinel Node Biopsy: A Randomized Controlled Trial.[J]. Scandinavian journal of surgery : SJS : official organ for the Finnish Surgical Society and the Scandinavian Surgical Society, 2016.

[117] Shahbazi S , Woods S J . Influence of physician, patient, and health care system characteristics on the use of outpatient mastectomy[J]. The American Journal of Surgery, 2016, 211(4):802–809.

[118] Allison J . Ideas and Approaches for Quality–Assessment and Performance–Improvement Projects inAmbulatory Surgery Centers[J]. AORN Journal, 2016, 103.

[119] Psychometric evaluation of the post–discharge surgical recovery scale[J]. Journal of

Evaluation in Clinical Practice, 2010, 16.

[120] Bjornholdt, K , T, et al. Pain-related unscheduled contact with healthcare services after outpatient surgery[J]. Anaesthesia: Journal of the Association of Anaesthetists of Great Britain and Ireland, 2017, 72(7):870-878.

[121] Jevtovic-Todorovic V . Standards of care for ambulatory surgery. Are we up to speed.[J]. Minerva Anestesiologica, 2006, 72(1-2):13-20.

[122] Lemos P , Pinto A , Morais G , et al. Patient satisfaction following day surgery[J]. Journal of Clinical Anesthesia, 2009, 21(3):200-205.

[123] Lossent A . [Outpatient surgery, the role of the nurse][J]. Revue de l'infirmi è re, 2014, 202(202):21-22.

[124] RF Mart í nez, Codina G J , Deulofeu Q P , et al. [Indicators of healthcare quality in day surgery (2010-2012).][J]. PubMed, 2013.

[125] Mitchell M . Home recovery following day surgery: a patient perspective[J]. Journal of Clinical Nursing, 2014, 24(3-4):415-427.

[126] Ueno M . Cytology of primary pulmonary meningioma. Report of the first multiple case.[J]. Acta Cytologica, 1998, 42(6):1424.

[127] Chen W Q , Zheng R S , Baade P D , et al. Cancer statistics in China. 2016.

[128] 陈荣恒，甄作均，谭家驹，等．乳腺 Mammotome 微创旋切系统在日间手术中心的应用分析 [J]. 中华普通外科学文献 (电子版), 2014(1):36-38.

[129] 姜军，陈显春，谭璇妮．乳腺外科日间手术的规范化建设和管理 [J]. 中华乳腺病杂志（电子版）, 2018, 12(1): 1-3.

[130] 刘常清，任宏飞，周倩，等．乳腺良性病变患者在病房实施日间手术的管理及效果评价 [J]. 中华护理杂志，2019, 54(2):244-249.

[131] 中国研究型医院学会加速康复外科专业委员会，中国日间手术合作联盟．胆道外科日间手术规范化流程专家共识 (2018 版)[J]. 中华外科杂志，2018(5):321-327.

[132] 夏莹，陈苏．日间乳腺手术术后延续性护理模式的应用效果 [J]. 当代护士：学术版 (中旬刊), 2017(4).

[133] 徐建国．成人日间手术后镇痛专家共识 (2017)[J]. 临床麻醉学杂志，2017, 8(33):86-89.

[134] 杨芳洁，凌瑞，郭丝锦．西京医院乳腺癌全身麻醉日间手术全程管理规范 [J].

华西医学, 2020.
[135] 朱道珺, 张世辉, 戴燕, 等. 四川大学华西医院日间手术室护理管理规范 [J]. 华西医学, 2019, 34(2):140–144.
[136] 朱菲菲, 宋琦. 乳腺良性肿瘤日间手术治疗的临床疗效及其意义 [J]. 山东医药, 2019(22).
[137] 马洪升, 戴燕. 日间手术治疗模式国内外发展简述 [J]. 中国医院管理, 2012, 32(1):47–48.
[138] 马洪升, 程南生, 朱涛, 等. 华西医院日间手术快速康复 (ERAS) 规范 [J]. 中国胸心血管外科临床杂志, 2016, 23(2):104–106.
[139] 白雪, 马洪升, 戴燕. 日间手术流程再造及管理模式优化研究 [J]. 华西医学, 2015(5):49–52.
[140] 戴燕, 李继平, 刘素珍, 等. 华西医院日间手术服务模式的构建 [J]. 四川医学, 2013(7):1124–1126.
[141] 龚艳萍, 雷文章, 宋应寒, 等. 日间手术和住院手术在腹股沟疝无张力修补术应用中的卫生经济学评价 [J]. 中国普外基础与临床杂志, 2015(6):688–691.
[142] 郑民华, 马君俊. 腹腔镜结肠癌根治术规范实施与关键点 [J]. 中国实用外科杂志, 2011, 31(6):486–488.
[143] 中华医学会外科学分会腹腔镜与内镜外科学组, 中华医学会外科学分会结直肠外科学组, 中国医师协会外科医师分会结直肠外科医师委员会, 等. 腹腔镜结直肠癌根治术操作指南 (2018 版)[J]. 中华消化外科杂志, 2018, 17(9):877–885.
[144] 郑民华, 马君俊. 2018 版《腹腔镜结直肠癌根治手术操作指南》更新要点 [J]. 中华外科杂志, 2019, 57(3):E016–E016.
[145] 顾晋, 汪建平, 孙燕, 等. 中国结直肠癌诊疗规范 (2017 年版)[J]. 中华外科杂志, 2018, 12(1):3–23.
[146] Chen W, Zheng R, Zuo T, et al. National cancer incidence and mortality in China, 2012[J]. Chinese Journal of Cancer Research, 2016.
[147] Benson A B, Venook A P, Cederquist L, et al. Colon Cancer, Version 1.2017, NCCN Clinical Practice Guidelines in Oncology[J]. Journal of the National Comprehensive Cancer Network Jnccn, 2017, 15(3):370.

[148] Frcs J T C P , Facs W L L M F . Laparoscopic Resection for Rectal Cancer: A Review[J]. Annals of Surgical Oncology, 2009, 16(11):3038–3047.

[149] Mohamed, Z. K , Law, et al. Outcome of tumor–specific mesorectal excision for rectal cancer: The impact of laparoscopic resection[J]. World Journal of Surgery: Official Journal of the Societe Internationale de Chirurgie, Collegium Internationale Chirurgiae Digestivae, and of the International Association of Endocrine Surgeons, 2014.

[150] BD Minsky, C Guill é n–Ponce, Carrato A , et al. Van der Pas MH, Haglind E, Cuesta MA et al. ; Colorectal cancer Laparoscopic or Open Resection II (COLOR II) Study Group. Laparoscopic versus open surgery for rectal cancer (COLOR II): short–term outcomes of a randomised, Phase 3 trial. Lancet Oncol. 14, 2[J]. Colorectal Cancer, 2013.

[151] Bleday R , Babineau T , Forse R A . Laparoscopic surgery for colon and rectal cancer[J]. Seminars in Surgical Oncology, 2010, 9(1):59–64.

[152] Zmora O , Wexner S D . Part I. Laparoscopic surgery for colon and rectal cancer[J]. Current Problems in Cancer, 2001, 25(5):286–309.

[153] Manish, Chand, Jemma, et al. Laparoscopic surgery for rectal cancer.[J]. Journal of the Royal Society of Medicine, 2012, 105(10):429–435.

[154] 于丽华 . 中国日间手术发展的历程与展望 [J]. 中国医院管理 , 2016, 36(6):16–18.

[155] 雷甜甜 , 宋应寒 , 吕修和 , 等 . 集中管理模式下的消化道息肉日间手术管理实践 [J]. 中华医院管理杂志 , 2020, 36(2):136–139.

[156] Gupta S , Lieberman D , Anderson J C , et al. Recommendations for Follow–Up After Colonoscopy and Polypectomy: A Consensus Update by the US Multi–Society Task Force on Colorectal Cancer[J]. American Journal of Gastroenterology, 2020, 115.

[157] Sami S S , Haboubi H N , Ang Y , et al. UK guidelines on oesophageal dilatation in clinical practice[J]. Gut, 2018:gutjnl–2017–315414.

[158] Burr N E , Everett S M . Management of benign oesophageal strictures[J]. Frontline Gastroenterology, 2019.

[159] 慎利亚 , 李方 .《消化内镜诊疗技术管理规范》解读 [J]. 中华消化内镜杂志 ,

2014, 31(8):429–430.

[160] 苑伟，雷甜甜，文茂瑶，等．四川大学华西医院日间手术患者管理模式初探 [J]. 华西医学，2019, 34(2):82–86.

[161] Khashab M A , Vela M F , Thosani N , et al. ASGE guideline on the management of achalasia[J]. Gastrointestinal Endoscopy, 2020, 91(2):213–227.

[162] 常健，沈慧丽，盛怡，等．基于快速康复的日间手术护理质量探索 [J]. 中国卫生质量管理，2018, 25(4):22–24.

[163] 中华医学会消化内镜学分会麻醉协作组．常见消化内镜手术麻醉管理专家共识 [J]. 中华消化内镜杂志，2019, 36(1):9–19.

[164] Choung B S , Kim S H , Ahn D S , et al. Incidence and risk factors of delayed postpolypectomy bleeding: a retrospective cohort study.[J]. Journal of Clinical Gastroenterology, 2013, 48(9):784–9.

[165] D Sorbi, Norton I , Conio M , et al. Postpolypectomy lower GI bleeding: descriptive analysis.[J]. Gastrointestinal Endoscopy, 2000, 51(6):690–696.

[166] Gerson, L, B, et al. Systematic review with meta–analysis: the risk of gastrointestinal haemorrhage post–polypectomy in patients receiving anti–platelet, anti–coagulant and/or thienopyridine medications[J]. Alimentary Pharmacology & Therapeutics, 2015.

[167] 范丽霞，夏玲飞．妇产科日间手术分级转诊模式探索 [J]. 中医药管理杂志，2019, 27,292(9):179–180.

[168] 陈勇华，肖思枚，苏茵．妇产科日间手术流程再造及管理模式优化分析 [J]. 国际医药卫生导报，2017, 23(11):1808–1810.

[169] 郭春凤，黄修菊，刘念．日间手术在子宫黏膜下肌瘤患者中的应用效果 [J]. 中国医药导报，2018, 15(26):83–86.

[170] 刘蔚东，李萍，谭亮，等．日间手术的术式准入与挑战 [J]. 华西医学，2015, 30(5):820–823.

[171] 徐红，骆华杰，赵爱民，等．日间手术中心开展腹腔镜子宫手术可行性和安全性分析 [J]. 中国实用妇科与产科杂志，2017(6):47–50.

[172] 陈相军，宋应寒，陈敏，等．四川大学华西医院日间手术质量和安全管理规范 [J]. 华西医学，2019, 34(2):49–52.

[173] Paul, MacKoul, Natalya, et al. Laparoscopic Hysterectomy Outcomes: Hospital vs

Ambulatory Surgery Center.[J]. JSLS : Journal of the Society of Laparoendoscopic Surgeons, 2019.

[174] Courtieu C , Cornille A , Vaast M , et al. Prospective feasability study of ambulatory surgery for pelvic organ prolapse[J]. European Journal of Obstetrics & Gynecology & Reproductive Biology, 2019, 236:36–40.

[175] Davis K K , Mahishi V , Singal R , et al. Quality Improvement in Ambulatory Surgery Centers: A Major National Effort Aimed at Reducing Infections and Other Surgical Complications[J]. Journal of Clinical Medicine Research, 2019, 11(1).

[176] ajan N , Joshi G P . The COVID–19: Role of Ambulatory Surgery Facilities in This Global Pandemic[J]. Anesthesia & Analgesia, 2020, 131(1):1.

[177] Dll A , Gl A , Bsjj B , et al. Healthcare costs for abortions performed in ambulatory surgery centers vs office–based settings – ScienceDirect[J]. American Journal of Obstetrics and Gynecology, 2020, 222(4).

[178] Jamese, C, Lamb, et al. Evaluation of a Presurgical Pregnancy Testing Protocol at an Ambulatory Surgery Center – ScienceDirect[J]. Journal of perianesthesia nursing : official journal of the American Society of PeriAnesthesia Nurses / American Society of PeriAnesthesia Nurses, 2019, 34(5):938–945.

[179] Mackoul P , Danilyants N , Touchan F , et al. Laparoscopic–assisted myomectomy with uterine artery occlusion at a freestanding ambulatory surgery center: a case series[J]. Gynecological Surgery, 2020, 17(1).

[180] 中国日间手术联盟 , 国际日间手术协会 . 日间手术发展与实践 (M). 北京 : 人民卫生出版社 ,2016.

[181] Johnson TN, Rostami–Hodjegan A, Goddard JM, Tanner MS, Tucker GT. Contribution of midazolam and its 1–hydroxy metabolite to preoperative sedation in children: a pharmacokinetic–pharmacodynamic analysis[J]. Br J Anaesth. 2002,89(3):428–437.

[182] 马洪升 . 日间手术 [M]. 人民卫生出版社 ,2016.

[183] Haidar Abdul–Muhsin, William Critchlow, AnoJan Navaratnam, et al. Feasibility of holmium laser enucleation of the prostate as a 1–day surgery[J]. World Journal of Urology,2020,38(4):1017–1025.

[184] 王英伟 , 王国林 , 田玉科等 . 中国麻醉学指南与专家共识 [M]. 北京 : 人民卫

生出版社 ,2014:305–310.

[185] KIND P, HARDMAN G, MACRAN S. UK Population Norms for EQ–5D. Centre for Health Economics[D], University of York: York, 1999:171–172.

[186] LAMPING DL. Measuring Quality of Life and Symptoms in Chronic Venous Disorders of the Leg: Development and Psychometric Evaluation of the VEINES–Qol/VEINES–Sym Questionnaire[J]. Quality of Life Research, 2003,7(7):621–622.

[187] Cabanillas ME, McFadden DG, Durante C. Thyroid cancer[J]. Lancet. 2016,388(10061):2783–2795.

[188] Clark, J.A.， R.B. Kent, et al. One–day hospitalization following modified radical mastectomy[J]. Am Surg, 1992. 58(4): 239–242.

[189] 中国日间手术联盟 . 日间手术手册 [M]. 北京 : 人民卫生出版社 , 2015.

[190] Oude Nijhuis R A B,ZaninottoG,Roman S,et al. European guidelines on achalasia: United European Gastroenterology and European Society of Neurogastroenterology and Motility recommendations.[J] .United European Gastroenterol J, 2020,8:13–33.

附件1　腹股沟疝日间手术规范化流程专家共识（2019 版）

中国日间手术合作联盟　中华疝和腹壁外科杂志（电子版）编委会
中国医师协会外科医师分会疝和腹壁外科医师委员会
中华医学会外科学分会疝与腹壁外科学组
全国卫生产业企业管理协会疝和腹壁外科产业及临床研究分会

一、前言

日间手术（day surgery 或 ambulatory surgery）在全世界有多种定义，国际日间手术协会（International Association for Ambulatory Surgery，IAAS）推荐的日间手术定义是："患者在同一个工作日完成手术或操作并出院的，不包括那些在诊所或门诊进行的手术或操作。"另外一组重要的人群是那些需要过夜观察的患者，我们建议将其称之为"日间手术—延期恢复患者"，其定义是"在日间手术中心/单元（独立或在医院内）治疗的患者，需要延期恢复（在医院过夜），次日出院"。2015 年由国家卫生计生委卫生发展研究中心支持和指导发起成立的中国日间手术合作联盟（China Ambulatory Surgery Alliance，CASA）正式推出中国日间手术定义："日间手术指患者在 1 d（24 h）内入、出院完成的手术或操作。"有两点补充说明：一是日间手术是对患者有计划进行的手术和操作，不含门诊手术；二是关于日间手术住院延期患者，指特殊病例由于病情需要延期住院的患者，住院最长时间不超过 48 h[1]。当前成人腹股沟疝日间手术主要指腹腔镜腹股沟疝修补术（laparoscopic inguinal hernia repair，LIHR）及开放式腹股沟疝修补术，儿童腹股沟疝日间手术主要指腹腔镜下及开放式腹股沟疝疝囊高位结扎术。日间手术具有缩短平均住院日、降低医疗费用、加速患者康复的优点，能够有效地提高医疗资源的利用率[2]。腹股沟疝是外科的常见病、多发病，在我国发病率很高，因此，开展腹股沟疝日间手术具有可观的社会经济价值。

以日间手术的方式实施腹股沟疝修补手术，对手术、麻醉及围手术期管理提出了更高的要求，但国内外均缺乏规范、统一的流程，不利于日间手术的效果评价、质量控制和进一步推广。目前腹股沟疝日间手术开展的越来越广泛，在此背景下，国内相关领域的专家结合文献和国内实际情况制定本共识，旨在为腹股沟疝日间手术的规范化、标准化流程的建立提供参考。

二、腹股沟疝日间手术的基础设施建设

各家医院可根据实际情况建设腹股沟疝日间手术设施，为患者提供方便、快捷、高效、安全的医疗服务和就医环境。腹股沟疝日间手术设施功能上应包含综合服务区（接待服务台、出入院办理、患者及家属等候区）、日间手术区和日间手术病房护理单元[3]。设计过程中应充分考虑患者、医师、工作人员各自的需求[4]。

三、腹股沟疝日间手术的组织管理

（一）日间手术团队建设

日间手术团队是开展日间手术的基础。首先应组建由普外科医师、麻醉医师、护理人员、日间手术管理者共同组成多学科、多部门的日间手术团队，其中医师的职能分为门诊、病房、手术、麻醉和社区等，护理的岗位包括预约排程、健康教育、病房、手术室和术后随访等[5-7]。管理团队需制定日间手术运行规则，随时关注日间手术的运行状态，发现问题并及时协调处理，由日间手术中心负责人和护士长负责日常管理[7]。

医院应设立日间手术管理委员会并制定工作职责，该委员会在医院授权下定期组织各成员召开例会，研究日间手术各项重大管理决策及协调各相关部门的配合[7]。

（二）准入制度

腹股沟疝日间手术患者住院时间短，周转速度快，各种程序简约化。提高运作效率的同时势必增加了医疗风险，准入制度的建立是降低日间手术风险的重要保障。腹股沟疝日间手术准入制度应包括手术准入、患者准入和手术医师准入。

1. 手术准入：腹股沟疝日间手术应选择对机体生理功能干扰小，手术风险低，手术时间短，预计出

DOI:10.3877/cma.j.issn.1674-392X.2019.03.001
通信作者：陈杰，Email: chejiejoe@sina.com；
申英末，Email: shenyingmo@126.com

* 中华疝和腹壁外科杂志（电子版），2019 年6月，第13卷，第3期。

血量少，术后并发症少，术后疼痛程度轻及恶心、呕吐发生率低，术后 24 h 可出院的病种和手术方式[7]，经医院日间手术管理委员会审批后开展。

2. 患者准入：参见本共识的“患者选择标准”。

3. 手术医师准入：开展日间手术的医师必须经医院日间手术管理委员会审批和授权开展相应等级的日间手术，至少每 2 年对医师进行一次技术能力再评价与再授权，实行手术医师资质动态化管理。手术医师准入标准：（1）具备高年资主治医师以上职称；（2）熟练掌握疝外科相应手术技术，且经验丰富[8]，能处理相关并发症和各种应急情况；（3）具有良好的医患沟通能力；（4）遵守日间手术各项管理制度。

（三）运行流程及管理

腹股沟疝日间手术的运行流程包括外科门诊、麻醉门诊、手术预约、术前宣教、入院手术、术后观察、出院及术后随访等步骤[5-7]。疝外科日间手术运行过程中需要医院内部多个部门的支持和配合，团队成员来自多学科、多部门，工作上也分为多种岗位。因此，需要制定相关的各项工作制度和各个岗位的工作职责，同时定期组织相关人员进行学习，畅通各个岗位的交流沟通渠道，对实际工作中发现的问题及时沟通并解决[7]。

（四）运行状态分析、效益评价和患者满意度调查

对日间手术的业务量、医疗资源的使用效率及医疗费用情况等进行分析，以了解日间手术的运行状态，并进一步评价日间手术的社会效益和卫生经济效益，及时发现和解决运行过程中出现的问题。

患者满意度调查可以促进日间手术运行流程的改善，一般委托第三方机构进行，调查内容包括就医过程满意度、治疗效果满意度、医护人员服务态度满意度、医患沟通和出院指导满意度等[5,7]。

四、腹股沟疝日间手术的实施

（一）患者选择标准

选择患者时除了要满足手术适应证外，还需考虑手术的禁忌证，如无发热、无严重合并疾病、美国麻醉医师协会分级（American Society of Anesthesiologists，ASA）≤Ⅱ级等[8]，同时还要符合日间手术运行流程的要求。

日间腹股沟疝修补手术的适应证是单纯性腹股沟疝，包括斜疝、直疝、股疝，简单的腹股沟复发疝等；禁忌证包括腹股沟嵌顿疝、绞窄疝、巨大疝、难复疝等。此外，还要求患者出院后有成年人陪护等[7,9]。

（二）手术方式及修补材料的选择

成人腹股沟疝修补手术方式目前主要分为两大类，即开放式腹股沟疝修补术及腹腔镜腹股沟疝修补术[10]。腹腔镜腹股沟疝修补术主要包括：经腹腹膜前疝修补术（trans-abdominal preperitoneal prosthetic，TAPP）、完全腹膜外疝修补术（totally extraperitoneal prosthetic，TEP）及腹腔内补片修补术（intraperitoneal onlay mesh，IPOM）。其中 TAPP 及 TEP 比较常用。开放式腹股沟疝修补术主要包括：平片修补法（Lichtenstein 术式）、网塞-平片修补法（如 Rutkow、Millikan 术式）及腹膜前间隙修补法（如：Gilbert、Kugel、D10 手术等）[11]。目前人工合成疝修补材料以聚丙烯、聚酯最为常见，较广泛应用于临床[12-13]，另外，脱细胞基质材料生物补片作为一种可吸收材料在临床的应用也越来越广泛[14]。

儿童腹股沟疝手术方式主要指腹腔镜下及开放式腹股沟疝疝囊高位结扎术。年龄＞14 岁的青少年腹股沟疝患者可使用生物补片做开放式平片无张力疝修补手术，可以弥补该年龄段患者单纯行疝囊高位结扎手术术后复发率偏高的问题[15]。

各种手术方式均有其各自的适应证，可由有经验的专科医师遵循个体化治疗的原则根据患者的具体情况选择手术方式及所使用的疝修补材料[16]。

（三）术前检查

腹股沟疝日间手术的术前检查项目应根据患者病情、麻醉方法制定，应包括腹股沟区超声、血常规、血型、传染病指标（乙肝、丙肝、梅毒、艾滋病）、凝血功能、血糖、肝肾功能、尿常规、心电图、胸部 X 线、腹部超声等。所有的术前检查要求在预定手术日期前的 2 周内完成，以便及时完成入院前评估，以保证检查结果的准确性和时效性[8]。如果检查后有异常发现或患者病情发生变化，需进一步安排针对性检查（如腹部 CT 等）或复查能反映病情变化的相关检查项目。

（四）术前麻醉评估

对于需要静脉强化或全麻的腹股沟疝日间手术患者，术前必须进行正规的术前麻醉评估，鼓励建立麻醉评估门诊，以保证患者的安全，并避免因评估及准备不足导致手术延期或取消，同时减轻患者对手术麻醉的焦虑[17]。评估内容参见中华医学会麻醉学分会制定的《日间手术麻醉专家共识》[8]。

（五）VTE 风险和出血风险评估

临床医师应对腹股沟疝日间手术患者中静脉血

栓栓塞症（venous thromboembolism，VTE）高发人群进行 VTE 风险和出血风险评估，并根据评估结果考虑是否需要及如何进行 VTE 预防。对于长期服用抗凝药物并需要进行外科手术的患者，临床医师应对患者实施评估，并根据评估结果决定围手术期的抗凝药物管理。评估内容参见中华医学会外科学分会制定的《中国普通外科围手术期血栓预防与管理指南》[18]。

（六）手术预约排程

手术预约排程是手术室资源调配控制的关键环节：（1）核对患者信息及检查结果，确保患者符合日间手术准入条件；（2）熟悉医师手术计划；（3）知晓手术间功能安排，以保障手术资源有效利用；（4）启动日间手术优先排程；（5）信息录入准确；（6）认真进行审核，保证手术排程准确[7]。

（七）入院前宣教

健康教育能降低外科手术对患者带来的心理应激反应，缩短手术患者的住院时间，节省费用，减轻患者焦虑和术后疼痛等。内容包括：（1）手术及麻醉方式、可能出现的并发症及解决方案；（2）服药患者的停药计划，如利血平及抗凝药停药或替代治疗，吸烟患者术前 2 周戒烟；（3）告知患者禁食禁饮方案[8]；（4）告知入院时间、住院地点、手术时间、医疗文书资料的准备、患者自身的准备、家属陪伴等相关内容。教育方式包括图文资料、口头宣讲、视频教育等，原则是采用患者易接受、效果好的方式。

（八）术前再评估

入院后术前需再次判断是否符合日间手术标准，剔除不符合日间手术条件的病例，按照病情状况转入相应专科病房继续诊治。再评估是降低日间手术风险、保证患者符合腹股沟疝日间手术条件的重要步骤，术前再评估和门诊的患者选择是两个独立的过程，要起到互相验证、互相补充的效果。遇下列情况之一，手术应考虑延缓实施：（1）血红蛋白≤709/L；（2）血小板＜100×10^9/L；（3）纤维蛋白原＜2.0 g/L；（4）血钾＜3.0 mmol/L；（5）血钠≤125 mmol/L；（6）未明原因且未经正规治疗的严重心肌缺血或严重心律失常；（7）3～6 个月内曾发生心肌梗死者；（8）原因未明且未经正规治疗的高血压患者；（9）急性上呼吸道感染未愈者；（10）预定手术区域内有感染病灶存在。

（九）手术及手术室管理

在手术过程中，手术医师要根据患者手术的具体情况再次判断是否符合日间手术的标准；术中如出现严重黏连、出血难以控制等意外情况时应及时处理，术后转入专科病房（如有必要可转入重症加强护理病房）继续观察，不应追求日间手术而忽视手术的安全性[19]；手术操作要以微创外科、精准外科理念为原则，减少手术创伤。

所有参与日间手术过程的人员，均要熟悉日间手术的操作规范，手术过程中需要用到的物品均需术前充分准备。

（十）麻醉方式

开放式腹股沟疝修补手术可以在局部麻醉下完成[20]；复杂开放式腹股沟疝修补手术或局麻下效果不佳时需局麻强化麻醉、静脉全麻或椎管内麻醉；腹腔镜腹股沟疝修补手术需要全身麻醉。可由麻醉医师根据病情选择个体化麻醉方案。

1. 麻醉药物选择：麻醉药物的选择原则是起效快、作用时间短，镇痛镇静效果好，对心肺功能影响轻微，恶心、呕吐等不良反应少[8]。腹腔镜腹股沟疝修补手术需要良好的术中肌松，但由于手术时间较短，应尽量选用短效的非去极化肌松药物。可以预防性应用预防恶心、呕吐的药物。

2. 术中监测：除常规监测项目外，腹腔镜手术时建议监测呼气末 CO_2。

3. 气道管理：全麻手术患者可根据患者的基本情况及手术方式选择气管插管或喉罩。应关注腹腔镜腹股沟疝日间手术术中气道压力增高和碳酸血症对机体的影响。

（十一）术后不良反应管理

1. 疼痛管理：术后疼痛是导致患者延迟出院的主要因素，有效的镇痛可促进患者康复[21]。如术后的疼痛 VAS 评分超过 3 分，可组成多学科疼痛管理团队进行治疗。

开放式腹股沟疝修补手术中可以使用罗哌卡因、布比卡因等长效镇痛麻醉药配合利多卡因实施神经阻滞麻醉，可有效增加术后镇痛时间，使患者有更好的术后镇痛体验。在排除外科情况的基础上，疼痛的治疗选择原则上以口服、局部镇痛为主。近年来，提倡非阿片类药物和阿片类联合应用，减少阿片类药物用量。非甾体类抗炎药物被美国及欧洲多个国家推荐为基础用药，若无禁忌证应首选非阿片类药物，推荐使用选择性环氧化酶－2 抑制剂，片剂作为口服续贯镇痛药物。

腹股沟疝日间手术由于创伤较小，疼痛强度低，上述镇痛手段通常可以起到较好的效果，一般不需要自控镇痛。

2. 预防术后恶心、呕吐：术后恶心、呕吐是延长日间手术患者住院时间的第2大因素[22]，严重的术后恶心、呕吐会影响患者进食、伤口愈合、延迟术后出院。影响术后恶心、呕吐的因素很多，对于有发生术后恶心、呕吐中度风险的患者，应采用1～2种干预措施进行预防；对于高风险患者，需采用联合治疗（≥2种干预措施）和（或）多形式治疗预防。

（十二）术后护理

腹股沟疝日间手术恢复较快，术后可以很快恢复正常生活，术后护理难度相对较小，但仍应注意：（1）密切观察病情变化并给予有效的处理；（2）患者清醒后体位可采取自由舒适体位，鼓励术后早期经口进饮进食；（3）鼓励患者早期下床活动，指导患者在术后进行循序渐进的活动；（4）教育患者正确认识疼痛，学会疼痛视觉模拟评分（visual analogue scale，VAS）方法，当VAS评分≥3分时，遵医嘱进行干预；（5）培训和教育家属，提高患者及家属的自我护理技能[23]。

（十三）术后应急预案

日间手术的术后应急预案是为了紧急处理患者住院期间发生的突发状况，保证患者的医疗安全。

术后患者出现过敏反应、疼痛不能耐受、呼吸困难等，尤其是术后出现腹痛、腹胀、高热、心率加快和低血压等现象时，需按此预案处置：（1）通知主刀医师或助手查看患者，评估病情，予以相应的处置；（2）若患者术后24 h内病情不允许出院，应由主刀医师安排患者转入专科病房进一步观察处理；（3）报告日间手术中心负责人协调处理[6-7]。

（十四）出院标准及出院前评估

出院标准：（1）患者生命体征平稳，意识清楚，有清楚认知；（2）疼痛可耐受或通过口服药得到控制；（3）无腹部症状和体征，无发热、恶心和呕吐；（4）正常步行，有出院医嘱；（5）患者与家属做好了出院准备并有成人家属陪护出院。评估工作在决定患者出院前2～3 h进行。

出院时评估，可通过麻醉后离院评分标准（postanesthesia discharge score，PADS）评价患者是否达到离院标准，当患者符合PADS标准后，就可以离院。离院包括2个方面：（1）评分≥9分；（2）有活动能力的成年人，只需家属陪伴。出院时常规携带口服镇痛药，告知相关注意事项及联系方式。

出院前应再次评估日间手术患者的病情，对于病情不稳定的患者应该延长留院观察时间。日间手术应设立必要的退出机制，对于诊疗过程中发现不适合日间病房流程的病例应退出日间手术流程，安排进入专科病房进行进一步诊疗。

（十五）出院康复指导和出院患者随访

医护联合制定出院后康复指导的项目及内容，专业护士对出院患者进行病情记录及康复指导，内容包括出院后饮食、活动、服药指导、异常情况报告、复诊提示等，采用社区一体化联动服务，多渠道宣传康复活动相关知识。

应特别书面告知患者出院后1～2周在门诊复查，观察术后恢复情况；如出院后出现腹痛、发热、手术区域发生较严重肿胀等症状，及时与日间手术中心联系或到急诊室就诊。

出院后随访既能解除患者术后的后顾之忧，也能预防和及时发现可能出现的术后并发症，增加患者满意度。电话随访在国内外被证明是简单而有效的随访方式。日间手术中心应成立专门的随访中心，建立完善的随访制度，并配备专职随访医护人员，24 h为患者服务，将患者的病情变化或康复情况详细记录。于术后1～3 d、7 d和30 d对患者进行随访[7,9]。随访时如患者出现异常情况，随访人员应做如下处理：（1）指导患者或家属做简单的处理或救治；（2）告知患者到急诊就诊或通知急诊科处置患者，必要时收入院；（3）报告日间手术中心负责人，参与协调和沟通[6-7,9]。

五、腹股沟疝日间手术质量与安全管理

（一）腹股沟疝日间手术临床路径的建立和应用

临床路径是通过科学的过程管理方法，建立标准化、规范化和程序化的疾病诊治计划，一定程度上能提高医疗安全[7]。因此，开展腹股沟疝日间手术时应建立和运用临床路径，使患者从门诊到出院的全部医疗过程均按照统一的程序化诊疗模式进行。

（二）腹股沟疝日间手术医疗质量与安全评估指标

医疗质量与安全评估是实施医疗质量与安全管理的有效手段，可及时发现和解决问题，保障日间手术安全并实现医疗质量与安全的持续改进。国际日间手术学会确定的日间手术效能的指标有纳入、入院、过程、结果、效果、安全、患者满意度、投入产出比等[9]。国内采用的评估指标通常包括日间手术床位比例、平均入院等待时间、患者接受术前麻醉评估比例、爽约率、当日取消手术率、手术和麻醉不良事件的发生率、日间手术室使用率、延迟出院率、非计划再入院率和急诊就诊率、非计划再手术率、术后 30 d 内死亡率、并发症发生率、患者满意度、日间手术费用等[5,7]。

对于腹股沟疝日间手术，还应对临床路径变异率、腹腔镜中转开腹率、腹股沟疝相关并发症（复发、血清肿、出血和慢性疼痛等）发生率、非计划再手术率、日间手术占择期手术的比例等进行分析评估，以对医院和医师进行医疗质量与安全的客观评价。

（三）病历管理

腹股沟疝日间手术在 24 h 内需完成入院、术前谈话签字、麻醉手术、复苏、术后观察和离院手续等程序，在保障医疗文书质量前提下应尽可能简化医疗文书的书写工作，可以使用表格病历，既便于医师实际操作，又有助于病历书写的标准化和质量控制。可参照《住院病历书写基本规范》24 h 出入院记录书写格式，由医务部、病案管理部和医疗质控部门联合设计程序化表格式日间手术病历[7]。

日间手术病历尽管简化，但仍是患者整个治疗过程的客观和真实的记录，具备法律效应，医护人员应当严格按照《住院病历书写基本规范》及时进行病历书写和管理。

六、结语

我国的日间手术经过十多年的发展，已显现出其在缩短平均住院日、降低医疗费用、加速患者康复、提高医疗资源利用率等方面的优势[24-25]。在国家和地方政府发展日间手术相关政策的推动下，腹股沟疝日间手术在我国快速发展，产生了较好的社会经济效益，但我国幅员辽阔，地区差异较大，日间手术技术和管理发展水平很不平衡[26]，患者观念、医保政策、流程管理等方面也影响日间手术的开展。因此，在本共识实施过程中，要根据医院的医疗条件、管理模式、当地政府的支撑政策等具体情况逐步推进。本共识也将根据实施过程中所反馈的信息进行更新和修改。

编审委员会组长：张振忠、陈杰、唐健雄、申英末
执笔人：申英末、孙立

参 考 文 献

[1] 于丽华. 中国日间手术发展的历程与展望[J]. 中国医院管理, 2016, 36(6): 16-18.
[2] 陈奇, 董樑, 李佳怡, 等. 上海仁济医院泌尿外科日间手术实践探索[J]. 中华医院管理杂志, 2017, 33(5): 349-351.
[3] 吴晋垣. 日间手术室建设模式与要点[J]. 中国医院建筑与装备, 2016, 7(7): 25.
[4] 郑海砾. 大型综合医院门诊手术中心(日间手术中心)设计初探[J/CD]. 城市建设理论研究(电子版), 2014,(34): 552-553.
[5] 王兴鹏. 日间手术的实践[M]. 上海: 上海交通大学出版社, 2009: 19-23.
[6] International Association for Ambulatory Surgery. 日间手术手册[M]. 中国日间手术联盟译. 北京: 人民卫生出版社, 2015: 38-47.
[7] 马洪升. 日间手术[M]. 北京: 人民卫生出版社, 2016: 21-26.
[8] 中华医学会麻醉学分会. 日间手术麻醉专家共识[J]. 临床麻醉学杂志, 2016, 32(10): 1017-1022.
[9] International Association for Ambulatory Surgery. 日间手术发展与实践[M]. 中国日间手术联盟, 译. 北京: 人民卫生出版社, 2016: 45-48.
[10] 孙立, 陈杰, 申英末. 老年腹股沟疝日间手术注意事项[J]. 中国实用外科杂志, 2018, 38(08): 873-876.
[11] 陈杰. 普理灵疝装置在日间腹股沟疝无张力修补中的应用[J]. 中国微创外科杂志, 2003, 3(6): 501-502.
[12] 申英末, 陈杰, 王振军, 等. 疝修补材料的发展与新进展[J/CD]. 中华疝和腹壁外科杂志(电子版), 2007, 1(1): 56-58.
[13] 孙立, 陈杰, 申英末, 等. 精索护垫补片在腹股沟疝修补术中的应用研究[J]. 中国现代医学杂志, 2012, 22(31): 101-104.
[14] 孙立, 陈杰, 申英末, 等. 生物补片在腹股沟疝治疗中应用[J]. 中国实用外科杂志, 2017, 37(11): 1223-1227.
[15] 申英末, 陈杰, 杨硕, 等. 脱细胞基质材料生物补片在青少年(6～18 岁)患者腹股沟疝修补术中应用的研究[J/CD]. 中华疝和腹壁外科杂志(电子版), 2011, 5(1): 71-76.
[16] 刘燕鹏, 曹锋, 李非. 高龄腹股沟疝无张力修补日间手术的术式选择[J/CD]. 中华疝和腹壁外科杂志(电子版), 2014, 8(4): 313-315.
[17] Hofer J, Chung E, Sweitzer BJ. Preanesthesia evaluation for ambulatory surgery: do we make a difference?[J]. Curr Opin Anaesthesiol, 2013, 26(6): 669-676.
[18] 刘凤林, 张太平. 中国普通外科围手术期血栓预防与管理指南[J]. 中国实用外科杂志, 2016, 36(05): 469-474.
[19] 刘洋, 马洪升, 李志超, 等. 5520 例日间手术的安全和质量评价[J]. 中国普外基础与临床杂志, 2015, 22(12): 1477-1481.
[20] 陈杰, 那冬鸣, 申英末, 等. 局部神经阻滞麻醉在腹股沟无张力疝修补术中的应用[J]. 中华普通外科杂志, 2005, 20(2): 38-39.
[21] 中华医学会麻醉学分会. 成人日间手术后镇痛专家共识(2017)[J]. 临床麻醉学杂志, 2017, 33(8): 812-815.
[22] 王英伟, 王国林, 田玉科, 等. 术后恶心、呕吐防治专家共识(2014)//中华医学会麻醉学分会. 2014 版中国麻醉学指南与专家共识[M]. 北京: 人民卫生出版社, 2014: 305-310.
[23] 戴燕, 张雨晨, 马洪升. 四川大学华西医院日间手术护理规范[J]. 华西医学, 2017, 32(11): 1693-1695.
[24] 中国研究型医院学会加速康复外科专业委员会, 中国日间手术合作联盟. 胆道外科日间手术规范化流程专家共识(2018 版)[J]. 中华外科杂志, 2018, 56(5): 321-327.
[25] 安彧, 王振军. 日间手术的概念和基本问题[J]. 中国实用外科杂志, 2007, 27(1): 38-40.
[26] 王保起, 王红超, 张靖. 腹股沟疝无张力修补日间手术 96 例[J/CD]. 中华疝和腹壁外科杂志(电子版), 2014, 8(6): 553-554.

（收稿日期：2019-06-14）
（本文编辑：李晓霞）

陈杰，申英末. 腹股沟疝日间手术规范化流程专家共识（2019 版）[J/CD]. 中华疝和腹壁外科杂志（电子版），2019，13（3）：193-197.

附件2 日间手术麻醉专家共识

中华医学会麻醉学分会

日间手术(Ambulatory Surgery/Day Surgery)的概念最早由英格兰的Nicoll医师提出,随着国际日间手术协会(The International Association of Ambulatory Surgery, IAAS)成立,日间手术已发展成为一种较成熟的手术管理模式[1]。日间手术具有明显缩短住院时间、加快床位周转、降低院内感染、提高医疗资源使用效率的优势,已得到患者、医护人员及卫生行政部门的关注和肯定。由于日间手术患者住院时间短、流动性大、周转快,对麻醉及围术期管理提出了更高的要求。因此,有必要制定适合我国国情的日间手术麻醉专家共识,为临床麻醉提供指导和帮助,有利于日间手术的顺利开展。

日间手术的概念

日间手术是指患者入院、手术和出院在1个工作日(24 h)之内完成的一种手术模式。

然而,在日间手术时间界定上,应考虑我国国情及不同地区医疗水平的差异,由各地区、医院制定符合自身实际情况的日间手术模式。

开展日间手术及麻醉的基本条件

开展日间手术的手术室环境、设备、设施等条件应与住院手术室一致[1]。必须配备各类常规麻醉与围术期管理用药及抢救药品,以及具备成熟的抢救流程。手术医师、麻醉医师、手术室护士及相关人员应具备相应资质,获得医院及相关部门授权。

日间手术的种类

总的原则:宜选择对机体生理功能干扰小、手术风险相对较小、手术时间短(一般不超过3 h)、预计出血量少和术后并发症少、术后疼痛程度轻及恶心呕吐发生率低的手术。

各医院应综合考虑其医疗场所、设备条件、医疗水平及患者情况等多方面因素[2],在确保医疗质量和医疗安全的前提下,选择可开展的日间手术。

日间手术患者的选择

日间手术不同于传统手术模式,手术患者应严格筛查[3,4],以确保患者能安全进行日间手术。

1. 适合日间手术及麻醉的患者一般应符合以下条件:

(1)ASA Ⅰ或Ⅱ级患者;ASA Ⅲ级患者并存疾病稳定在3个月以上,经过严格评估及准备,亦可接受日间手术。

(2)年龄:一般建议选择1岁以上至65岁以下的患者。但是,年龄本身不单纯作为日间手术的限定因素,65岁以上的高龄患者能否进行日间手术,应结合手术大小、部位、患者自身情况、麻醉方式、合并症严重程度和控制情况综合判断。

(3)预计患者术中及麻醉状态下生理机能变化小。

(4)预计患者术后呼吸道梗阻、剧烈疼痛及严重恶心呕吐等并发症发生率低。

2. 下列情况不建议行日间手术:

(1)全身状况不稳定的ASA Ⅲ级或Ⅳ级患者。

(2)高危婴儿或早产儿。

(3)估计术中失血多和手术较大的患者。

(4)可能因潜在或已并存的疾病将会导致术中出现严重并发症的患者(如恶性高热家族史,过敏体质者)。

(5)近期出现急性上呼吸道感染未愈者、哮喘发作及持续状态。

(6)困难气道。

(7)估计术后呼吸功能恢复时间长的病理性肥胖或阻塞性睡眠呼吸暂停综合征(OSAS)患者[5](根据ASA推荐使用STOP-BANG筛查工具,表1)。

表1 阻塞性呼吸睡眠暂停综合征术前STOP-BANG筛查诊断

项目	回答	
1. 打鼾(S):您的鼾声大吗(高于谈话声或隔着房间门就能听到)?	是	否
2. 疲劳(T):您经常在白天感觉疲劳、乏力或困倦吗?	是	否
3. 观察(O):曾经有旁人观察到您在睡眠中有呼吸停止的情况吗?	是	否
4. 血压(P):您患有高血压或目前正在进行高血压治疗吗?	是	否
5. BMI(B):BMI >35 kg/m^2?	是	否
6. 年龄(A):> 50岁?	是	否
7. 颈围(N):>40cm?	是	否
8. 性别(G):男性?	是	否

注:各条目回答"是"者计1分,"否"者计0分;
OSAS风险增高:3个或以上问题回答"是";
中至重度OSAS风险:6个或以上问题回答"是"

(8)吸毒、滥用药物者。

(9)心理障碍、精神疾病及不配合的患者。

*临床麻醉学杂志,2016年10月,第32卷,第10期。

(10)患者离院后 24 h 无成人陪护。

日间手术的麻醉前评估与准备

充分的术前评估是保障患者安全不可缺少的措施。由于日间手术患者手术当天来医院，麻醉医师与患者接触时间短，故应建立专门的术前麻醉评估门诊(anesthesia preoperative evaluation clinic，APEC)，既有利于保证患者的安全，也可避免因评估及准备不足导致手术延期或取消，同时还能减轻患者对手术麻醉的焦虑。

1. 评估方法：

原则上日间手术患者术前需到麻醉门诊就诊，进行评估及准备，对于病情较复杂者尤为重要。

手术当日麻醉医师都应于手术开始前与患者进行面对面直接沟通和评估。

2. 评估内容：

主要包括三个方面：病史、体格检查、辅助检查。具体评估内容参照住院患者的评估。

对于日间手术麻醉前评估，尤其要注意辨别出患者术中可能出现的特殊麻醉问题，包括困难气道、恶性高热易感者、过敏体质、肥胖症、血液系统疾病、心脏病、呼吸系统疾病以及胃肠反流性疾病等。

3. 术前检查及准备：

术前检查的内容应根据患者病情和手术方式、麻醉方法选择，与住院患者必需的检查项目一致。各项化验检查均应在手术前完成，若检查后患者病情发生变化，建议术前复查能反映病情变化的相关项目。对于有并存疾病的患者，在仔细评估病情的基础上安排合理的术前准备，必要时和相关学科医师共同制定术前准备方案并选择合适的手术时机，增加患者对麻醉手术的耐受性和安全性。

4. 术前须知及用药[6]：

术前常规禁食、禁饮、戒烟。推荐参照 ASA 术前禁食规定：术前 8 h 禁食固体食物，术前至少 2 h 禁止摄取清亮液体。做好患者的术前宣教以及咨询工作，同时履行告知义务，签署手术、麻醉知情同意书。

原则上不需要麻醉前用药。对明显焦虑、迷走张力偏高等患者可酌情用药。

日间手术的麻醉中监测及选择

1. 术中监测：

日间手术患者所需的监测项目应与住院手术患者基本一致。常规监测项目包括：ECG、BP、SpO_2，全麻时监测 $P_{ET}CO_2$，条件允许时还可进行神经肌肉功能及麻醉深度的监测，其余监测项目可根据患者及术中具体情况采用。

2. 日间手术常用的麻醉方式：

麻醉方式的选择需考虑手术和患者两方面因素，应选择既能满足手术需求，又有利于患者术后快速恢复的麻醉方式。

(1)监测下的麻醉管理(monitored anesthesia care，MAC)：MAC 一般指在局麻手术中，由麻醉医师实施镇静或(和)镇痛，并监测患者生命体征，诊断和处理 MAC 中的临床问题。其主要目的是保证患者术中的安全、舒适、满意。

(2)局部浸润和区域阻滞[7,8]：采用局部浸润和区域阻滞麻醉，除满足手术需要，还可减少全麻术后常见的不良反应(如恶心、呕吐、晕眩、乏力等)，用稀释的局麻药在手术部位局部浸润是减少术中阿片类镇痛药剂量和减轻术后疼痛最简便、安全的方法，有利于日间手术患者术后早期出院。

超声引导下神经阻滞技术的不断完善，为日间手术神经阻滞的开展提供了保障，建议尽可能采用。

蛛网膜下腔阻滞由于起效快、麻醉效果确切，是下肢和会阴部手术通常选用的麻醉方法，但应注意其可能出现腰麻后头痛不适。

硬膜外阻滞可能出现阻滞不完善、术后行走受限和排尿困难等情况，用于日间手术时需掌控好用药时机和药物种类[9,10]。

但腰麻和硬膜外麻醉都可能引起尿潴留，患者需下肢感觉运动功能完全恢复后方能回家，椎管内感染及出血等并发症可能在术后数日内才发生，故日间手术一般不优先选用这两种麻醉方式。

(3)全身麻醉：全身麻醉是日间手术应用最广泛的麻醉方法。

①麻醉深度监测、肌松监测、靶控输注技术及静-吸复合麻醉在全身麻醉管理中的合理应用，有利于日间手术患者术毕快速苏醒。气道管理一般可选择气管插管、喉罩、口咽通气道维持呼吸道的通畅。喉罩作为一种声门上的通气装置，是介于气管导管和面罩之间的一种特殊人工气道，术中可保留自主呼吸，可行机械通气，特别适用于日间手术麻醉。与气管插管比较，能适当减少麻醉药用量，可在不使用肌松药的情况下顺利置入，有利于加快术后肌力恢复和患者苏醒，降低诱导和苏醒期血流动力学的剧烈波动，避免了肌松药和拮抗药的过多使用[11]。但需要注意，喉罩不能完全隔离气道和食道，可能发生误吸，对于饱胃、呕吐、上消化道出血的患者不宜使用。

②麻醉药物总的选择原则：起效迅速、消除快、作用时间短，镇痛镇静效果好，心肺功能影响轻微，无明显不良反应和不适感。多采用速效、短效、舒适的药物。

临床上，丙泊酚、依托咪酯、瑞芬太尼、七氟醚和地氟醚等全麻药物，具有起效快、作用时间短、恢复迅速、无蓄积等优点，特别适用于日间手术[12~16]。丙泊酚能减少术后恶心呕吐的发生，苏醒质量高，已成为日间手术目前应用最广的静脉麻醉药[12]。而且，靶控输注技术的发展使得静脉麻醉药使用更精确，可控性好。依托咪酯除起效快、作用时间短和恢复迅速外，最显著的特点是对循环功能影响小，呼吸抑制作用也较轻。瑞芬太尼是新型超短时效阿片类镇痛药，消除迅速，但术后疼痛的发生时间也相对较早，故应根据手术进程适当联合使用其他镇痛药物[13]。短效镇痛药阿芬太尼较芬太尼作用持续时间短，亦适用于短时手术的麻醉，但长时间输注后维持时间可能迅速延长。吸入麻醉药如七氟醚容易调节麻醉深度、术中易于维持血流动力学稳定的特点，而被广泛应用于面罩吸入诱导以及术中麻醉维持，尤其适用于小儿麻醉[15]；地氟醚作为短效吸入麻醉药，苏醒快，有利于日间手术麻醉。肌松剂使用应根据手术情况选择，对于短时间的浅表手术，一般不需要使用肌松药，需要完成气管内插管或在手术中需要肌松时可根据情况选择中、短效的肌松药。

日间手术的麻醉后管理

1. 麻醉恢复：

早期恢复（第一阶段）：即从麻醉药物停止使用到保护性反射及运动功能恢复。此阶段通常在 PACU 中进行，监测患者意识、活动、呼吸、心电图、血压、氧合状态等，至改良 Aldrete 评分（表 2）达到离开 PACU 的标准。

表 2　改良 Aldrete 评分标准

离院标准	评分(分)
运动	
能够自主或根据指令移动四肢，肌力 4 级	2
自主或根据指令移动两个肢体，肌力 2 级	1
不能自主或根据指令移动肢体，肌力 0 级	0
呼吸	
可深呼吸和随意咳嗽	2
呼吸窘迫或呼吸受限	1
无呼吸	0
循环	
血压波动±20%以下	2
血压波动±20%～49%	1
血压波动±50%以上	0
意识	
完全清醒	2
嗜睡但可被叫醒	1
对刺激无反应	0
氧饱和度	
吸空气 SpO_2＞92%	2
需吸氧才能维持 SpO_2＞90%	1
吸氧条件下 SpO_2 仍＜90%	0

注：总分为 10 分，9 分以上可以离开 PACU

中期恢复（第二阶段）：由 PACU 转入日间手术病房（ambulatory surgery unit，ASU）或普通病房进行，至达到离院标准时结束。此阶段应继续观察患者各项生理机能恢复及外科情况。如果患者在手术结束及停止麻醉用药后，迅速达到改良 Aldrete 评分离开 PACU 的标准，即为快通道恢复。

后期恢复（第三阶段）：患者离院后，在家中完全恢复。

2. 术后镇痛[17～21]：

术后疼痛是导致患者延迟出院的主要因素，有效的疼痛管理是促进患者尽早康复的重要措施。术前评估时应告知患者术后疼痛的可能程度和持续时间。术后及时评估疼痛（表 3），如果疼痛 NRS 评分＞3 分，应及时治疗。

表 3　NRS 评分标准

项目	指标	评分(分)
面部表情	放松	1
	稍紧张、皱眉	2
	非常紧张、眼睑紧闭	3
	面部抽搐、表情痛苦	4
上肢运动	无运动	1
	稍弯曲	2
	手指屈曲、上肢完全弯曲	3
	持续弯曲状态	4
机械通气时的顺应性	耐受良好	1
	咳嗽但大多数时间能耐受	2
	人机对抗	3
	无法控制呼吸	4
合计		12

疼痛评估方法：

（1）视觉模拟评分法（visual analogue scales，VAS）：一条长 100 mm 的标尺，一端标示“无痛”，另一端标示“最剧烈的疼痛”，根据疼痛的强度标定相应的位置。

（2）数字等级评定量表（numerical rating scale，NRS）：采用 0～10 数字的刻度标示出不同程度的疼痛强度等级，0 分为无痛，10 分为最剧烈疼痛，4 分和 4 分以下为轻度疼痛（疼痛不影响睡眠），5～6 分为中度疼痛（疼痛影响睡眠，但仍可入睡），7 分和 7 分以上为重度疼痛（疼痛导致不能睡眠或从睡眠中痛醒）。

语言等级评定量表（verbal rating scale，VRS）：将描绘疼痛强度的词汇通过口述表达为无痛、轻度疼痛、中度疼痛、重度疼痛。

（3）Wong-Baker 面部表情量表（Wong-Baker faces pain-rating scale）（图 1）：由六张从微笑或幸福直至流泪的不同表情的面部像形图组成，适用于交流困难、意识不清或不能用言语准确表达的老年患者。

（4）行为疼痛评分（behavioral pain scale，BPS）：适用于气管插管患者，评分越高，疼痛越剧烈。

参照 2016 年 APS/ASRA/ASA 术后疼痛管理指南[18]，

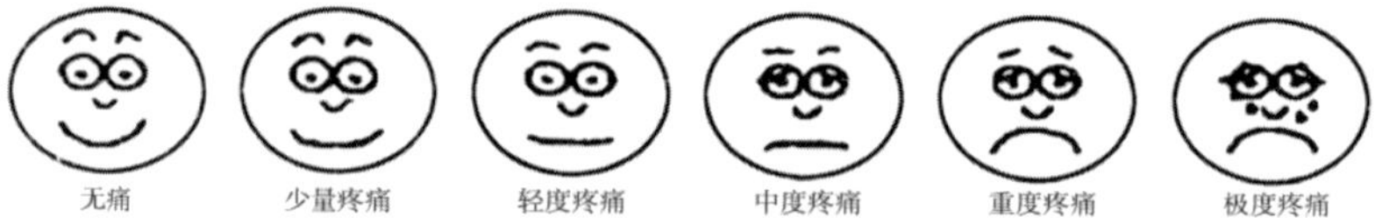

图 1　Wong-Baker 面部表情量表

术后建议采用多模式镇痛方法，原则上以口服、局部镇痛为主，包括切口局部浸润和区域阻滞，联合使用 NSAIDs 药物（表 4），必要时辅助小剂量的阿片类药物。具体可参照中华医学会麻醉学分会 2014 版《成人术后疼痛处理专家共识》。

表 4　常用 NSAIDs

药物	剂量	给药途径
对乙酰氨基酚	40～50 mg・kg^{-1}・d^{-1}	口服、静脉
双氯芬酸	50 mg/次，3 次/天	口服
布洛芬	0.4～0.6 mg/次，3～4 次/天	口服、静脉
酮洛酸	30 mg/次，2～3 次/天	静脉
氟比洛芬酯	50 mg/次，4 次/天	静脉
氯诺昔康	8 mg，2 次/天	口服、静脉
帕瑞昔布	40 mg，2 次/天	静脉
塞来昔布	100～200 mg，2 次/天	口服

3. 术后恶心呕吐[22～24]：

术后恶心呕吐（postoperative nausea and vomiting，PONV）是延长日间手术患者住院时间的第二大因素，仅次于疼痛。严重的术后恶心呕吐将影响患者进食、伤口愈合、延迟术后出院。

影响术后恶心呕吐的因素很多，目前认为与患者自身相关的因素中女性、术后使用阿片类镇痛药者、非吸烟者、有 PONV 史或晕动症、年龄（成人<50 岁）是主要的危险因素。为减少 PONV 的发生，术前需重视 PONV 发生风险的评估，对于有发生 PONV 中度风险的患者，应采用 1～2 种干预措施进行预防；对于高风险患者，建议采用联合治疗（≥2 种干预措施）和（或）多形式治疗预防。预计 PONV 发生率高的患者，术中尽可能采用区域麻醉，减少全身麻醉的影响；优先应用丙泊酚诱导及维持麻醉，尽量减少挥发性麻醉药的使用；避免应用氧化亚氮；术中和术后阿片类药物剂量最小化；给予患者补充足够液体。对于未接受预防性药物治疗或者预防性治疗失败的 PONV 患者，应给予止吐药治疗[24]（表 5）。

具体可参照中华医学会麻醉学分会 2014 版《术后恶心呕吐防治专家共识》。

表 5　用于预防成人 PONV 的止呕药剂量和时点

药物	剂量	时点
地塞米松	4～5 mg 静注	诱导时
多拉司琼	12.5 mg 静注	手术结束时，时机可能不影响效果
氟哌利多	0.625～1.25 mg 静注	手术结束时
麻黄碱	0.5 mg/kg 肌注	
格拉司琼	0.35～3 mg 静注	
氟哌啶醇	0.5～2 mg 肌注/静注	
甲强龙	40 mg 静注	
昂丹司琼	4 mg 静注，8 mg ODT	手术结束时
帕洛诺司琼	0.075 mg 静注	诱导时
异丙嗪	6.25～12.5 mg 静注	
雷莫司琼	0.3 mg 静注	手术结束时
东莨菪碱	皮肤药贴	前晚或手术前 2 h
托烷司琼	2 mg 静注	手术结束时

离院标准

由于日间手术及麻醉的特殊性，应严格掌握日间手术及麻醉后的离院标准[25]。一般认为日间手术患者需达到下列标准方可出院：

1. 按麻醉后离院评分标准（postanesthesia discharge score，PADS）（表 6），判定患者能否离院，总分为 10 分，≥9 分者方可离院；（建议评价患者早期恢复先用麻醉后恢复评分—改良 Aldrete 评分，当满足了改良 Aldrete 评分标准后，再采用改良 PADS 评分，评价患者是否达到离院标准）。

2. 患者必须有能负责任的成人陪护，并有确切的联系电话。

3. 麻醉医师和手术医师共同评估患者是否可以出院，并告知术后回家期间注意事项，提供给患者日间手术中心联系电话以备急需。

4. 椎管内麻醉的患者离院前必须确保感觉、运动和交感神经阻滞已经完全消退，下肢的感觉、运动功能、本体觉和反射以及排便排尿功能恢复正常。判断的标准为肛周感觉、跖反射和大拇趾本体感觉均恢复。

若患者达不到离院标准，可考虑转入普通住院病房。

术后随访

患者出院后 24 h 内应常规进行术后随访，以电话随访为主；24 h 后如患者病情需要，应延长术后随访时间。及时

表 6 麻醉后离院评分标准(postanesthesia discharge score, PADS)

离院标准	评分(分)
生命体征	
波动在术前值的 20%之内	2
波动在术前值的 20%～40%	1
波动大于术前值的 40%	0
活动状态	
步态平稳而不感头晕,或达术前水平	2
需要搀扶才可行走	1
完全不能行走	0
恶心呕吐	
轻度:不需治疗	2
中度:药物治疗有效	1
重度:治疗无效	0
疼痛	
VAS 0～3 分,离院前疼痛轻微或无疼痛	2
VAS 4～6 分,中度疼痛	1
VAS 7～10 分,重度疼痛	0
手术部位出血	
轻度:不需换药	2
中度:最多换 2 次药,无继续出血	1
重度:需换药 3 次以上,持续出血	0

注:总分为 10 分,此评分需≥9 分方可出院。

了解患者是否出现麻醉和手术相关的并发症(如伤口疼痛、出血、感染、意识改变、恶心呕吐、头晕,全麻后声嘶、呛咳,椎管内麻醉后腰背痛、头痛、尿潴留等),并提供处理意见,情况严重者建议尽快到医院就诊,以免延误病情。

中华医学会麻醉学分会专家组成员:郭曲练(通信作者,中南大学湘雅医院)、欧阳文(执笔者,中南大学湘雅三医院)、李天佐(执笔者,北京世纪坛医院)、周星光(执笔者,耶鲁大学纽黑文医院)、马正良(南京大学鼓楼医院)、马虹(中国医科大学附属第一医院)、万茹(临床麻醉学杂志编辑部)、邓小明(第二军医大学长海医院)、朱涛(四川大学华西医院)、严敏(浙江大学附属第二医院)、杨承祥(佛山市第一人民医院)、闵苏(重庆医科大学附属第一医院)、张铁铮(沈阳军区总医院)、周燕丰(浙江大学第一附属医院)、郑宏(新疆医科大学第一附属医院)、闻大翔(上海交通大学附属仁济医院)、姚尚龙(华中科技大学同济医学院协和医院)、徐军美(中南大学湘雅二医院)、徐建国(南京军区总医院)、黄文起(中山大学附属第一医院)、黄宇光(北京协和医院)、董海龙(第四军医大学西京医院)、潘楚雄(北京同仁医院)、张洁(中南大学湘雅三医院)、程智刚(中南大学湘雅医院)

参 考 文 献

[1] Ronald d. Miller, Neal H. Cohen, Lars i. Eriksson, et al. Miller's Anesthesia, eighth edition, Elsevier Saunders, 2015: 2612-2645

[2] Whippey A, Kostandoff G, Paul J, et al. Predictors of unanticipated admission following ambulatory surgery: a retrospective case-control study. Can J Anaesth, 2013, 60(7): 675-683.

[3] DeJohn P. Careful screening and scrutiny needed to select ambulatory surgery patients. OR Manager, 2013, 29(9): 32-34.

[4] Jefrey L. Current controversies in adult outpatient anesthesia. ASA, 2003, 31(1): 1-12.

[5] American Society of Anesthesiologists Committee. Practice guidelines for preoperative fasting and the use of pharmacologic agents to reduce the risk of pulmonary aspiration: application to healthy patients undergoing elective procedures: an updated report by the American Society of Anesthesiologists Connittee on Standards and Practice Parameters. Anesthesiology, 2011, 114(3): 495-511.

[6] Joshi GP, Ankichetty SP, Gan TJ, et al. Society for Ambulatory Anesthesia consensus statement on preoperative selection of adult patients with obstructive sleep apnea scheduled for ambulatory surgery. Anesth Analg, 2012, 115(5): 1060-1068.

[7] Moore JG, Ross SM, Williams BA. Regional anesthesia and ambulatory surgery. Curr Opin Anaesthesiol, 2013, 26(6): 652-660.

[8] Salinas FV, Joseph RS. Peripheral nerve blocks for ambulatory surgery. Anesthesiol Clin, 2014, 32 (2): 341-355.

[9] Teunkens A, Vermeulen K, Van Gerven E, et al. Comparison of 2-chloroprocaine, bupivacaine, and lidocaine for spinal anesthesia in patients undergoing knee arthroscopy in an outpatient setting: a double-blind randomized controlled trial. Reg Anesth Pain Med, 2016, 41(5): 576-583.

[10] Breebaart MB, Teune A, Sermeus LA, et al. Intrathecal chloroprocaine vs. lidocaine in day-case surgery: recovery, discharge and effect of pre-hydration on micturition. Acta Anaesthesiol Scand, 2014, 58(2): 206-213.

[11] Doksrød S, Løfgren B, Nordhammer A, et al. Reinforced laryngeal mask airway compared with endotracheal tube for adenotonsillectomies. Eur J Anaesthesiol, 2010, 27 (11): 941-946.

[12] Kumar G, Stendall C, Mistry R, et al. A comparison of total intravenous anaesthesia using propofol with sevoflurane or desflurane in ambulatory surgery: systematic review and meta-analysis. Anaesthesia, 2014, 69(10): 1138-1150.

[13] Alper I, Erhan E, Ugur G, et al. Remifentanil versus alfentanil in total intravenous anaesthesia for day case surgery.

Eur J Anaesthesiol, 2003, 20(1): 61-64.

[14] Löser S, Herminghaus A, Hüppe T, et al. General anesthesia for ambulatory surgery: Clinical pharmacological considerations on the practical approach. Anaesthesist, 2014, 63 (11): 865-870, 872-874.

[15] Michel F, Constantin JM. Sevoflurane inside and outside the operating room. Expert Opin Pharmacother, 2009, 10(5): 861-873.

[16] 李天佐. 老年人日间手术麻醉. 北京医学, 2012, 34(8): 635-636.

[17] Ip HY, Abrishami A, Peng PW, et al. Predictors of postoperative pain and analgesic consumption: a qualitative systematic review. Anesthesiology, 2009, 111(3): 657-677.

[18] Chou R, Gordon DB, de Leon-Casasola OA, et al. Management of postoperative pain: A clinical practice guideline from the American Pain society, the American Society of Regional Anesthesia and pain medicine, and the American Society of Anesthesiologists' committee on regional anesthesia, executive committee, and administrative council. J Pain, 2016, 17 (2): 131-157.

[19] Vadivelu N, Kai AM, Kodumudi V, et al. Challenges of pain control and the role of the ambulatory pain specialist in the outpatient surgery setting. J Pain Res, 2016, 17 (9): 425-435.

[20] Warren-Stomberg M, Brattwall M, Jakobsson JG. Non-opioid analgesics for pain management following ambulatory surgery: a review. Minerva Anestesiol 2013, 79 (9): 1077-1087.

[21] White PF, Tang J, Wender RH, et al. The effects of oral ibuprofen and celecoxib in preventing pain, improving recovery outcomes and patient satisfaction after ambulatory surgery. Anesth Analg, 2011, 112(2): 323-329.

[22] Apfel CC, Läärä E, Koivuranta M, et al. A simplified risk score for predicting postoperative nausea and vomiting: conclusions from cross-validations between two centers. Anesthesiology, 1999, 91(3): 693-700.

[23] 吴新民, 罗爱伦, 田玉科, 等. 术后恶心呕吐防治专家意见(2012). 临床麻醉学杂志, 2012, 28(4): 413-416.

[24] Gan TJ, Diemunsch P, Habib AS, et al. Consensus guidelines for the management of postoperative nausea and vomiting. Anesth Analg, 2014, 118(1): 85-113.

[25] 李芸, 李天佐. 日间手术麻醉离院标准. 国际麻醉学与复苏杂志, 2011, 32(6): 742-746.

(收稿日期:2016-08-20)

附件3 直肠肛门日间手术临床实践指南（2019版）

国家老年疾病临床医学研究中心（湘雅），中国日间手术合作联盟

摘 要 为促进和规范直肠肛门日间手术的发展，国家老年疾病临床医学研究中心（湘雅）联合中国日间手术合作联盟组织相关领域的专家，在结合文献和国内实际情况的基础上，经充分讨论，制定了《直肠肛门日间手术临床实践指南》（2019 版），希望该指南能够为推动中国直肠肛门日间手术的发展发挥积极的作用。

关键词 结直肠外科手术；日间手术；指南

中图分类号： R657.1

Clinical practice guideline for ambulatory anorectal surgery (2019)

National Clinical Research Center for Geriatric Disorders (Xiangya), China Ambulatory Surgery Alliance

Abstract For promoting and standardizing the development of ambulatory anorectal surgery, the National Clinical Research Center for Geriatric Disorders (Xiangya) and China Ambulatory Surgery Alliance, by organizing the experts in relevant fields, developed the Clinical Practice Guideline for Ambulatory Anorectal Surgery (2019), based on accordance with the literature and domestic actual situation and then after a full discussion. It is hoped that this guideline will take a leading role in promoting the development of ambulatory anorectal surgery in China.

Key words Colorectal Surgery; Ambulatory Surgery; Guidelines

CLC number: R657.1

日间手术是指以往需要住院治疗多日的外科疾病，通过优化诊疗流程以及在围手术期实施加速康复外科（enhanced recovery after surgery，ERAS）理念，转变为能在1 d（24 h）内完成入院、手术及出院的临床治疗模式[1-2]。早在1905年，英国Nicoll[3-4]报道了近9 000例患唇裂、疝、畸形足和乳突疾病的儿童日间手术。近20年来，随着外科技术、尤其是微创技术的进步和围手术期理念的改变，日间手术在欧美发达国家占择期手术的比例已超过70%[5-6]。我国日间手术起步较晚，目前，部分日间手术开展较成熟的医院其日间手术比例已占择期手术的25%左右[7]。患者从日间手术模式的获益包括更早回归到舒适的家庭环境、减少医院内交叉感染的发生和缩短工作及家庭生活的中断时间[8]。从卫生经济学角度看，日间手术模式能有效提高医疗资源利用效率，降低医疗成本[9-14]。

目前在欧美发达国家，常见直肠肛门疾病的手术多数可选择日间手术模式[8, 12, 15-17]。美国结直肠外科医师协会针对直肠肛门疾病的日间手术，已制定了相关指南[18-19]。一些直肠肛门疾病如痔、肛裂、肛瘘、肛周脓肿、直肠脱垂、直肠肛管息肉或良性肿瘤等，可筛选适宜的患者实施日间手术[20-21]。外科医生在决定实施日间手术前，必须考虑患者的医疗安全、期望值、舒适程度和并发症风险[11, 22]。

日间手术模式对手术、麻醉和围手术期管理提出了更高的要求。为规范日间手术运行流程，

收稿日期：2019-09-21；修订日期：2019-10-08。

通信作者：刘蔚东，Email: weidong.liu@csu.edu.cn

* 中国普通外科杂志，2019年11月，第28卷，第11期。

夯实医疗安全和质量基础，国家老年疾病临床医学研究中心（湘雅）联合中国日间手术合作联盟，组织国内直肠肛门外科、麻醉科和日间手术管理等相关领域的专家，结合文献和国内实际情况，讨论制订了本指南。本指南共形成推荐意见11条，是日间手术流程和临床路径的重要节点，包括适宜日间手术筛选的术前检查和麻醉及其他因素评估、日间手术麻醉管理、围手术期健康教育、围手术期镇痛、术后尿潴留防治、术后恶心呕吐防治、静脉血栓栓塞防治、预防性抗生素使用等术后管理以及出院评估和随访。

本指南适用于设置有日间手术中心、日间病房或日间床位等对日间手术模式进行专门管理的医疗机构。

推荐意见1　术前须完成直肠指检，及进行选择性检查，既满足手术的基本要求，又避免过度检查。推荐级别：基于中等质量证据的强烈推荐（1B）

直肠肛门日间手术的患者在术前必须完成直肠指检，直肠指检能发现包括直肠肿物、肛瘘、肛周脓肿及痔疮等多种常见的直肠肛门疾病[23]。同时，术前检查要基于详细的病史、体格检查结果以及手术方式和麻醉方法，选择性地行血常规、肝肾功能、电解质、血糖、凝血功能、传染病（乙肝、丙肝、梅毒、艾滋病）、心电图、胸部X线片等检查。这种策略可节约医疗资源，降低医疗成本并给患者带来便利[24]。根据外科手术成本-效益分析系统评价的结论，无需对直肠肛门日间手术的患者进行所有的术前检查[24]。非选择性的术前筛查极少发现异常结果，过度的检查会增加产生虚假异常的风险，增加额外成本并给患者带来不便[25-27]。

当术前病史询问和体格检查发现有异常迹象时，需要安排针对性检查。对一些合并腹痛、便血、黏液粪便、排粪困难及肛门疼痛等症状的患者，术前需完善电子肠镜检查，以排除肠道肿瘤和炎性肠病等[28]。复杂性肛瘘患者建议术前行经肛门超声或者盆腔MRI检查以了解瘘管走行[29]。经肛门直肠超声检查对肛周脓肿及肛瘘的准确率可达80%~89%[30-31]。一项比较MRI和肛门直肠超声评估肛瘘和克罗恩病所致肛瘘的荟萃分析发现，两组患者的敏感性相似，MRI的特异性较高，而经肛门直肠超声在定位内口上更具优势[32]。

推荐意见2　术前应进行麻醉及其他因素评估以筛选适宜实施日间手术的患者。　推荐级别：基于中等证据质量的强烈推荐（1B）

计划行日间手术的患者，需在手术前完成麻醉和手术风险评估，包括麻醉评估及其他因素评估。术前风险评估是保障患者安全的基础，可以有效降低手术取消率及手术延期率，提高日间手术运营效率[33-37]。术前评估可以发现患者潜在的健康问题，从而有机会及时处理以适应日间手术模式。

术前麻醉评估内容，参见中华医学会麻醉分会制订的《日间手术麻醉专家共识》[38]。美国麻醉医师协会（American Society of Anesthesiologists，ASA）分级可以量化患者的生理储备量[39]。观察性研究和随机对照研究表明，ASA I级和II级的患者进行直肠肛门日间手术是安全的[40-43]。而ASA III级患者存在手术风险[22, 44]。经选择的ASA III级患者，全身情况稳定3个月以上，在密切监测下可以行直肠肛门日间手术[45]。一项回顾性研究发现，日间手术中ASA III级比I级的患者较难获得快速康复[46]。

ASA分级不能作为手术风险的唯一预测因子，应结合其他因素综合分析[39]。拟行手术的级别、麻醉方式、手术设备条件、外科医师和麻醉医师的技术能力、患者沟通交流和遵循医嘱的能力、患者生活自理的能力、患者居所与医疗中心的距离等因素，都影响患者是否适合日间手术，其中手术级别是独立于ASA分级的危险因素[39]。需常规采集患者使用抗血小板聚集药物（如阿司匹林、氯吡格雷等）的情况，评估术前是否有足够长的停药时间及可能的替代治疗方案。因此，建议常规对拟行直肠肛门日间手术的患者进行医疗情况及社会情况的个体化评估[47]。

推荐意见3　直肠肛门日间手术的健康教育是必要的，需包括有效的、可重复的、可理解的说明、指导和随访。　推荐级别：基于低证据质量的强烈推荐（1C）

直肠肛门日间手术的健康教育需要覆盖术前、住院和随访的全过程。术前教育通常在患者预约日间手术时完成，让患者知晓疾病的本质、手术治疗要点以及恢复过程中可能出现的不适症状。另外，也有必要让患者知晓相关医保政策、术前准备流程、日间病房住院流程、出院后延续治疗流程以及恢复期对住所及陪护条件的要求。术前教育亦有助于全面评估患者的日间手术适宜性。

接受日间手术的患者住院时间短，术后患者的不满意主要来源于患者与医护之间的沟通不足[48]。需要使用有效的工具来协助医患之间的充分沟通，让患者能够正确理解医嘱内容，以获得更好的手术效果。手术组医生开具详细的医嘱，通常可使用标准化的表格来提升围手术期及出院医嘱质量，使护士和患者更容易理解医嘱内容，从而避免信息被遗漏或误解[49]。

日间手术加速康复外科的成功实施也与医护的健康教育和患者信息反馈有关。一项关于加速康复外科在直肠肛门日间手术中应用的回顾性研究分析认为，术前健康教育可以预先为患者提供术后康复信息，有助于降低直肠肛门日间手术患者出院后的再入院率[50]。

推荐意见4　直肠肛门日间手术的麻醉方法和药物选择，应满足日间手术模式需要，采用个体化麻醉方案，同时兼顾手术医师以及术后护理的要求。推荐级别：基于较高证据质量的强烈推荐（1A）

直肠肛门日间手术的麻醉可根据患者或医生的选择，采用区域麻醉或全身麻醉。麻醉药物的选择原则是起效快、作用时间短，镇痛镇静效果好，对心肺功能影响轻微，术后恶心呕吐等不良反应少。临床上丙泊酚、依托咪酯、瑞芬太尼、阿芬太尼等药物具有起效快、作用时间短、恢复迅速、无蓄积等优点，特别适用于日间手术。直肠肛门疾病的手术时间相对较短，但肛门括约肌需要维持良好的松弛状态以便于手术操作，因此可选用米库氯铵等短效的非去极化肌松药物。日间手术麻醉主要参见中华医学会麻醉分会制订的《日间手术麻醉专家共识》[38]。

大多数直肠肛门日间手术可以在局部麻醉下完成，安全经济。局部麻醉药物肛周浸润起效快，容易操作；患者的再入院率低[40, 50–53]。局部使用浸润麻醉结合监测下麻醉管理（monitored anesthesia care，MAC）对直肠肛门手术可能更安全，相比于其他麻醉方式并发症更少[54–55]。一项随机临床试验研究比较了3种不同麻醉方式，发现局部麻醉加监测下麻醉管理是最具成本效益的麻醉方式，而且3种麻醉方法的安全性、术后不良反应及非计划再入院率均没有明显区别[12]。局部麻醉加监测下麻醉管理组相较于全身麻醉组，其麻醉时间、进食时间以及在家准备时间明显缩短；对止痛药的需求和术后恶心呕吐的发生率也更低。患者对接受直肠肛门日间手术的过程感到满意，接受局部麻醉加监测下麻醉管理的患者更有可能在术后6 h内回家[12, 56]。

麻醉术前禁食时间标准通常是指术前6 h没有食用固体食物和术前2 h内没有进饮无渣清澈的液体[38]。基于加速康复外科策略，术前2 h可以口服碳水化合物溶液300~400 mL[57]。

推荐意见5　直肠肛门日间手术可以选择多模式镇痛，预防性镇痛有助于控制术后早期疼痛。推荐级别：基于中等证据质量的强烈推荐（1B）

疼痛是日间手术后患者延期出院的主要原因[58]。为了有效控制直肠肛门日间手术疼痛，可采用多模式镇痛方案。良好的镇痛有助于直肠肛门日间手术后的功能恢复、生活质量提升以及加快康复速度[20, 59]。

使用局部麻醉有助于控制直肠肛门日间手术后疼痛，可以降低术后疼痛评分以及减少镇痛药物的使用[40, 48, 60–64]。术后通过导管持续给药的镇痛方法设备成本较高，维持管道位置较困难，同时需要消耗更多的日间医疗资源[65]。

局部麻醉药渗透可以单独使用或作为全身麻醉、区域麻醉的辅助用药，或者与口服镇痛药如非甾体类抗炎药（nonsteroidal anti-inflammatory drug，NSAID）对乙酰氨基酚和阿片类药物联合使用[66–67]。一项随机临床试验比较了痔手术中使用长效脂质体布比卡因与盐酸布比卡因的效果，结果显示，前者可以明显减少术后96 h内的疼痛；术后前3 d，长效脂质体布比卡因组患者阿片类药物的人均用量明显减少[68]。

直肠肛门日间手术围手术期使用酮咯酸或选择性NSAID药能提升术后镇痛效果，减少麻醉药的使用，减少尿潴留的发生[69–76]。因注射剂型阿片类药物全身给药后常伴有恶心呕吐、呼吸抑制、瘙痒、便秘、尿潴留、免疫力下降等不良反应，原则上不用于日间手术后镇痛。激动拮抗类或部分激动类阿片类药物，如纳布啡等因其具有良好的镇痛作用和恶心、呕吐等不良反应少的优势，可与NSAID药物配合实施多模式镇痛，用于中度以上疼痛的日间手术后镇痛[77]。布托啡诺经鼻给药亦已安全有效地应用于肛门手术的术后镇痛[78]。

口服阿片类药物也是术后多模式镇痛的方法之一，但应尽量减少使用，因为阿片类药物会引起或加重便秘[79-81]，这是直肠肛门日间手术后需要常规避免的。

口服抗生素对痔手术后的镇痛效果不明确。一项回顾性配对对照研究结果显示，甲硝唑在降低痔切除术后的并发症、住院日、镇痛药使用总量上没有获益[82]。而另一项小规模随机临床试验结果显示，口服甲硝唑可以提升痔手术后的镇痛效果[83]。

局部使用镇痛药膏能减轻术后疼痛程度和减少对其他镇痛药的需求，减少导尿频次，同时提高痔切除术患者对术后疼痛管理的满意度[84]。一项共纳入5个随机对照试验的荟萃分析研究了硝酸甘油酯软膏在痔切除术后的镇痛效果，发现其能促进伤口愈合并减少头痛发生率[85]。该研究共纳入333例患者，发现硝酸甘油酯软膏组相比于安慰剂组可以减轻痔切除术后第3天和第7天的疼痛；使用硝酸甘油酯软膏组3周后创面愈合较安慰剂组更好，两组在头痛的发生率方面差异没有统计学意义；该荟萃分析中一项随机纳入20例患者的试验并没有发现痔术后使用硝酸甘油酯软膏对疼痛控制更有利；此外还报道了安慰剂与硝酸甘油酯软膏组的头痛发生率均为20%[85]。因此，痔切除术后硝酸甘油酯软膏导致的头痛发生率是否有临床意义，需要进一步明确。两项随机对照双盲试验发现，硫糖铝药膏在肛瘘和痔术后能促进创面愈合，减轻术后疼痛，减少口服麻醉药的用量[86-87]。

推荐采用预防性镇痛控制术后早期疼痛[88]。一项前瞻性随机双盲对照试验研究了术前口服对乙酰氨基酚和加巴喷丁、联合氯胺酮和地塞米松静脉给药，对直肠肛门术后疼痛控制的作用，术前口服用药组比安慰剂组能显著减轻麻醉复苏阶段和术后8 h内的疼痛，减少麻醉药的使用量，两组在不良反应发生率方面差异无统计学意义[88]。另一项回顾性分析也表明，术前口服单次剂量的对乙酰氨基酚和加巴喷丁、联合氯胺酮和地塞米松静脉给药，能减轻术后疼痛、加速康复[50]。

推荐意见6　通过限制围手术期液体摄入量可以减少直肠肛门日间手术后尿潴留的发生。　推荐等级：基于中等证据质量的强烈推荐（1B）

尿潴留是直肠肛门手术后的常见并发症，患者的性别、年龄、术式、麻醉药用量、麻醉方式、特别是脊髓麻醉等对术后尿潴留的发生率都有影响[89-91]。痔切除术、特别是多象限的痔和同时患多种直肠肛门疾病时，术后尿潴留发生率常较高[92-94]。限制直肠肛门日间手术围手术期液体摄入量，能降低术后尿潴留的发生率[89,95-96]。

直肠肛门良性疾病围手术期限制液体量低于1 L，将使尿潴留发生率由17%降低到8%；使用预防性镇痛药能同时显著降低尿潴留的发生率（7.9%比25.6%）[89]。

留置导尿管是直肠肛门术后发生急性尿潴留时最常用的处理方式[97]。多项随机对照试验表明，预防性口服α受体阻滞剂能显著降低术后尿潴留的发生率[98-100]。一项随机对照试验表明，耻骨联合上方热敷可以显著缓解尿潴留症状，减少不必要的导尿管留置[101]。

推荐意见7　评估术后恶心呕吐的风险并对其进行预防及治疗。　推荐等级：基于高级别证据质量的强烈推荐（1A）

术后恶心呕吐（postoperative nausea and vomiting，PONV）是延长日间手术患者住院时间的第二大因素，严重的PONV会影响患者进食和伤口愈合，导致延期出院。Apfel等[102]归纳的简化风险评分（女性，PONV和/或晕动病史，非吸烟状态和术后使用阿片类药物）用来评估PONV风险。

术后呕吐的发生率约为30%，恶心的发生率约为50%[103]。影响PONV的因素很多，主要危险因素包括女性、不吸烟、有晕动病或PONV病史、年龄<50岁。还与区域麻醉、使用吸入性麻醉剂和一氧化二氮、术后阿片类药物、麻醉持续时间等有关[104]。荟萃分析研究发现，使用静脉异丙酚比使用吸入性麻醉药物的PONV发生率更低[105]。使用吸入麻醉药物后出现PONV的概率达20%~50%，这种风险可以通过使用预防性镇吐药物进行预防[106-107]。由于PONV发生率低，异丙酚通常可用于日间手术的麻醉诱导和维持[106-107]。接受直肠肛门日间手术患者的随机对照研究表明，麻醉诱导前给予小剂量地塞米松，可显著降低PONV发生率，提高患者满意度且不影响手术治疗[108-109]。

过量使用阿片类药物控制术后疼痛，可能导致PONV[110]。单独使用NSAID控制重度疼痛无效，而单独使用麻醉镇痛药可能会引起各种术后不良反应如恶心、呕吐、头晕和便秘。多模式镇痛技术可以增加镇痛效果，同时减少与药物相关的不良反应[111]。

降低PONV基线风险的策略包括：(1) 使用局部麻醉避免全身麻醉[112]；(2) 异丙酚用于麻醉诱导和维持的应用[113]；(3) 避免使用氧化亚氮[114]；(4) 避免使用吸入性麻醉剂[106]；(5) 围手术期最小化使用阿片类药物[106,115-116]；(6) 静脉补充足够的液体[117]。

推荐意见8 直肠肛门日间手术需评估静脉血栓栓塞风险并采取相应措施进行预防。推荐级别：基于弱证据质量的弱推荐（2C）

静脉血栓栓塞（venous thromboembolism，VTE）是导致外科手术后患者死亡的常见原因，同时VTE又是可以预防的。直肠肛门日间手术需要根据手术类型、出血风险和患者的风险评估来预防VTE。VTE风险评估可以通过Caprini评分表等工具来实施[118]。对于低VTE风险患者，进行常规直肠肛门日间手术，美国胸科医师学会循证实践指南指出，早期下床活动足以预防VTE的发生，不需要常规使用药物或物理预防[119]。

一项前瞻性队列研究评估了门诊手术或接受23 h手术观察的成人患者术后30 d内需要治疗的VTE发生率，研究表明，整个队列30 d发病率仅为0.15%，而独立危险因素包括妊娠、进展期癌症、年龄>41岁、体质量指数>40 kg/m^{2}和手术时间超过120 min等[120]。

推荐意见9 预防性使用抗生素不会降低直肠肛门日间手术伤口感染发生率，不需常规预防性使用抗生素。推荐级别：基于中等证据质量的强烈推荐（1B）

直肠肛门日间手术后手术部位感染（surgical site infection，SSI）发生率极低，围手术期不需常规预防性使用口服或静脉注射抗生素。一项回顾性研究纳入了852例接受闭合性痔切除术的患者，SSI发生率仅为1.4%[121]。在该队列中，抗生素的使用并未降低SSI。一项随机对照试验中，100例接受痔外剥内扎术患者，是否预防性使用抗生素其SSI发生率的差异没有统计学意义[122]。另一项回顾性研究报道了229例HIV阳性并接受肛周手术的患者，是否预防性使用抗生素其SSI发生率的差异也没有统计学意义[123]。

推荐意见10 直肠肛门日间手术应设立明确的、可重复的、易操作的出院评估标准，以确保患者安全。推荐级别：基于中等证据质量的强烈推荐（1B）

由于直肠肛门日间手术模式的特殊性，医生对患者术后观察及评估时间较短，因此需建立明确的、可重复的、易操作的出院评估标准，在出院前常规进行评估，安排合适的出院时间，以确保术后患者安全。出院评估可采用改良的麻醉后出院评分系统（post-anesthetic discharge scoring system，PADS），包含生命体征、活动情况、恶心呕吐、手术出血量等参数;最高分值10分，>9分的患者可以考虑出院；否则需要安排延期出院或转专科住院治疗[124-129]。不应为了追求日间手术模式而忽视手术的安全性。

主刀医师在手术过程中，应根据术中具体情况再次评估患者是否适合日间手术模式。患者拟出院前2 h由医护人员常规进行出院评估。出院评估发现不具备24 h内出院条件如严重的PONV、3级以上不可控制的疼痛、行走困难等，但预计48 h内能够出院的患者，可以继续留住日间病房，安排延期出院[1, 38]。出院评估认为预计住院时间将超过48 h，如手术部位活动性大出血、非计划性再次手术等，应及时按医疗绿色通道转专科住院治疗[38, 97]。

此外，应建立直肠肛门日间手术应急预案，以应对患者住院期间和出院后可能出现的突发状况，保障医疗安全[38]。

推荐意见11 直肠肛门日间手术患者出院后72 h内需要进行随访，了解患者恢复状况，及时发现术后不良事件并指导处理。推荐级别：基于低质量证据的强烈推荐（1C）

直肠肛门日间手术患者出院后，日间病房的医护人员应在72 h内进行随访，了解患者出院后身体恢复和伤口愈合状况，解答患者围手术期出现的各种问题，指导患者康复[50]。出院后随访内容应包括：(1) 全身情况，如发热、恶心呕吐等；(2) 手术部位情况，如疼痛、出血、伤口愈合不良或感染、排尿困难、尿频尿急、尿潴留、肛门失禁、排粪困难等；(3) 生活恢复情况，如饮食、活动、睡眠等；(4) 病理结果反馈；(5) 患者就诊满意度等[130]。电话随访时，需要确认患者是否能够正确理解并积极参与到术后护理和康复中，可以优化术后护理并获得更高的患者依从性和满意度[46, 131]。随访时发现严重不良事件，如术后高热、伤口出血、严重疼痛以及各种需要紧急处理的状况时，需要启动日间手术应急处置预案，指导患者完成不良事件的处理。必要时需要增加出院后随访次数，直至问题得到解决[131]。每次随访完成后应立即记录随访结果。

一项纳入969例直肠肛门日间手术的前瞻性研究发现，直肠肛门日间手术的并发症发生率为3.9%，症状通常较轻微，一般发生在出院后；并发症主要为一些伴随性不适，如尿潴留、尿路感染和伤口感染等[44]。

附录 1 日间手术流程（图 1）

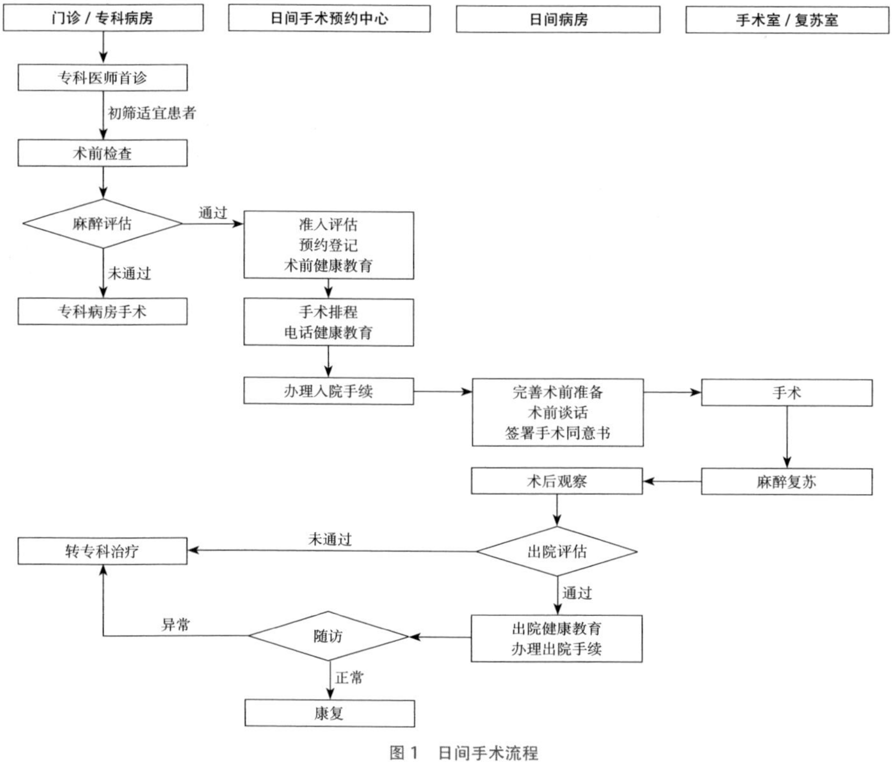

图 1　日间手术流程

Figure 1　Process for day surgery

附录 2 指南形成

本指南由国家老年疾病临床医学研究中心（湘雅）发起，联合中国日间手术合作联盟负责制订。本指南启动于2018年12月28日在湖南长沙举办的第三届湘雅日间手术管理培训班，定稿时间为2019年9月1日。

本指南参考了美国结直肠外科医师协会临床实践指南委员会2015年发表的《直肠肛门日间手术临床实践指南》[15]。

本指南的制订步骤主要基于2014年世界卫生组织发布的《世界卫生组织指南制订手册》[132]以及2016年中华医学会发布的“制订/修订<临床诊疗指南>的基本方法及程序”[133]，并参考指南研究与评价工具II（Appraisal of Guidelines for

Researchand Evaluation II，AGREEII）[134]和卫生保健实践指南的报告条目（Reporting Items for Practice Guidelines in Healthcare，RIGHT，http://www. right-statement.org）[135]。

1. 指南注册与计划书的撰写：本指南已在国际实践指南注册平台（International Practice Guideline Registry Platform，IPGRP，http://www. guidelines-registry.org）进行注册（注册号：IPGRP-2019CN055）。

2. 指南使用者与应用的目标人群：本指南供直肠肛门外科医师、麻醉科医师、临床药师及与日间手术管理相关的专业人员使用。指南推荐意见的应用目标人群为直肠肛门疾病患者。

3. 指南工作组：本指南成立了多学科专家组，主要纳入结直肠肛门外科、肛肠外科、麻醉科、日间手术管理、医务管理、卫生经济学等学科的专家。GRADE 中国中心 / 兰州大学循证医学中心陈耀龙教授提供方法学支持。

4. 利益冲突声明：本指南工作组成员均填写了利益声明，不存在与本指南直接相关的利益冲突。

5. 证据的检索：主要基于对 PubMed、中国知网、万方数据、维普中文期刊数据库的检索。在检索时输入直肠、肛门相关的英文或中文检索词，包括 Anorectal、Rectal、Rectum、Anal、Anus、Colorectal、Proctolog、Hemorrhoid、Haemorrhoid、Ano、Ani、Proctitis、Proctocolitis、Rectocele、Anal Fistula、Abscess、Polyp、Polypus，同时输入日间 / 门诊相关中英文检索词，包括 Ambulatory、Outpatient、Office、Surgicenter、Day Surgery。本指南增加了肛瘘、肛周脓肿、息肉等直肠肛门相关的关键词，同时扩展了日间 / 门诊对应的检索词，力求囊括直肠肛门日间手术相关的所有文献。在上述检索结果中限定语言类型为英语和中文，研究对象为人类，检索时间跨度为近 30 年，研究类型包括具有潜在循证证据的所有文献类型，如病例报告、临床试验、比较研究、期刊论文、荟萃分析、多中心研究、观察性研究、随机对照试验或系统评论。PubMed 的检索结果是从 1989—2019 年。随后在上述检索的范围内，分别进行二次检索，检索关键词涉及 14 个方面：直肠肛门日间手术术式、术前检查、术前风险评估与患者筛选、健康教育、麻醉、术后疼痛、尿潴留、恶心呕吐、静脉血栓、预防性抗生素、应急预案和转专科住院治疗、出院评估、出院后专科处理、随访。检索出的文献标题和摘要进行人工审查，剔除不相关的文献。阅读文献全文时有与指南主题相符的引用文献也被检索出来并进行审查，避免遗漏文献。对所有检索出的文献进行方法学质量评估，对证据基础进行检验，从而制订本指南。

6. 证据的评价：使用推荐意见分级的评估、制订及评价（grading of recommendations assessment, development and evaluation，GRADE）方法对证据体和推荐意见进行分级[136-139]。GRADE 方法将证据体的质量分为高、中、低、极低四类（表 1）。

表 1　GRADE 证据质量分级和推荐强度

Table 1　GRADE grading quality of evidence and strength of recommendations

质量等级	符号	定义
高质量	A	对效应估计值非常确信，进一步研究几乎不可能改变效应估计值及其可信度。
中等质量	B	对效应估计值有中等程度的信心，真实值可能接近估计值，进一步研究可能改变效应估计值及其可信度。
低质量	C	对效应估计值的确信程度有限，真实值可能和估计值大不相同，进一步研究很有可能改变效应估计值及其可信度。
极低质量	D	对效应估计值几乎没有信心，效应估计值具有严重不确定性，真实值很可能和效应估计值大不相同。
推荐强度	**符号**	**含义**
强推荐	1	利弊关系越明确，证据质量越高，价值观和意愿差异越小，成本越低，则越可能视为强推荐。 临床医生：大多数会采用此干预措施。 政策制订者：该推荐方案在大多数情况下会被政策制订者采纳。 患者：大部分患者会选择使用此推荐方案，而只有少数人不会。
弱推荐	2	利弊关系不明确，证据质量越低，价值观和意愿差异越大，成本越高，则越可能视为弱推荐。 临床医生：根据患者个体化差异确定合适方案，做出符合患者价值观和意愿的决定。 政策制订者：政策的制订需进一步讨论，并需要众多利益相关者参与。 患者：大多数患者会采纳此推荐方案，但仍有不少患者不采用。

在此证据体的初始质量之上，根据GRADE方法中5个可能降低证据质量的因素（研究的局限性、结果不一致、间接证据、精确度不够、发表偏倚）和3个可能提高证据质量的因素（效应值很大、可能的混杂因素会降低疗效、剂量-效应关系），形成最终证据质量分级。推荐意见分为强推荐和弱推荐，推荐级别“强”指基于高级别证据，临床行为与预期结果间存在一致性；推荐级别“弱”指基于低级别证据，临床行为与预期结果间存在不确定性。决定推荐强度的因素除证据质量分级外，还结合考虑利弊平衡、价值观和意愿及成本效益，最终形成推荐意见。

7. 推荐意见的形成：指南工作组专家以问题为导向，利用上述国内外数据库检索的相关文献，阅读并根据GRADE系统评价相关结论的证据级别，参考美国结直肠外科医师协会《直肠肛门日间手术临床实践指南》[19]；结合国内日间手术流程特征、国内患者的偏好与价值观、干预措施的成本和利弊平衡，拟定了11条推荐意见，指南工作组完成指南初稿。通过函审和专家组面对面讨论4次，收集到237条反馈建议，指南工作组对所有推荐意见和证据质量进行了讨论和审定。

附录3：指南的传播与实施

指南发布后，将通过以下方式对指南进行传播和推广：(1) 在相关学术会议中进行解读；(2) 有计划地在国内部分省市组织指南推广专场，确保临床医师、药师及与日间手术管理相关的专业人员充分了解并正确使用本指南；(3) 在相关学术期刊发表；(4) 通过微信或其他媒体进行推广。

计划在未来2~3年时间里对本指南进行更新。更新方法将按照国际指南更新流程进行[140]。

首席专家：刘蔚东（中南大学湘雅医院 国家老年疾病临床医学研究中心<湘雅>）

以下按姓氏汉语拼音排序：

卞红强（武汉市妇女儿童医疗保健中心），陈杰（中南大学湘雅医院 国家老年疾病临床医学研究中心<湘雅>），陈继贵（湖北中医药大学胃肠肛门病医院武汉市第八医院），陈文平（西安大兴医院），陈子华（中南大学湘雅医院），程智刚（中南大学湘雅医院），邓友铭（中南大学湘雅医院 国家老年疾病临床医学研究中心<湘雅>），高峰（解放军联勤保障部队940医院），高春芳（解放军联勤保障部队第989医院），高志刚（首都医科大学附属北京朝阳医院），郭旭（大连市中心医院），郭曲练（中南大学湘雅医院），何永恒（湖南中医药大学第二附属医院），侯百灵（南京鼓楼医院），胡响当（湖南中医药大学第二附属医院），李绍杰（湖南湘潭市中心医院），刘小南（空军军医大学西京医院），路明（新疆医科大学第一附属医院），骆华杰（上海交通大学附属仁济医院），马洪升（四川大学华西医院），马正良（南京鼓楼医院），莫洋（中南大学湘雅医院），屈展（中南大学湘雅医院国家老年疾病临床医学研究中心<湘雅>），秦海（天津人民医院），任东林（中山大学附属第六医院），桑诺尔（北京协和医院），孙锋（广州中医药大学第一附属医院），孙德峰（大连医科大学第一附属医院），谭亮（中南大学湘雅医院），陶燃（中南大学湘雅医院 国家老年疾病临床医学研究中心<湘雅>），王贵英（河北医科大学附属第三医院），谢曦（中南大学湘雅医院），辛学知（山东第一医科大学第一附属医院），于丽华（国家卫生健康委卫生发展研究中心），张卫（第二军医大学长海医院），张宇（中南大学湘雅医院国家老年疾病临床医学研究中心<湘雅>），张建成（河南省人民医院），张振忠（国家卫生健康委卫生发展研究中心），钟白云（中南大学湘雅医院），祝胜美（浙江大学第二附属医院）。

参考文献

[1] 刘蔚东, 李萍, 谭亮, 等. 日间手术的术式准入与挑战[J]. 华西医学, 2015, 30(5):820–823. doi:10.7507/1002.0179.2015 0235.
Liu WD, Li P, Tan L, et al. Access and challenges of day surgery procedures[J]. West China Medical Journal, 2015, 30(5):820–823. doi:10.7507/1002.0179.2015 0235.

[2] 马洪升. 日间手术: 一种富有挑战性的手术管理模式[J]. 华西医学, 2019, 34(2):113–115. doi: 10.7507/1002.0179.2019 02043.
Ma HS. Day surgery: a novation and challenging surgical management model[J]. West China Medical Journal, 2019, 34(2):113–115. doi: 10.7507/1002.0179.2019 02043.

[3] Nicoll JH. Case Operated on for Radical Cure of Inguinal Hernia[J]. Glasgow Med J, 1905, 64(4):241–248.

[4] Nicoll JH. Points in the Operative Treatment of Hare-Lip and Cleft Palate[J]. Glasgow Med J, 1917, 87(1):16–18.

[5] Fox JP, Vashi AA, Ross JS, et al. Hospital-based, acute care after ambulatory surgery center discharge[J]. Surgery, 2014, 155(5):743–753. doi: 10.1016/j.surg.2013.12.008.

[6] Rosero EB, Joshi GP. Hospital readmission after ambulatory laparoscopic cholecystectomy: incidence and predictors[J]. J Surg Res, 2017, 219:108–115. doi: 10.1016/j.jss.2017.05.071.

[7] 于丽华. 中国日间手术发展的历程与展望[J].中国医院管理, 2016, 36(6):16–18.

Yu LH. Development and Prospect of Day Surgery in China[J]. Chinese Hospital Management, 2016, 36(6):16–18.

[8] Lam TY, Lam SC, Kwok SP. Feasibility case-controlled study of day-case haemorrhoidectomy[J]. ANZ J Surg, 2001, 71(11):652–654.

[9] 陈亚玲, 莫洋, 谭亮, 等. 综合性医院日间手术中心的建设和运营管理[J]. 华西医学, 2019, 34(2):127–132. doi: 10.7507/1002–0179.201901076.

Chen YL, Mo Y, Tan L, et al. Establishment and management of day surgery center in general hospital[J]. West China Medical Journal, 2019, 34(2):127–132. doi: 10.7507/1002–0179.201901076.

[10] 胡晓, 刘倩, 黄晓萱, 等. 日间手术病房的精益管理策略[J]. 华西医学, 2019, 34(2):159–163. doi: 10.7507/1002–0179.201901030.

Hu X, Liu Q, Huang XX, et al. Lean management strategy of day surgery ward[J]. West China Medical Journal, 2019, 34(2):159–163. doi: 10.7507/1002–0179.201901030.

[11] Miles AJ, Dunkley AJ. Day case haemorrhoidectomy[J]. Colorectal Dis, 2007, 9(6):532–535. doi: 10.1111/j.1463–1318.2006.01189.x.

[12] Li S, Coloma M, White PF, et al. Comparison of the costs and recovery profiles of three anesthetic techniques for ambulatory anorectal surgery[J]. Anesthesiology, 2000, 93(5):1225–1230. doi: 10.1097/00000542–200011000–00015.

[13] 莫洋, 瞿宏颖, 吴思容, 等. 膝关节镜日间手术卫生经济学效果分析[J]. 华西医学, 2016, 31(4):642–644. doi: 10.7507/1002–0179.201600176.

Mo Y, Qu HY, Wu SR, et al. Health economic evaluation of day knee arthroscopy surgery[J]. West China Medical Journal, 2016, 31(4):642–644. doi: 10.7507/1002–0179.201600176.

[14] 彭静, 王曙红, 莫洋,等. 输尿管软镜钬激光碎石取石术的日间手术与专科住院手术的卫生经济学评价[J]. 华西医学, 2017, 32(11):1675–1679.

Peng J, Wang SH, Mo Y, et al. Comparison of health economical evaluation between ambulatory surgery and special in-hospital surgery mode for flexible ureteroscopic holmium laser lithotriphy for ureteral calculi[J]. West China Medical Journal, 2017, 32(11):1675–1679.

[15] Ternent CA, Fleming F, Welton ML, et al. Clinical Practice Guideline for Ambulatory Anorectal Surgery[J]. Dis Colon Rectum, 2015, 58(10):915–922. doi: 10.1097/DCR.0000000000000451.

[16] Prasad J, Kyle SM, Isbister WH. Day case anorectal surgery[J]. Aust N Z J Surg, 1992, 62(11):866–870. doi: 10.1111/j.1445–2197.1992.tb06941.x.

[17] Smith LE. Ambulatory surgery for anorectal diseases: an update[J]. South Med J, 1986, 79(2):163–166. doi: 10.1097/00007611–198602000–00007.

[18] Place R, Hyman N, Simmang C, et al. Practice parameters for ambulatory anorectal surgery[J]. Dis Colon Rectum, 2003, 46(5):573–576. doi: 10.1007/s10350–004–6610–5.

[19] Ternent CA, Fleming F, Welton ML, et al. Clinical Practice Guideline for Ambulatory Anorectal Surgery[J]. Dis Colon Rectum, 2015, 58(10):915–922. doi: 10.1097/dcr.0000000000000451.

[20] Grucela A, Gurland B, Kiran RP. Functional outcomes and quality of life after anorectal surgery[J]. Am Surg, 2012, 78(9):952–956.

[21] Faiz OD, Brown TJ, Colucci G, et al. Trends in colorectal day case surgery in NHS Trusts between 1998 and 2005[J]. Colorectal Dis, 2008, 10(9):935–942. doi: 10.1111/j.1463–1318.2008.01481.x.

[22] Košorok P. Our criteria for PPH procedure in one day surgery practice [J]. Tech Coloproctol, 2010, 14(Suppl 1):S9–11. doi: 10.1007/s10151–010–0634–8.

[23] Soh JS, Lee HJ, Jung KW, et al. The diagnostic value of a digital rectal examination compared with high-resolution anorectal manometry in patients with chronic constipation and fecal incontinence[J]. Am J Gastroenterol, 2015, 110(8):1197–1204. doi: 10.1038/ajg.2015.153.

[24] Czoski-Murray C, Lloyd Jones M, McCabe C, et al. What is the value of routinely testing full blood count, electrolytes and urea, and pulmonary function tests before elective surgery in patients with no apparent clinical indication and in subgroups of patients with common comorbidities: a systematic review of the clinical and cost-effective literature[J]. Health Technol Assess, 2012, 16(50):i–xvi, 1–159. doi: 10.3310/hta16500.

[25] Kaplan EB, Sheiner LB, Boeckmann AJ, et al. The usefulness of preoperative laboratory screening[J]. JAMA, 1985, 253(24):3576–3581.

[26] Richman DC. Ambulatory surgery: how much testing do we need?[J]. Anesthesiol Clin, 2010, 28(2):185–197. doi: 10.1016/j.anclin.2010.03.001.

[27] Chung F, Yuan H, Yin L, et al. Elimination of preoperative testing in ambulatory surgery[J]. Anesth Analg, 2009, 108(2):467–475. doi: 10.1213/ane.0b013e318176bc19.

[28] Passos MAT, Chaves FC, Chaves-Junior N. The importance of colonoscopy in inflammatory bowel diseases[J]. Arq Bras Cir Dig,

2018, 31(2):e1374. doi: 10.1590/0102-672020180001e1374.

[29] Amato A, Bottini C, De Nardi P, et al. Evaluation and management of perianal abscess and anal fistula: a consensus statement developed by the Italian Society of Colorectal Surgery (SICCR) [J]. Tech Coloproctol, 2015, 19(10):595–606. doi: 10.1007/s10151-015-1365-7.

[30] Toyonaga T, Tanaka Y, Song JF, et al. Comparison of accuracy of physical examination and endoanal ultrasonography for preoperative assessment in patients with acute and chronic anal fistula[J]. Tech Coloproctol, 2008, 12(3):217–223. doi: 10.1007/s10151-008-0424-8.

[31] Buchanan GN, Halligan S, Bartram CI, et al. Clinical examination, endosonography, and MR imaging in preoperative assessment of fistula in ano: comparison with outcome-based reference standard[J]. Radiology, 2004, 233(3):674–681. doi: 10.1148/radiol.2333031724.

[32] Siddiqui MR, Ashrafian H, Tozer P, et al. A diagnostic accuracy meta-analysis of endoanal ultrasound and MRI for perianal fistula assessment[J]. Dis Colon Rectum, 2012, 55(5):576–585. doi: 10.1097/DCR.0b013e318249d26c.

[33] Smith I, Cooke T, Jackson I, et al. Rising to the challenges of achieving day surgery targets[J]. Anaesthesia, 2006, 61(12):1191–1199. doi: 10.1111/j.1365-2044.2006.04875.x.

[34] Pollard JB, Zboray AL, Mazze RI. Economic benefits attributed to opening a preoperative evaluation clinic for outpatients[J]. Anesth Analg, 1996, 83(2):407–410. doi: 10.1097/00000539-199608000-00035.

[35] Hand R, Levin P, Stanziola A. The causes of cancelled elective surgery[J]. Qual Assur Util Rev, 1990, 5(1):2–6.

[36] Conway JB, Goldberg J, Chung F. Preadmission anaesthesia consultation clinic[J]. Can J Anaesth, 1992, 39(10):1051–1057. doi: 10.1007/BF03008374.

[37] Boothe P, Finegan BA. Changing the admission process for elective surgery: an economic analysis[J]. Can J Anaesth, 1995, 42(5 Pt 1):391–394. doi: 10.1007/BF03015483.

[38] 中华医学会麻醉学分会. 日间手术麻醉专家共识[J]. 临床麻醉学杂志, 2016, 32(10):1017–1022.
Anesthesiology Society of Chinese Medical Association. Consensus of Anesthesiologists on day surgery[J]. Journal of Clinical Anesthesiology, 2016, 32(10):1017–1022.

[39] Fitz-Henry J. The ASA classification and peri-operative risk[J]. Ann R Coll Surg Engl, 2011, 93(3):185–187. doi: 10.1308/rcsann.2011.93.3.185a.

[40] Díaz-Palacios GA, Eslava-Schmalbach JH. Perirectal block for outpatient anorectal surgery: a new technique[J]. Biomedica, 2011, 31(2):196–199. doi: 10.1590/S0120-41572011000200006.

[41] Sobrado CW, Habr-Gama A. Hook-needle puncture. A new technique of local anesthesia for anorectal surgery[J]. Dis Colon Rectum, 1996, 39(11):1330–1331. doi: 10.1007/bf02055133.

[42] Kazak Z, Ekmekci P, Kazbek K. Hyperbaric levobupivacaine in anal surgery : Spinal perianal and spinal saddle blocks[J]. Anaesthesist, 2010, 59(8):709–713. doi: 10.1007/s00101-010-1755-1.

[43] Li Y, Zhou Y, Chen H, et al. The effect of sex on the minimum local analgesic concentration of ropivacaine for caudal anesthesia in anorectal surgery[J]. Anesth Analg, 2010, 110(5):1490–1493. doi: 10.1213/ANE.0b013e3181d6bade.

[44] Hyman NH, Cataldo PA, Trevisani GT, et al. Tracking outcomes of anorectal surgery: the need for a disease-specific quality assessment tool[J]. Dis Colon Rectum, 2008, 51(8):1221–1224. doi: 10.1007/s10350-008-9295-3.

[45] Friedman Z, Chung F, Wong DT. Ambulatory surgery adult patient selection criteria - a survey of Canadian anesthesiologists[J]. Can J Anaesth, 2004, 51(5):437–443.

[46] Twersky RS, Sapozhnikova S, Toure B. Risk factors associated with fast-track ineligibility after monitored anesthesia care in ambulatory surgery patients[J]. Anesth Analg, 2008, 106(5):1421–1426. doi: 10.1213/ane.0b013e31816a6600.

[47] Lee JH. Anesthesia for ambulatory surgery[J]. Korean J Anesthesiol, 2017, 70(4):398–406. doi: 10.4097/kjae.2017.70.4.398.

[48] Tong D, Chung F, Wong D. Predictive factors in global and anesthesia satisfaction in ambulatory surgical patients[J]. Anesthesiology, 1997, 87(4):856–864. doi: 10.1097/00000542-199710000-00020.

[49] Ortoleva C. An approach to consistent patient education[J]. AORN J, 2010, 92(4):437–444. doi: 10.1016/j.aorn.2010.04.018.

[50] Parrish AB, O'Neill SM, Crain SR, et al. An Enhanced Recovery After Surgery (ERAS) Protocol for Ambulatory Anorectal Surgery Reduced Postoperative Pain and Unplanned Returns to Care After Discharge[J]. World J Surg, 2018, 42(7):1929–1938. doi: 10.1007/s00268-017-4414-8.

[51] Nivatvongs S. An improved technique of local anesthesia for anorectal surgery[J]. Dis Colon Rectum, 1982, 25(3):259–260. doi: 10.1007/bf02553124.

[52] Roxas MF, Talip BN, Crisostomo AC. Double-blind, randomized, placebo-controlled trial to determine the efficacy of eutectic lidocaine/prilocaine (EMLA) cream for decreasing pain during local anaesthetic infiltration for out-patient haemorrhoidectomy[J]. Asian J Surg, 2003, 26(1):26–30. doi: 10.1016/S1015-9584(09)60211-6.

[53] Kushwaha R, Hutchings W, Davies C, et al. Randomized clinical trial comparing day-care open haemorrhoidectomy under local

versus general anaesthesia[J]. Br J Surg, 2008, 95(5):555–563. doi: 10.1002/bjs.6113.

[54] Eikaas H, Raeder J. Total intravenous anaesthesia techniques for ambulatory surgery[J]. Curr Opin Anaesthesiol, 2009, 22(6):725–729. doi: 10.1097/ACO.0b013e3283310f6b.

[55] Sungurtekin H, Sungurtekin U, Erdem E. Local anesthesia and midazolam versus spinal anesthesia in ambulatory pilonidal surgery[J]. J Clin Anesth, 2003, 15(3):201–205. doi: 10.1016/s0952–8180(03)00032–1.

[56] Castellvi J, Sueiras A, Espinosa J, et al. Ligasure versus diathermy hemorrhoidectomy under spinal anesthesia or pudendal block with ropivacaine: a randomized prospective clinical study with 1-year follow-up[J]. Int J Colorectal Dis, 2009, 24(9):1011–1108. doi: 10.1007/s00384–009–0715–1.

[57] 中华医学会外科学分会, 中华医学会麻醉学分会. 加速康复外科中国专家共识及路径管理指南(2018版)[J]. 中国实用外科杂志, 2018, 38(1):1–20. doi:10.19538/j.cjps.issn1005–2208.2018.01.01. Surgery Society of Chinese Medical Association, Anesthesiology Society of Chinese Medical Association. Chinese expert consensus on ERAS and guidelines for pathway management (2018 edition)[J]. Chinese Journal of Practical Surgery, 2018, 38(1):1–20. doi:10.19538/j.cjps.issn1005–2208.2018.01.01.

[58] Pavlin DJ, Chen C, Penaloza DA, et al. Pain as a factor complicating recovery and discharge after ambulatory surgery[J]. Anesth Analg, 2002, 95(3):627–634. doi: 10.1097/00000539–200209000–00025.

[59] Wu CL, Rowlingson AJ, Partin AW, et al. Correlation of postoperative pain to quality of recovery in the immediate postoperative period[J]. Reg Anesth Pain Med, 2005, 30(6):516–522. doi: 10.1016/j.rapm.2005.07.190.

[60] Brunat G, Pouzeratte Y, Mann C, et al. Posterior perineal block with ropivacaine 0.75% for pain control during and after hemorrhoidectomy[J]. Reg Anesth Pain Med, 2003, 28(3):228–232. doi: 10.1053/rapm.2003.50132.

[61] Morisaki H, Masuda J, Fukushima K, et al. Wound infiltration with lidocaine prolongs postoperative analgesia after haemorrhoidectomy with spinal anaesthesia[J]. Can J Anaesth, 1996, 43(9):914–918. doi: 10.1007/BF03011804.

[62] Tong D, Chung F. Postoperative pain control in ambulatory surgery[J]. Surg Clin North Am, 1999, 79(2):401–430. doi: 10.1016/s0039–6109(05)70389–3.

[63] Rajabi M, Hosseinpour M, Jalalvand F, et al. Ischiorectal block with bupivacaine for post hemorrhoidectomy pain[J]. Korean J Pain, 2012, 25(2):89–93. doi: 10.3344/kjp.2012.25.2.89.

[64] Chester JF, Stanford BJ, Gazet JC. Analgesic benefit of locally injected bupivacaine after hemorrhoidectomy[J]. Dis Colon Rectum, 1990, 33(6):487–489. doi: 10.1007/bf02052143.

[65] Klein SM, Evans H, Nielsen KC, et al. Peripheral nerve block techniques for ambulatory surgery[J]. Anesth Analg, 2005, 101(6):1663–1676. doi: 10.1213/01.ANE.0000184187.02887.24.

[66] Joshi GP, Neugebauer EA, PROSPECT Collaboration. Evidence-based management of pain after haemorrhoidectomy surgery[J]. Br J Surg, 2010, 97(8):1155–1168. doi: 10.1002/bjs.7161.

[67] Sammour T, Barazanchi AW, Hill AG, et al. Evidence-Based Management of Pain After Excisional Haemorrhoidectomy Surgery: A PROSPECT Review Update[J]. World J Surg, 2017, 41(2):603–614. doi: 10.1007/s00268–016–3737–1.

[68] Haas E, Onel E, Miller H, et al. A double-blind, randomized, active-controlled study for post-hemorrhoidectomy pain management with liposome bupivacaine, a novel local analgesic formulation[J]. Am Surg, 2012, 78(5):574–581.

[69] Richman IM. Use of Toradol in anorectal surgery[J]. Dis Colon Rectum, 1993, 36(3):295–296. doi: 10.1007/bf02053515.

[70] Place RJ, Coloma M, White PF, et al. Ketorolac improves recovery after outpatient anorectal surgery[J]. Dis Colon Rectum, 2000, 43(6):804–808. doi: 10.1007/bf02238018.

[71] Coloma M, White PF, Huber PJ Jr, et al. The effect of ketorolac on recovery after anorectal surgery: intravenous versus local administration[J]. Anesth Analg, 2000, 90(5):1107–1110. doi: 10.1097/00000539–200005000–00019.

[72] O'Donovan S, Ferrara A, Larach S, et al. Intraoperative use of Toradol facilitates outpatient hemorrhoidectomy[J]. Dis Colon Rectum, 1994, 37(8):793–799. doi: 10.1007/bf02050144.

[73] White PF, Raeder J, Kehlet H. Ketorolac: its role as part of a multimodal analgesic regimen[J]. Anesth Analg, 2012, 114(2):250–254. doi: 10.1213/ANE.0b013e31823cd524.

[74] Modasi A, Pace D, Godwin M, Smith C, Curtis B. NSAID administration post colorectal surgery increases anastomotic leak rate: systematic review/meta-analysis [J]. Surg Endosc, 2019, 33(3):879–885. doi: 10.1007/s00464–018–6355–1.

[75] Hawkins AT, McEvoy MD, Wanderer JP, et al. Ketorolac Use and Anastomotic Leak in Elective Colorectal Surgery: A Detailed Analysis[J]. Dis Colon Rectum, 2018, 61(12):1426–1434. doi: 10.1097/DCR.0000000000001244.

[76] Maheshwari K, Cywinski J, Mathur P, et al. Identify and monitor clinical variation using machine intelligence: a pilot in colorectal surgery[J]. J Clin Monit Comput, 2019, 33(4):725–731. doi: 10.1007/s10877–018–0200–x.

[77] 中华医学会麻醉学分会. 成人日间手术后镇痛专家共识(2017)[J].临床麻醉学杂志, 2017, 33(8):812–815. Anesthesiology Society of Chinese Medical Association. Expert

consensus on analgesia in adults after day surgery (2017)[J]. Journal of Clinical Anesthesiology, 2017, 33(8):812–815.

[78] Mai CM, Wan LT, Chou YC, Yang HY, Wu CC, Jao SW, et al. Efficacy and safety of transnasal butorphanol for pain relief after anal surgery[J]. World J Gastroenterol, 2009, 15(38):4829–4832. doi: 10.3748/wjg.15.4829.

[79] Webster LR. Opioid-Induced Constipation[J]. Pain Med, 2015, 16(Suppl 1):S16–21. doi: 10.1111/pme.12911.

[80] Müller-Lissner S, Bassotti G, Coffin B, et al. Opioid-Induced Constipation and Bowel Dysfunction: A Clinical Guideline[J]. Pain Med, 2017, 18(10):1837–1863. doi: 10.1093/pm/pnw255.

[81] Prichard D, Norton C, Bharucha AE. Management of opioid-induced constipation[J]. Br J Nurs, 2016, 25(10):S4–5, S8–11. doi: 10.12968/bjon.2016.25.10.S4.

[82] Wesarachawit W, Pattana-arun J. Antibiotics and early post operative complications of closed hemorrhoidectomy: a retrospective matched pair study[J]. J Med Assoc Thai, 2007, 90(9):1828–1832.

[83] Carapeti EA, Kamm MA, McDonald PJ, et al. Double-blind randomised controlled trial of effect of metronidazole on pain after day-case haemorrhoidectomy[J]. Lancet, 1998, 351(9097):169–172. doi: 10.1016/S0140–6736(97)09003–X.

[84] Shiau JM, Su HP, Chen HS, et al. Use of a topical anesthetic cream (EMLA) to reduce pain after hemorrhoidectomy[J]. Reg Anesth Pain Med, 2008, 33(1):30–35. doi: 10.1016/j.rapm.2007.07.012.

[85] Ratnasingham K, Uzzaman M, Andreani SM, et al. Meta-analysis of the use of glyceryl trinitrate ointment after haemorrhoidectomy as an analgesic and in promoting wound healing[J]. Int J Surg, 2010, 8(8):606–611. doi: 10.1016/j.ijsu.2010.04.012.

[86] Gupta PJ, Heda PS, Shrirao SA, Kalaskar SS. Topical sucralfate treatment of anal fistulotomy wounds: a randomized placebo-controlled trial[J]. Dis Colon Rectum, 2011, 54(6):699–704. doi: 10.1007/DCR.0b013e31820fcd89.

[87] Gupta PJ, Heda PS, Kalaskar S, Tamaskar VP. Topical sucralfate decreases pain after hemorrhoidectomy and improves healing: a randomized, blinded, controlled study[J]. Dis Colon Rectum, 2008, 51(2):231–234. doi: 10.1007/s10350–007–9092–4.

[88] Van Backer JT, Jordan MR, Leahy DT, et al. Preemptive Analgesia Decreases Pain Following Anorectal Surgery: A Prospective, Randomized, Double-Blinded, Placebo-Controlled Trial[J]. Dis Colon Rectum, 2018, 61(7):824–829. doi: 10.1097/DCR.0000000000001069.

[89] Toyonaga T, Matsushima M, Sogawa N, et al. Postoperative urinary retention after surgery for benign anorectal disease: potential risk factors and strategy for prevention[J]. Int J Colorectal Dis, 2006, 21(7):676–682. doi: 10.1007/s00384–005–0077–2.

[90] Orbey BC, Alanoglu Z, Yilmaz AA, et al. Do we still need to restrict preoperative fluid administration in ambulatory anorectal surgery under spinal anaesthesia?[J]. Tech Coloproctol, 2009, 13(1):35–40. doi: 10.1007/s10151–009–0456–8.

[91] Kau YC, Lee YH, Li JY, et al. Epidural anesthesia does not increase the incidences of urinary retention and hesitancy in micturition after ambulatory hemorrhoidectomy[J]. Acta Anaesthesiol Sin, 2003, 41(2):61–64.

[92] Petros JG, Bradley TM. Factors influencing postoperative urinary retention in patients undergoing surgery for benign anorectal disease[J]. Am J Surg, 1990, 159(4):374–376. doi: 10.1016/s0002–9610(05)81274–7.

[93] Zaheer S, Reilly WT, Pemberton JH, et al. Urinary retention after operations for benign anorectal diseases[J]. Dis Colon Rectum, 1998, 41(6):696–704. doi: 10.1007/bf02236255.

[94] Prasad ML, Abcarian H. Urinary retention following operations for benign anorectal diseases[J]. Dis Colon Rectum, 1978, 21(7):490–492.

[95] Bailey HR, Ferguson JA. Prevention of urinary retention by fluid restriction following anorectal operations[J]. Dis Colon Rectum, 1976, 19(3):250–252. doi: 10.1007/bf02590913.

[96] Hoff SD, Bailey HR, Butts DR, et al. Ambulatory surgical hemorrhoidectomy--a solution to postoperative urinary retention?[J]. Dis Colon Rectum, 1994, 37(12):1242–1244. doi: 10.1007/bf02257789

[97] Lohsiriwat V. Anorectal emergencies[J]. World J Gastroenterol, 2016, 22(26):5867–5878. doi: 10.3748/wjg.v22.i26.5867.

[98] Akkoc A, Aydin C, Topaktas R, et al. Prophylactic effects of alpha-blockers, Tamsulosin and Alfuzosin, on postoperative urinary retention in male patients undergoing urologic surgery under spinal anaesthesia[J]. Int Braz J Urol, 2016, 42(3):578–584. doi: 10.1590/S1677–5538.IBJU.2015.0256.

[99] Madani AH, Aval HB, Mokhtari G, et al. Effectiveness of tamsulosin in prevention of post-operative urinary retention: a randomized double-blind placebo-controlled study[J]. Int Braz J Urol, 2014, 40(1):30–36. doi: 10.1590/S1677–5538.IBJU.2014.01.05.

[100] Gönüllü NN, Dülger M, Utkan NZ, et al. Prevention of postherniorrhaphy urinary retention with prazosin[J]. Am Surg, 1999, 65(1):55–58.

[101] Afazel MR, Jalali E, Sadat Z, et al. Comparing the effects of hot pack and lukewarm-water-soaked gauze on postoperative urinary retention; a randomized controlled clinical trial[J]. Nurs Midwifery Stud, 2014, 3(4):e24606.

[102] Apfel CC, Läärä E, Koivuranta M, et al. A simplified risk score for predicting postoperative nausea and vomiting: conclusions from

cross-validations between two centers[J]. Anesthesiology, 1999, 91(3):693–700. doi: 10.1097/00000542-199909000-00022.

[103] Gan TJ. Postoperative nausea and vomiting--can it be eliminated?[J]. JAMA, 2002, 287(10):1233–1236. doi: 10.1001/jama.287.10.1233.

[104] Gan TJ, Meyer T, Apfel CC, et al. Consensus guidelines for managing postoperative nausea and vomiting[J]. Anesth Analg, 2003, 97(1):62–71. doi: 10.1213/01.ane.0000068580.00245.95.

[105] Kumar G, Stendall C, Mistry R, et al. A comparison of total intravenous anaesthesia using propofol with sevoflurane or desflurane in ambulatory surgery: systematic review and meta-analysis[J]. Anaesthesia, 2014, 69(10):1138–1150. doi: 10.1111/anae.12713.

[106] Apfel CC, Kranke P, Katz MH, et al. Volatile anaesthetics may be the main cause of early but not delayed postoperative vomiting: a randomized controlled trial of factorial design[J]. Br J Anaesth, 2002, 88(5):659–668. doi: 10.1093/bja/88.5.659.

[107] Gan TJ, Meyer TA, Apfel CC, et al. Society for Ambulatory Anesthesia guidelines for the management of postoperative nausea and vomiting[J]. Anesth Analg, 2007, 105(6):1615–1628. doi: 10.1213/01.ane.0000295230.55439.f4.

[108] Coloma M, Duffy LL, White PF, et al. Dexamethasone facilitates discharge after outpatient anorectal surgery[J]. Anesth Analg, 2001, 92(1):85–88. doi: 10.1097/00000539-200101000-00017.

[109] Wu JI, Lu SF, Chia YY, et al. Sevoflurane with or without antiemetic prophylaxis of dexamethasone in spontaneously breathing patients undergoing outpatient anorectal surgery[J]. J Clin Anesth, 2009, 21(7):469–473. doi: 10.1016/j.jclinane.2008.11.007.

[110] Awad IT, Chung F. Factors affecting recovery and discharge following ambulatory surgery[J]. Can J Anaesth, 2006, 53(9):858–872. doi: 10.1007/BF03022828.

[111] Kehlet H, Dahl JB. The value of "multimodal" or "balanced analgesia" in postoperative pain treatment [J]. Anesth Analg, 1993, 77(5):1048–1056. doi: 10.1213/00000539-199311000-00030.

[112] Sinclair DR, Chung F, Mezei G. Can postoperative nausea and vomiting be predicted?[J]. Anesthesiology, 1999, 91(1):109–118. doi: 10.1097/00000542-199907000-00018.

[113] Apfel CC, Korttila K, Abdalla M, et al. A factorial trial of six interventions for the prevention of postoperative nausea and vomiting[J]. N Engl J Med, 2004, 350(24):2441–2451. doi: 10.1056/NEJMoa032196.

[114] Kranke P, Apefel CC, Papenfuss T, et al. An increased body mass index is no risk factor for postoperative nausea and vomiting. A systematic review and results of original data[J]. Acta Anaesthesiol Scand, 2001, 45(2):160–166.

[115] Roberts GW, Bekker TB, Carlsen HH, et al. Postoperative nausea and vomiting are strongly influenced by postoperative opioid use in a dose-related manner[J]. Anesth Analg, 2005, 101(5):1343–1348. doi: 10.1213/01.ANE.0000180204.64588.EC.

[116] Tramèr M, Moore A, McQuay H. Meta-analytic comparison of prophylactic antiemetic efficacy for postoperative nausea and vomiting: propofol anaesthesia vs omitting nitrous oxide vs total i.v. anaesthesia with propofol[J]. Br J Anaesth, 1997, 78(3):256–259. doi: 10.1093/bja/78.3.256.

[117] Apfel CC, Meyer A, Orhan-Sungur M, et al. Supplemental intravenous crystalloids for the prevention of postoperative nausea and vomiting: quantitative review[J]. Br J Anaesth, 2012, 108(6):893–902. doi: 10.1093/bja/aes138.

[118] Grant PJ, Greene MT, Chopra V, et al. Assessing the Caprini Score for Risk Assessment of Venous Thromboembolism in Hospitalized Medical Patients[J]. Am J Med, 2016, 129(5):528–535. doi: 10.1016/j.amjmed.2015.10.027.

[119] Guyatt GH, Akl EA, Crowther M, et al. Antithrombotic therapy and prevention of thrombosis, 9th ed: American college of chest physicians evidence-based clinical practice guidelines[J]. Chest, 2014, 146(6)1694. doi:10.1378/chest.14.2902.

[120] Pannucci CJ, Shanks A, Moote MJ, et al. Identifying patients at high risk for venous thromboembolism requiring treatment after outpatient surgery[J]. Ann Surg, 2012, 255(6):1093–1099. doi: 10.1097/SLA.0b013e3182519ccf.

[121] Nelson DW, Champagne BJ, Rivadeneira DE, et al. Prophylactic antibiotics for hemorrhoidectomy: are they really needed?[J]. Dis Colon Rectum, 2014, 57(3):365–369. doi: 10.1097/DCR.0b013e3182a0e522.

[122] Khan KI, Akmal M, Waqas A, et al. Role of prophylactic antibiotics in Milligan Morgan hemorrhoidectomy - a randomized control trial[J]. Int J Surg, 2014, 12(8):868–871. doi: 10.1016/j.ijsu.2014.06.005.

[123] Patel SA, Kucejko RJ, Fazendin EA, et al. Are Prophylactic Antibiotic Agents Indicated in Anorectal Surgery for Patients with Human Immunodeficiency Virus?[J]. Surg Infect (Larchmt), 2017, 18(8):924–928. doi: 10.1089/sur.2017.092.

[124] Aldrete JA, Kroulik D. A postanesthetic recovery score[J]. Anesth Analg, 1970, 49(6):924–934.

[125] Phillips NM, Street M, Kent B, et al. Post-anaesthetic discharge scoring criteria: key findings from a systematic review[J]. Int J Evid Based Healthc, 2013, 11(4):275–284. doi: 10.1111/1744-1609.12044.

[126] Phillips NM, Street M, Kent B, et al. Determining criteria to assess patient readiness for discharge from postanaesthetic care: an

international Delphi study[J]. J Clin Nurs, 2014, 23(23/24):3345–3355. doi: 10.1111/jocn.12576.

[127] Chung F. Recovery pattern and home-readiness after ambulatory surgery[J]. Anesth Analg, 1995, 80(5):896–902. doi: 10.1097/00000539-199505000-00008.

[128] Chung F. Are discharge criteria changing?[J]. J Clin Anesth, 1993, 5(6 Suppl 1):64S–68S. doi: 10.1016/0952-8180(93)90011-3.

[129] Chung F, Chan VW, Ong D. A post-anesthetic discharge scoring system for home readiness after ambulatory surgery[J]. J Clin Anesth, 1995, 7(6):500–506. doi: 10.1016/0952-8180(95)00130-a.

[130] Carrier G, Cotte E, Beyer-Berjot L,et al. Post-discharge follow-up using text messaging within an enhanced recovery program after colorectal surgery[J]. J Visc Surg, 2016, 153(4):249–252. doi: 10.1016/j.jviscsurg.2016.05.016.

[131] Vinson-Bonnet B, Higuero T, Faucheron JL, et al. Ambulatory haemorrhoidal surgery: systematic literature review and qualitative analysis[J]. Int J Colorectal Dis, 2015, 30(4):437–445. doi: 10.1007/s00384-014-2073-x.

[132] World Health Organization. WHO Handbook for Guideline Development[M]. 2nd ed. World Health Organization, 2014.

[133] 蒋朱明, 詹思延, 贾晓巍, 等. 制订/修订《临床诊疗指南》的基本方法及程序[J]. 中华医学杂志, 2016, 96(4):250–253. doi:10.3760/cma.j.issn.0376-2491.2016.04.004.
Jiang ZM, Zhan SY, Jia XW, et al. Basic methods and procedures for enacting/revising guidelines for clinical diagnosis and treatment[J]. National Medical Journal of China, 2016, 96(4):250–253. doi:10.3760/cma.j.issn.0376-2491.2016.04.004.

[134] Brouwers MC, Kho ME, Browman GP, et al. AGREE II: advancing guideline development, reporting and evaluation in health care[J]. CMAJ, 2010, 182(18):E839–842. doi: 10.1503/cmaj.090449.

[135] Chen Y, Yang K, Marusic A, et al. A Reporting Tool for Practice Guidelines in Health Care: The RIGHT Statement[J]. Ann Intern Med, 2017, 166(2):128–132. doi: 10.7326/M16-1565.

[136] Atkins D, Best D, Briss PA, et al. Grading quality of evidence and strength of recommendations[J]. BMJ, 2004, 328(7454):1490. doi: 10.1136/bmj.328.7454.1490.

[137] Guyatt G, Oxman AD, Akl EA, et al. GRADE guidelines: 1. Introduction-GRADE evidence profiles and summary of findings tables[J]. J Clin Epidemiol, 2011, 64(4):383–394. doi: 10.1016/j.jclinepi.2010.04.026.

[138] 陈耀龙, 姚亮, Susan Norris, 等. GRADE在系统评价中应用的必要性及注意事项[J]. 中国循证医学杂志, 2013, 13(12):1401–1404. doi:10.7507/1672-2531.20130240.
Chen YL, Yao L, Norris S, et al. Application of GRADE in Systematic Reviews: Necessity, Frequently-Asked Questions and Concerns[J]. Chinese Journal of Evidence-Based Medicine, 2013, 13(12):1401–1404. doi:10.7507/1672-2531.20130240.

[139] 姚亮, 陈耀龙, 杜亮, 等. GRADE在诊断准确性试验系统评价中应用的实例解析[J]. 中国循证医学杂志, 2014, 14(11):1407–1412. doi: 10.7507/1672.2531.20140226.
Yao L, Chen YL, Du L, et al. Application of GRADE in Systematic Reviews of Diagnostic Accuracy Tests: A Case Analysis[J]. Chinese Journal of Evidence-based Medicine, 2014, 14(11):1407–1412. doi: 10.7507/1672.2531.20140226.

[140] Vernooij RW, Alonso-Coello P, Brouwers M, et al. Reporting Items for Updated Clinical Guidelines: Checklist for the Reporting of Updated Guidelines (CheckUp)[J]. PLoS Med, 2017, 14(1):e1002207. doi: 10.1371/journal.pmed.1002207.

（本文编辑　姜晖）

本文引用格式：国家老年疾病临床医学研究中心（湘雅），中国日间手术合作联盟. 直肠肛门日间手术临床实践指南（2019版）[J]. 中国普通外科杂志, 2019, 28(11):1322–1335. doi:10.7659/j.issn.1005-6947.2019.11.002

Cite this article as: National Clinical Research Center for Geriatric Disorders (Xiangya), China Ambulatory Surgery Alliance. Clinical practice guideline for ambulatory anorectal surgery (2019)[J]. Chin J Gen Surg, 2019, 28(11):1322–1335. doi:10.7659/j.issn.1005- 6947.2019.11.002